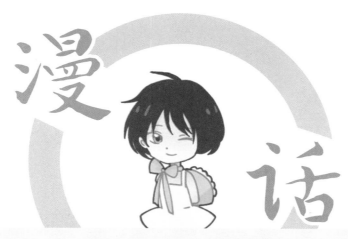

漫话

中药学

谢 炜　梁小珊 / 主编

U0194205

全国百佳图书出版单位

中国中医药出版社

· 北 京 ·

图书在版编目（CIP）数据

漫话中药学 / 谢炜，梁小珊主编 . -- 北京：
中国中医药出版社，2024. 11
ISBN 978-7-5132-8903-0

Ⅰ . R28-49

中国国家版本馆 CIP 数据核字第 2024VV9163 号

中国中医药出版社出版

北京经济技术开发区科创十三街 31 号院二区 8 号楼
邮政编码　100176
传真　010-64405721
唐山市润丰印务有限公司印刷
各地新华书店经销

开本 880×1230　1/16　印张 20.5　字数 487 千字
2024 年 11 月第 1 版　2024 年 11 月第 1 次印刷
书号　ISBN 978 - 7 - 5132 - 8903 - 0

定价　128.00 元
网址　www.cptcm.com

服 务 热 线　010-64405510
购 书 热 线　010-89535836
维 权 打 假　010-64405753

微信服务号　zgzyycbs
微商城网址　https://kdt.im/LIdUGr
官 方 微 博　http://e.weibo.com/cptcm
天猫旗舰店网址　https://zgzyycbs.tmall.com

如有印装质量问题请与本社出版部联系（010-64405510）

《漫话中药学》编委会

前　言

　　《素问·气交变大论》云："善言古者必验于今，善言气者必彰于物。"中医药学之所以时至今日仍生生不息，是因为它经历了几千年的临床验证。有的读者会问，中医药这么好用，那能不能更好学一些呢？

　　我们，给出了答案。

　　广东省名中医、南方医科大学南方医院中医科谢炜教授率编者团队，耗时两年余，精心打造了《漫话中药学》，将繁杂的中药知识以漫画形式记录下来，化晦涩为明了，化深奥为通俗，改变以往中药学习枯燥乏味的缺点，增强其趣味性和生动性，调动初学者学习的积极性和主动性，探索中药知识科学记忆的新模式，积极推动中医药文化贯穿国民教育，为中医药振兴发展厚植文化土壤。

　　如果您是一名中医药相关专业的大学生，正在为期末考试烦恼……

　　如果您正在备考中医药相关专业硕士研究生，正因为繁乱的中药知识而苦不堪言……

　　如果您是一名中医药爱好者，正想对中医药知识多些了解……

　　那么，《漫话中药学》可以成为您的"解忧草"。

　　"漫"为精华：本书以《中药学》（全国中医药行业高等教育"十四五"规划教材）为蓝本，同时根据硕士研究生入学考试中药学考纲增加个别药物。1药1图，共计绘制400余张药物动漫人物图，侧重于展示各个药物的性味、归经、功效、用法用量、注意事项等，并为个别药物编写便于记忆的口诀［此类口诀仅为方便记忆，无任何其他含义，如茯苓→苓→水灵灵→利水，槟榔→彬彬有礼的郎→浩然正气（截疟、消积），行云流水（行气、利水）等］。

　　如例图所示，药物性味在上，药性标识是从太极简化而来，药味标识乃五色与五志结合脸谱所化，并于药物性味标识旁附口诀，以便于记忆。中间部分左栏为功效，可结合动漫元素（如用"解开手表表链"漫画表示解表等，仅为方便记忆，无任何其他含义）重点记忆，更进一步还可以推导主治；归经在右栏，依照属络脏腑在葫芦娃娃形象上按上、中、下分布，让读者一目了然。图的下方为小贴士，包括有无毒性、用法用量、注意事项等。

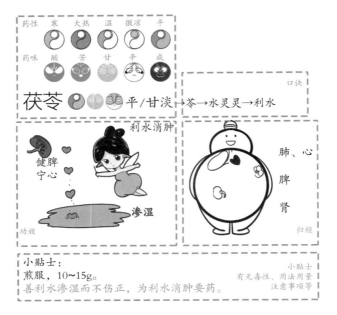

<table>
<tr><td>药性</td><td>寒</td><td>大热</td><td>温</td><td>微凉</td><td>平</td></tr>
<tr><td>药味</td><td>酸</td><td>苦</td><td>甘</td><td>辛</td><td>咸</td></tr>
</table>

茯苓　平/甘淡 →苓→水灵灵→利水 （口诀）

利水消肿

健脾宁心

渗湿

肺、心、脾、肾（归经）

功效

小贴士：
煎服，10～15g。
善利水渗湿而不伤正，为利水消肿要药。

小贴士
有无毒性、用法用量
注意事项等

"话"求全面：本书章节分明，井然有序。每章前皆对本章药物进行总体介绍，每节前俱有"总述"和"用药经验"两部分。将药物文字介绍排版在药物动漫图片后，主要分为"名医按语"和"名医经验"两栏。"名医按语"包括药物的来源、主治等内容；"名医经验"拓展了古今名医运用该药物的临床经验（此部分药物用法用量皆为名医之个人经验，为了确保绝对安全，读者不可自行使用此类验方，必须在专业执业中医师指导下合理用药）。

编委会成员以极大的热情和认真负责的态度投入紧张有序的《漫话中药学》编写、修订工作当中，不辞辛劳，精益求精，力保本书按时、按质完成！本书的出版得到了广东省科技创新普及专题项目（2020A1414040010）、广东省中医药重点学科（脑病科）建设项目（20220105）、第二届全国名中医传承工作室（G623291031）、第七批全国老中医药专家学术经验继承工作（G623291027）、中医师承"薪火工程"（G622299899），以及中央财政医疗服务与保障能力提升补助资金（G622299957）、赵云燕广东省名中医传承工作室建设项目（粤中医办函〔2023〕108号）等的资助。

《荀子·劝学》云："君子生非异也，善假于物也。"本书是一本用"漫话"形式让中医药知识变得更好看、更好学、更好用的工具书，虽未至"列宿高悬，奎张不乱"，但力求"深泉净滢，鳞介咸分"。然受编者水平所限，若有缺漏名目、错简碎文，欢迎广大读者提出宝贵意见或建议，以便再版时完善提高。

本书编委会
2024年5月于南方医科大学本部校区

目　　录

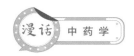

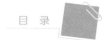

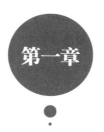

解表药

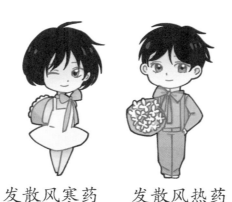

发散风寒药　　发散风热药

凡以发散表邪为主要功效，以治疗表证为主的药物，称为解表药，又称发表药。

本类药物多具有辛味，药性升浮，善于发微透达，主入肺、膀胱经，偏行肌表，能促进机体发汗，从而祛除外邪，解除表证，即《素问·阴阳应象大论》所谓"其在皮者，汗而发之"。

解表药以发散表邪为主要功效，主治外感表证，证候表现为恶寒发热、头身疼痛、无汗或有汗不畅、脉浮等。部分解表药兼能利水消肿、止咳平喘、透疹、止痛、解毒等，尚可用治水肿、咳喘、麻疹、风疹、风湿痹痛及疮疡初起兼有表证者。根据解表药的药性及功效主治差异，一般将其分为发散风寒药（辛温解表药）与发散风热药（辛凉解表药）两类。

发散风寒药

★ 总述 ★

本类药物多味辛性温，故又称辛温解表药。辛能发散，温能祛寒，故此类药以发散肌表风寒邪气为主要功效，主治风寒表证。部分发散风寒药分别兼有止咳平喘、止痛、祛风止痒、祛风湿、利水消肿、通鼻窍等功效，又可用治咳喘、头痛、风湿痹证、风疹瘙痒、水肿初起、鼻渊等兼有风寒表证者。

★ 用药经验 ★

薛万昌经验：辛温解表药性味多为辛温，辛能发散，温能祛寒，故以发散风寒为其主要作用，适用于治疗外感风邪之恶寒、发热、无汗、头痛、身痛、舌苔薄白、脉浮紧等风寒表实证。但这些是它们的共性，临床时要根据证情择其个性之长而选之，如部分药物对属风寒表实证的咳嗽、喘息、水肿、疮疡，以及风湿痹痛等亦有明显作用。

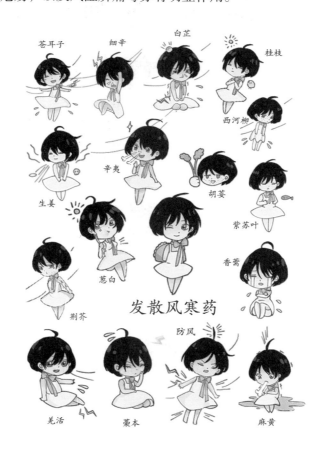

发散风寒药

麻黄

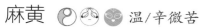

麻黄 ☯ ☺ ☻ 温/辛微苦

发汗解表

宣肺平喘
利水消肿

小贴士：
煎服，2~10g。生用发汗解表，蜜炙平喘止咳。
宣肺利尿之要药。

肺

膀胱

【名医按语】

来源：麻黄科植物麻黄的干燥草质茎。

主治：①风寒感冒。②胸闷喘咳。③风水浮肿。④风寒湿痹，阴疽痰核。

【名医经验】

谢榆经验：麻黄辛温走散，通脉镇痛效冠诸药之首，凡风湿痹证出现疼痛者皆宜用之。临证不敢使用麻黄，主要在于不能合理掌握麻黄的禁忌证。用好麻黄的关键在于合理规避禁忌证，如高血压、冠心病、心律失常、失眠等患者均需慎用本品。应用麻黄还需严格辨证论治，首辨虚实，次辨寒热，兼辨风、寒、湿、痰、瘀之盛衰，同时还需兼顾患者体质情况，调整起始剂量，以期安全、高效。

桂枝

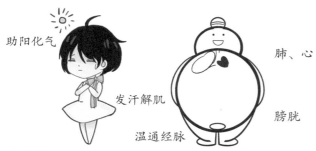

桂枝 ☯ ☺ ☻ 温/辛甘

助阳化气

发汗解肌

温通经脉

小贴士：
煎服，3~10g。

肺、心

膀胱

【名医按语】

来源：樟科植物肉桂的干燥嫩枝。

主治：①风寒感冒。②脘腹冷痛，血寒经闭，关节痹痛。③痰饮，水肿。④心悸，奔豚。

【名医经验】

忽中乾经验：忽师认为，心为阳中之太阳，心为阳脏，以阳为主体，阳生方可阴长。心阳功能正常是心神、心阴、心血功能正常的基础。基于此理，忽师在临床治疗心系疾病时，对于阳虚、阴虚、血瘀、水饮、痰浊等证，皆加入桂枝，取其温通之用。

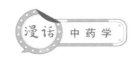

香薷

香薷 ☯ 😊😶 微温/辛 → 夏月麻黄

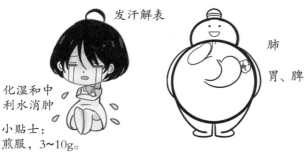

发汗解表

肺
胃、脾

化湿和中
利水消肿

小贴士：
煎服，3~10g。
发汗解暑——水煎凉服，不久煎；利水消肿——用量
稍大，浓煎。
治暑病之首药。

【名医按语】

来源：唇形科植物石香薷的干燥地上部分。

主治：①外感风寒，内伤暑湿，恶寒发热，头痛无汗，腹痛吐泻。②水肿，脚气。

【名医经验】

钱柏明经验：香薷为君药组方治疗阴暑颇为见效。其常用组方为香薷12g，白池菊9g，板蓝根15g，连翘9g，金银花9g，藿香6g，滑石18g，甘草3g，通草3g。方中首用辛温芳香之香薷发汗解表，祛暑化湿，以除寒热。白池菊、连翘、金银花辛凉芳香，取其清透上焦气分之暑热，以除热解渴。藿香芳香化湿除腻，和中解表。板蓝根长于清热解毒，治暑温外感，温病初期，有抗温邪的功效。滑石、甘草、通草清利小便，使邪从小便而出。方中辛凉药与辛温药合用，使邪从外走，正如古书所言之"辛温复辛凉法"。

紫苏叶

紫苏叶 ☯ 😣😶 温/辛

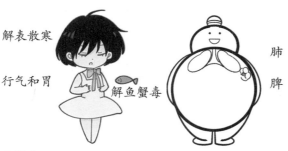

解表散寒

肺
脾

行气和胃

解鱼蟹毒

小贴士：
煎服，5~10g，不宜久煎。

【名医按语】

来源：唇形科植物紫苏的干燥叶（或带嫩枝）。

主治：①风寒感冒，咳嗽呕恶。②脾胃气滞，妊娠呕吐。③鱼蟹中毒而致腹痛吐泻者。

生姜

生姜 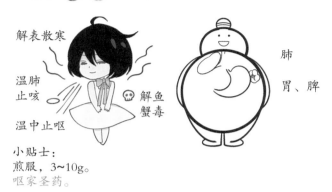 温/辛

解表散寒
温肺止咳
温中止呕
解鱼蟹毒

肺胃、脾

小贴士：
煎服，3~10g。
呕家圣药。

【名医按语】

来源：姜科植物姜的新鲜根茎。

主治：①风寒感冒。②脾胃寒证，胃寒呕吐。③肺寒咳嗽。

【名医经验】

黄家诏经验：运用生姜，常遵循经方规律，配伍使用，疗效确切。如常以生姜配伍大枣调和营卫（如桂枝汤），配伍荆防败毒散解表散寒。又可酌加生姜于汤剂之中，取其保护胃气之功效（如治疗胃火上攻引起的口腔溃疡，可在玉女煎中加入生姜）。除此之外，生姜还有消食开胃、补益气血、温通血脉、解药物毒、温化水饮、利水消肿的功效。

荆芥

荆芥 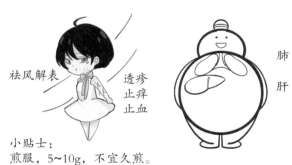 微温/辛

祛风解表
透疹止痒止血

肺肝

小贴士：
煎服，5~10g，不宜久煎。
炒炭——止血。
荆芥穗辛散之性强于荆芥。

【名医按语】

来源：唇形科植物荆芥的干燥地上部分。

主治：①外感表证。②麻疹不透，风疹瘙痒。③疮疡初起有表证。④吐衄下血（炒炭）。

【名医经验】

路志正经验：喜用荆芥，并认为荆芥乃风药中和缓温润者，有风药升散之性，而无其燥烈之弊。其具有清利头目，通窍利咽；开发郁结，透散伏邪；调理气机，升发清阳；疏风祛湿，活络止痛之功。用之得当，既可增强方中主药的作用，又可制约药物的烈性，从而取得较好疗效。

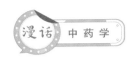
防风

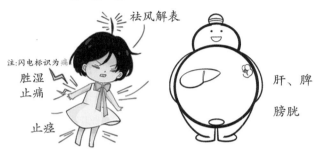

防风 😊😳😷 微温/辛甘→防御风邪

祛风解表

注:闪电标识为痛

胜湿
止痛

止痉

肝、脾
膀胱

小贴士:
煎服,5～10g。炒用——止泻、止血。

【名医按语】

来源:伞形科植物防风的干燥根。

主治:①外感表证,风疹瘙痒。②风湿痹痛。③破伤风。④脾虚湿盛,清阳不升之泄泻。

【名医经验】

崔巍经验:防风类方治疗荨麻疹经验如下。防风类方是指含有防风的,且均能祛散风邪淫于肌表的一类方剂。防风类方可祛风淫,开玄府,正合荨麻疹的病因病机。用玉屏风散运中焦、实肺卫,针对荨麻疹平素气虚、对风敏感、有水肿貌者,生黄芪可从30g始用,渐增至60～90g;当归饮子养血活血,息风散邪,荨麻疹久治不愈者,可重用生地黄30～60g;荆防败毒散治疗风邪夹湿闭塞肌表玄府之荨麻疹,用防风配枳壳、茯苓除湿;消风散治湿热荨麻疹,热甚者重用石膏20～60g;仙方活命饮煎煮加酒,借酒势通瘀行周身以透达内外玄府;防风通圣散表里双解,适用此方的荨麻疹的特点为皮肤干燥粗糙、肿而易痒,抓挠后随手起条索状风团等。

白芷

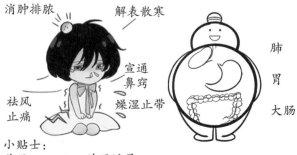

白芷 ☯😳 温/辛→止白→止白带,白通肺

消肿排脓

解表散寒

宣通
鼻窍

祛风
止痛

燥湿止带

肺
胃
大肠

小贴士:
煎服,3～10g。外用适量。
入足阳明胃经,善治阳明经头痛。

【名医按语】

来源:伞形科植物白芷的干燥根。

主治:①风寒感冒。②头痛,牙痛,风湿痹痛。③带下证。④疮疡肿毒。⑤鼻鼽,鼻渊,鼻塞流涕。⑥皮肤风湿瘙痒。

【名医经验】

王珂经验:白芷这味药,除传统用法外,其还常用于调整神经系统,有提高机体免疫力的作用。白芷、延胡索是王珂教授常用的一个药对,有活血化瘀,行气止痛的作用,临床上被广泛应用于脾胃病、妇科病、关节病等多种疼痛性疾病的治疗。

羌活

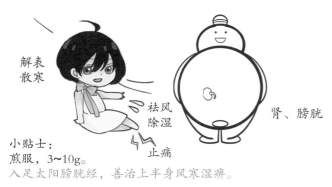

羌活 ☯ 温/辛苦→羌为羊（太阳）的上半身

解表散寒

祛风除湿

止痛

肾、膀胱

小贴士：
煎服，3~10g。
入足太阳膀胱经，善治上半身风寒湿痹。

【名医按语】

来源：伞形科植物羌活的干燥根茎及根。

主治：①风寒感冒，头痛项强。②风寒湿痹，肩背酸痛（以祛上半身风寒湿痹见长）。

【名医经验】

陈宝田经验：慢性头痛具有"头部多风，多瘀，多湿，多虚，四者杂合而至"的病机特点。陈宝田教授认为，羌活善走窜、走表，为祛风胜湿、解表散寒、通利关节之良药，且尤善治疗头面及上肢疾患。针对慢性头痛"头部多风、多湿"的特点，选用羌活祛风除湿，治疗效果显著。

藁本

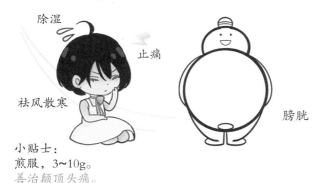

藁本 ☯ 温/辛→藁→高→一身最高点→颠顶

除湿

止痛

祛风散寒

膀胱

小贴士：
煎服，3~10g。
善治颠顶头痛。

【名医按语】

来源：伞形科植物藁本的干燥根茎及根。

主治：①风寒感冒，颠顶痛。②风寒湿痹。

【名医经验】

李东垣经验：《内外伤辨惑论》《脾胃论》《兰室秘藏》3书中风药用药集中在升麻、柴胡、羌活、防风、苍术、藁本、麻黄、葛根等味，且多互相配伍为用。

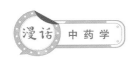

细辛

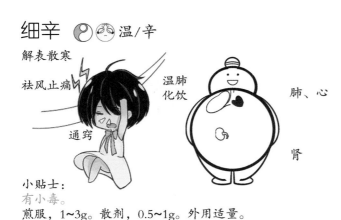

细辛 ☯ ☺ 温/辛

解表散寒
祛风止痛
温肺化饮
通窍
肺、心
肾

小贴士：
有小毒。
煎服，1~3g。散剂，0.5~1g。外用适量。

【名医按语】

来源：马兜铃科植物北细辛、汉城细辛或华细辛的干燥全根。

主治：①风寒感冒。②少阴头痛，牙痛，风湿痹痛。③鼻衄，鼻渊，鼻塞流涕。④肺寒咳喘。

【名医经验】

曹式丽经验：其临床应用细辛辨证论治慢性肾脏病颇有心得，对细辛之温肾阳、利肾水、祛肾瘀、通肾络等功效具有独特认识。其临床应用细辛辨证论治中医肾脏病的学术经验，可为防治慢性肾脏病提供借鉴。

苍耳子

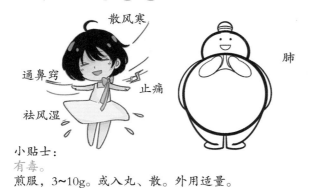

苍耳子 ☯ ☺ ☹ 温/辛苦

散风寒
通鼻窍
止痛
祛风湿
肺

小贴士：
有毒。
煎服，3~10g。或入丸、散。外用适量。

【名医按语】

来源：菊科植物苍耳的干燥成熟带总苞的果实。

主治：①风寒感冒。②鼻渊，鼻衄，鼻塞流涕。③风湿痹痛。④风疹瘙痒，疥癣麻风。

【名医经验】

仝小林经验：鼻炎的治疗当辨涕之脓清，辨过敏之有无。根据多年临床实践经验，其精选3味药物——辛夷、鹅不食草、苍耳子合成一小方（常用剂量分别为辛夷3~9g，鹅不食草10~30g，苍耳子6~15g）。其总结鼻炎的治疗要点：脓涕合凉膈散，清涕合麻黄附子细辛汤，过敏加过敏煎，头痛合都梁丸。季节倾向明显者，在季节来临之前，预防性服用方药，效佳。对冷空气敏感者，晨起以冷水洗鼻。

辛夷

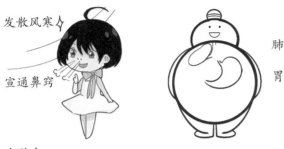

辛夷 ☯ 😊 温/辛

发散风寒

宣通鼻窍

肺胃

小贴士：
煎服，3~10g，包煎。外用适量。

【名医按语】

来源：木兰科植物望春花、玉兰或武当玉兰的干燥花蕾。

主治：①风寒感冒。②鼻渊，鼻鼽，鼻塞流涕。

【名医经验】

王孟清经验：辛夷辛温走气，入肺助胃中清阳上行，疏风通利鼻窍。现代药理研究显示，辛夷可以收缩鼻黏膜血管，适用于过敏性鼻炎、支气管哮喘等疾病。辛夷为常见的治鼻鼽要药。若风邪蕴肺，夹寒为患，致喷嚏连作、鼻流清涕、鼻痒鼻塞，表明此时处于疾病发作期，王教授常以辛夷散加减治疗。方中辛夷为君，辛散温通，祛风宣肺，宣通鼻窍，为鼻部疾病引经药。

葱白

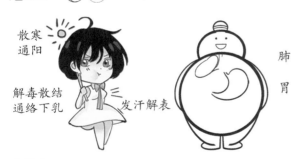

葱白 ☯ 😠 温/辛

散寒
通阳

解毒散结
通络下乳
发汗解表

肺胃

小贴士：
煎服，3~10g。外用适量。

【名医按语】

来源：百合科植物葱近根部的鳞茎。

主治：①风寒感冒。②阴盛格阳。③疮痈肿毒。④乳汁郁滞不下。

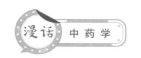
胡荽

【名医按语】

来源：伞形科植物芫荽的全草。

主治：①麻疹不透。②饮食不消，纳食不佳。

胡荽 ☯😖 温/辛

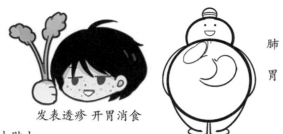

发表透疹 开胃消食

肺
胃

小贴士：
煎服，3~6g，鲜品30g。
外用适量。

西河柳

【名医按语】

来源：柽柳科植物柽柳的干燥细嫩枝叶。

主治：①麻疹难透，风疹身痒。②感冒，咳喘。③风湿痹痛。

西河柳 ☯😖🌀 平/辛甘

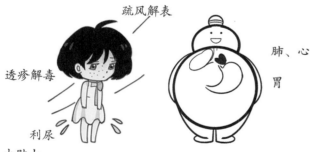

疏风解表

透疹解毒

利尿

肺、心
胃

小贴士：
煎汤，10~15g。或入散剂。外用适量，煎汤擦洗。

发散风热药

★ 总述 ★

　　本类药物多味辛，性凉，故又称辛凉解表药。辛能发散，凉能祛热，发散风热药以发散肌表风热邪气为主要功效，主治风热表证。部分发散风热药分别兼有透疹、止痒、利咽、清利头目等功效，又可用治风热所致的头晕、目疾、咽痛，以及风热郁闭肌肤引起的皮肤瘙痒等病。

★ 用药经验 ★

　　王明杰经验：发散风热药既治表证，也治里证，外感疾病固当使用，内伤杂病亦不可或缺。

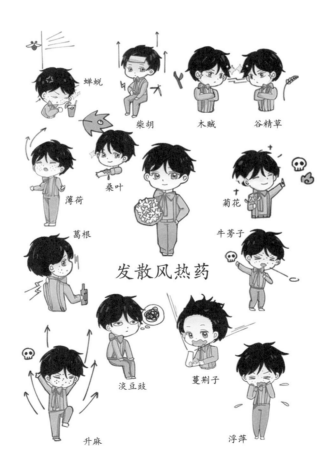

蝉蜕　柴胡　木贼　谷精草　薄荷　桑叶　菊花　葛根　牛蒡子　发散风热药　升麻　淡豆豉　蔓荆子　浮萍

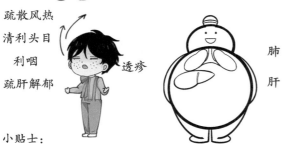

薄荷 ☯😐 凉/辛 → 吃了薄荷糖，喉咙很凉 → 利咽

疏散风热
清利头目
利咽
疏肝解郁
透疹
肺
肝

小贴士：
煎服，3~6g，后下，鲜品适量，水沸即可，不宜久煎。
外用适量。发汗——薄荷叶；理气——薄荷梗。
清利头目而利咽喉。

【名医按语】

　　来源：唇形科植物薄荷的干燥地上部分。

　　主治：①风热感冒，温病初起。②风热头痛，目赤多泪。③咽喉肿痛，麻疹不透，风疹瘙痒。④肝气郁滞，胸闷胁痛。

【名医经验】

　　张锡纯经验：应用薄荷治疗温病，邪在肌表，用薄荷发汗透邪；邪在少阳，助柴胡和解疏邪；邪在阳明，取薄荷达热出表；湿遏卫气，以薄荷宣气化湿；少阴伏温，使薄荷搜邪透络；温病出疹，用薄荷透邪解毒。

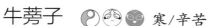

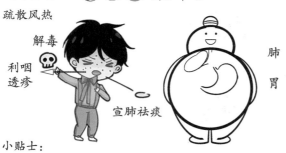

牛蒡子 ☯😐😈 寒/辛苦

疏散风热
解毒
利咽
透疹
宣肺祛痰
肺
胃

小贴士：
煎服，6~12g。
炒用可使苦寒滑肠之性略减。

【名医按语】

　　来源：菊科植物牛蒡的干燥成熟果实。

　　主治：①风热感冒，温病初起，咳嗽痰多。②麻疹不透，风疹瘙痒。③痈肿疮毒，丹毒，痄腮，喉痹。

【名医经验】

　　赵进喜经验：赵教授临床治疗糖尿病肾病，常用药对为牛蒡子和鬼箭羽，并认为其具有内外同治、上下同治、气血同治的功效，临床疗效显著，作用机制值得进一步研究。

蝉蜕

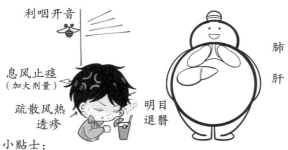

蝉蜕 ☯ 寒/甘→蝉鸣响亮→利咽开音

利咽开音

息风止痉
（加大剂量）

疏散风热
透疹

明目退翳

肺 肝

小贴士：
煎服，3~6g。
解痉需加大剂量。

【名医按语】

来源：蝉科华南蚱蝉属昆虫黑蚱若虫羽化时脱落的皮壳。

主治：①风热感冒，温病初起，咽痛音哑。②麻疹不透，风疹瘙痒。③目赤翳障。④急、慢惊风，破伤风。⑤小儿夜啼。

【名医经验】

李斯文经验：治疗头面部肿瘤如喉癌，常重用蝉蜕，其在方中并非君药，但有画龙点睛之效。其主要功效有四：辅助君药清热透邪；宣肺疗哑；引药上行；通经疏络。

浮萍

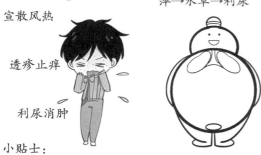

浮萍 ☯ 寒/辛→浮→透疹
　　　　　　　萍→水草→利尿

宣散风热

透疹止痒

利尿消肿

肺 膀胱

小贴士：
煎服，3~9g。
外用适量，煎汤浸洗。

【名医按语】

来源：浮萍科植物紫萍的干燥全草。

主治：①风热感冒。②麻疹不透。③风疹瘙痒。④水肿尿少。

【名医经验】

黄元御经验：其运用浮萍的规律是，春夏病感（时行感冒），外邪伤营卫，卫闭而营郁，选用浮萍，宜发郁火，即借浮萍发散之性，以开泄卫气之闭，营热之郁亦通过表药发泄之，亦即"火郁发之"之意。

桑叶

【名医按语】

来源：桑科植物桑的干燥叶。

主治：①外感风热，温病初起。②肺热咳嗽，燥热咳嗽。③肝阳上亢之眩晕。④目赤昏花。⑤血热妄行。

桑叶 寒/甘苦

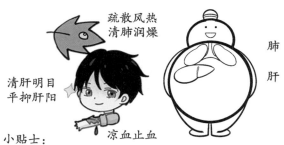

疏散风热
清肺润燥

清肝明目
平抑肝阳

凉血止血

肺
肝

小贴士：
煎服，5~10g。
外用适量。蜜炙——增强润肺止咳之效。

【名医经验】

冯松杰经验：应用桑叶止汗，犹如沸汤泼雪，起效迅速，且不论自汗盗汗，寒热虚实均可使用，用量宜大，每剂30g起用，视病情轻重加减，最多可达120g。然需注意结核病引起的汗证禁用桑叶。且遇到脾气虚弱、肾元亏虚、热毒内郁证时，当辨证施治，治病求本，方可取效。

菊花

【名医按语】

来源：菊科植物菊的干燥头状花序。

主治：①风热感冒，温病初起。②肝阳眩晕，肝风实证。③目赤昏花。④疮痈肿毒。

菊花 微寒/甘苦→在风中不倒→御风、疏风

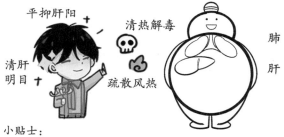

平抑肝阳

清热解毒

清肝明目

疏散风热

肺
肝

小贴士：
煎服，5~10g。
黄菊花——偏散风热；白菊花——偏平肝阳，清肝明目。

【名医经验】

沈绍功经验：黄菊又名"杭菊"，善清上焦风热，为外感风热主药，兼有抗菌作用；白菊又名"滁菊"，善泻肝火，清肝明目，兼有降压作用；野菊又名"岩香菊"，善解毒消肿，兼有降压、强心之用，其降压作用优于白菊，清热解毒之用优于黄菊，尤善治咽痛。但野菊味苦较甚，平肝明目之用不及白菊。

柴胡

柴胡 微寒/辛苦 → 柴→干（疏肝）
柴火（升阳）

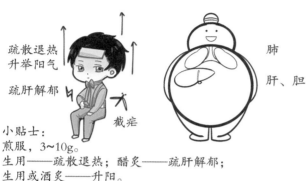

疏散退热
升举阳气
疏肝解郁
截疟

肺
肝、胆

小贴士：
煎服，3～10g。
生用——疏散退热；醋炙——疏肝解郁；
生用或酒炙——升阳。
与黄芩同用，可解少阳。

【名医按语】

来源：伞形科植物柴胡或狭叶柴胡的干燥根。

主治：①表证发热，少阳证。②肝郁气滞。③气虚下陷，脏器脱垂。④寒热疟疾。

【名医经验】

谢炜经验：结合长期临证经验，其主张从肝论治，灵活应用柴胡桂枝汤治疗各种神经系统疾病，如头痛、不寐、癫痫等。方中以柴胡、黄芩为君。柴胡和解表里，疏肝解郁；黄芩清热燥湿，泻火解毒。"柴胡疏木，使半表之邪得以外宣；黄芩清火，使半里之邪得从内彻。"两者相伍，共奏和解少阳，疏肝利胆，调畅气机之效。

马骥经验：善用柴胡剂治疗外感、内伤杂病及疫病。其以表里为纲，三部为要梳理小柴胡汤证，增补腹诊、脉诊要点，拓展小柴胡汤证；善用大柴胡汤治疗瘟毒发黄、布鲁氏菌病、瘟毒发颐等多种疫病；活用柴胡加龙骨牡蛎汤治疗癫狂等神志病；变通柴胡加芒硝汤治疗胆石症；巧用柴胡剂加味治疗寒热久不愈。

升麻

升麻 微寒/辛微甘→升→升举

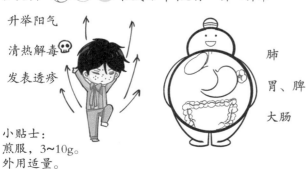

升举阳气
清热解毒
发表透疹

肺
胃、脾
大肠

小贴士：
煎服，3～10g。
外用适量。
生用——发表透疹，清热解毒；蜜炙——升阳。

【名医按语】

来源：毛茛科植物大三叶升麻、兴安升麻或升麻的干燥根茎。

主治：①外感表证，温病初起。②麻疹不透。③牙痛，口疮，咽喉肿痛，温毒发斑。④气虚下陷，脏器脱垂，崩漏下血。

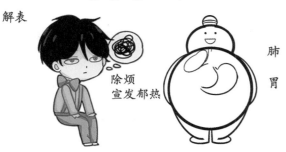

淡豆豉 凉/辛苦

解表

除烦
宣发郁热

肺
胃

小贴士：
煎服，6~12g。

【名医按语】

来源：豆科植物大豆的成熟种子的发酵加工品。

主治：①外感表证。②热病烦闷。

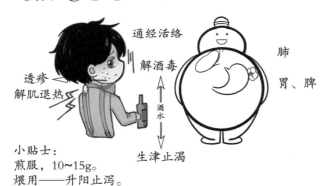

葛根 凉/辛甘

通经活络
解酒毒
透疹
解肌退热
生津止渴
酒水

肺
胃、脾

小贴士：
煎服，10~15g。
煨用——升阳止泻。

【名医按语】

来源：豆科植物野葛或甘葛藤的干燥根。

主治：①表证发热，项背强痛。②麻疹不透。③热病口渴，阴虚消渴。④热泻热痢，脾虚泄泻。⑤高血压。⑥中风偏瘫，胸痹心痛，眩晕头痛。⑦酒毒伤中。

【名医经验】

谢炜经验：对于各型慢性原发性头痛，依据活血疏风、祛湿补虚的治则，善于重用葛根，其认为葛根轻扬升散，既可通经活络，又能滋养筋脉，且长于缓解外邪阻滞、经气不利、筋脉失养所致的项背强痛，与能够上行头目而祛风的川芎配伍，共奏活血化瘀，行气止痛之功。

张志远经验：葛根归阳明经，擅解肌以给邪出路，属风药，性上行而升阳通络，此为其起效机制。张老化裁经方，推陈出新，对葛根汤、葛根黄芩黄连汤进行加减运用，强调配伍不同，用量殊异，则主治有别。葛根解肌须大剂投用，升阳取少量有功，对于颈椎病、痢疾、高血压亦有较好疗效。

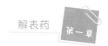

木贼

【名医按语】

来源：木贼科植物木贼的干燥地上部分。

主治：①风热目赤，迎风流泪，目生云翳。②出血证。

谷精草

【名医按语】

来源：谷精草科植物谷精草的干燥带花茎的头状花序。

主治：①风热目赤，肿痛羞明，目生翳膜。②风热头痛。

【名医经验】

王新志经验：在治疗脑病过程中用质地轻、性升浮的药物，其认为此类药除本身功用外，还有助于他药之性到达颠顶。故其临床常用薄荷、谷精草、菊花、荷叶、紫苏叶等中药。

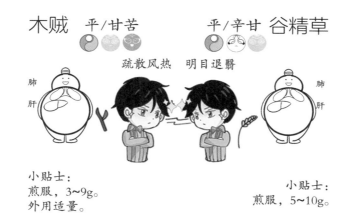

木贼　平/甘苦　　　平/辛甘　谷精草

疏散风热　明目退翳

肺
肝

肺
肝

小贴士：
煎服，3~9g。
外用适量。

小贴士：
煎服，5~10g。

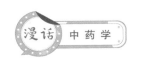

蔓荆子

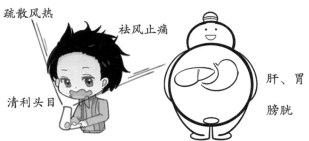

蔓荆子 微寒/辛苦→蔓→馒头→清利头目

疏散风热

祛风止痛

清利头目

肝、胃
膀胱

小贴士：
煎服，5~10g。

【名医按语】

来源：马鞭草科植物单叶蔓荆或蔓荆的干燥成熟果实。

主治：①风热感冒，头昏头痛。②目赤肿痛，耳聋耳鸣。③风湿痹痛。

【名医经验】

张志国经验：其通过对比蔓荆子炒用和生用的挥发油、水、醇浸出物的含量，提出蔓荆子宜生用的学术观点。

清热药

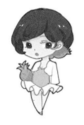 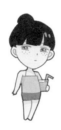 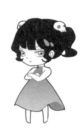 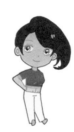 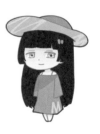

清热泻火药 清热燥湿药 清热解毒药 清热凉血药 清虚热药

凡以清解里热为主要功效，用于治疗里热证的药物，称为清热药。本类药物皆药性寒凉，沉降入里，通过清热泻火、清热燥湿、清热解毒、清热凉血及清虚热等不同作用，使里热得以清解。此即《素问·至真要大论》所谓"热者寒之"。清热药常用于治疗高热烦渴、湿热泻痢、温毒发斑、痈肿疮毒、咽喉肿痛及阴虚发热等里热证。

由于发病原因不一，病情发展变化的阶段不同，里热证可有多种临床表现，既有气分、营分、血分之别，又有实热、虚热之异。针对热证的不同类型，并根据药物的功效差异，一般将清热药分为以下5类。①清热泻火药：功能清脏腑气分热邪，主治温热病气分热证及脏腑实热证。②清热燥湿药：功能清热燥湿，主治湿热病证。③清热解毒药：功能清热解毒，主治热毒炽盛的痈肿疮疡等病。④清热凉血药：功能清解营分、血分热邪，主治营分、血分热证。⑤清虚热药：功能清虚热、退骨蒸，主治热邪伤阴、阴虚发热。

清热泻火药

★ 总述 ★

　　本类药物多为甘寒或苦寒之品，清热泻火之力较强，主要归肺、胃二经，部分药物归心经或肝经，以清泄脏腑气分热邪为主要功效，主治温热病气分证及脏腑实热证。温热病热入气分，证候表现为高热、汗出、烦渴，甚至神昏谵语、脉象洪大有力等。对于脏腑而言，清热泻火药又分别有清肺热、清胃热、清心火及清肝火等功效。

★ 用药经验 ★

　　佘广平经验：清热泻火药是清热药的一个重要分支。此类药物从性味上可分为甘寒类和苦寒类；从临床功效上可分为清热生津类和清热燥湿类。里实热证可分为气分实热证类与湿热证类。另外，在临床治疗中，清热泻火药常需配合其他中药共同发挥作用，方能达到预期的治疗效果。

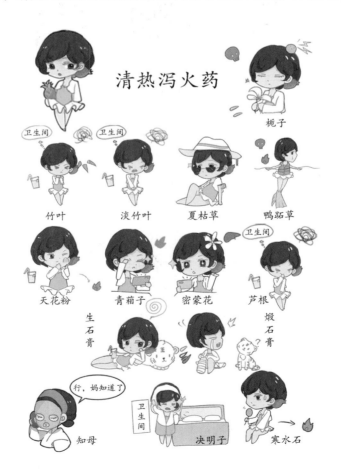

清热泻火药

栀子

竹叶　　淡竹叶　　夏枯草　　鸭跖草

天花粉　　青葙子　　密蒙花　　芦根　　煅石膏

生石膏

知母　　决明子　　寒水石

石膏

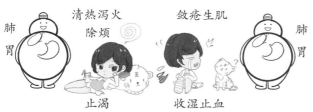

生石膏　大寒/甘辛　大寒/甘辛　煅石膏

肺胃

清热泻火
除烦

敛疮生肌

肺胃

止渴

收湿止血

小贴士：
煎服，15~60g，先煎。
生用——清肺胃之火；煅用——敛疮生肌。

【名医按语】

来源：硫酸盐类矿物硬石膏族石膏。

主治：①温病气分实热证。②肺热喘咳。③胃火亢盛之牙痛、头痛，实热消渴。④溃疡不敛，湿疹瘙痒，水火烫伤，外伤出血。

【名医经验】

张志远经验：张志远将石膏列为"伤寒十八罗汉"之一，将其称为"解肌退热罗汉"。在临床上，可以根据"发热、烦躁、哮喘"三大症状合理选用石膏，其常用"石膏–麻黄""石膏–知母""石膏–青蒿""石膏–大黄"药对，并提出石膏用量宜大，常用剂量为20～100g，内服者为生品，不可研末吞服等注意事项。在外感发热、胃火牙痛、胃溃疡、肺热咳喘等疾病的治疗中，其运用石膏取得了良好的临床疗效。

寒水石

寒水石　　寒/辛咸　→寒→清热
　　　　　　　　　→水→降火

利窍

外用
消肿

清热泻火

心胃肾

小贴士：
煎服，9~15g，打碎先煎。
或入丸、散。外用适量。

【名医按语】

来源：天然的硫酸钙矿石红石膏或碳酸钙矿石方解石。

主治：①热病烦渴，癫狂。②口舌生疮，热毒疮肿，丹毒，烧烫伤。

【名医经验】

周江经验：其强调对于湿热内蕴的汗证患者，要注重清热与燥湿同用，避免"热得湿则郁遏而不宣，故愈炽；湿得热则蒸腾而上熏，故愈横"。针对此证型的患者，周江主任自创寒水石方随证加减论治。寒水石方由生石膏、知母、寒水石、茯苓、泽泻、苍术等药物组成。方中寒水石具有"收热汗"之功，与生石膏同用，可清心胃之热，泄肝热，防止体内邪热过甚，蒸津外泄。

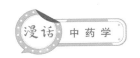

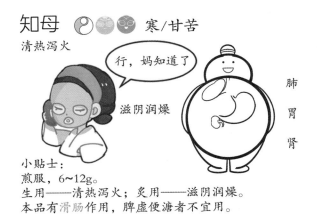

知母 寒/甘苦

清热泻火

滋阴润燥

行，妈知道了

肺
胃
肾

小贴士：
煎服，6~12g。
生用——清热泻火；炙用——滋阴润燥。
本品有滑肠作用，脾虚便溏者不宜用。

【名医按语】

来源：百合科植物知母的干燥根茎。

主治：①热病烦渴。②肺热燥咳。③骨蒸潮热，盗汗。④内热消渴。⑤肠燥便秘。

【名医经验】

胡建华经验：知母的清热作用颇为显著。其特点有三：一是既能清热泻火，又能滋阴润燥。二是既能退实热，也能退虚热。三是既能清上焦肺火，又能清中焦胃火，还能泻下焦肾火。由于知母归肺、胃、肾经，统清上、中、下焦之火，故有"清三焦虚实热邪"之誉。

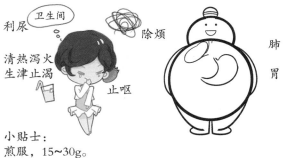

芦根 寒/甘

利尿

卫生间

除烦

清热泻火
生津止渴

止呕

肺
胃

小贴士：
煎服，15~30g。
鲜品用量加倍，水煎或捣汁用。

【名医按语】

来源：禾本科植物芦苇的新鲜或干燥根茎。

主治：①热病烦渴。②胃热呕哕。③肺热咳嗽，肺痈吐脓。④热淋涩痛。

【名医经验】

王真经验：芦根清肺热，祛痰排脓；清胃热，生津止呕。但其性不腻，生津不恋邪，应用仍应灵活配伍，"观其脉证，知犯何逆，随证治之"。如遇风咳者，可加王教授自拟的疏风镇咳汤。方中紫草、茜草、枇杷叶、蜜炙款冬花、蜜炙紫菀宣肺止咳，地肤子、白鲜皮祛风止痒，射干、桔梗、前胡、陈皮利咽化痰。体弱畏寒，阳虚明显者，可予炙附子温阳益气；如津伤口干者，可予南沙参、北沙参、玄参养阴润肺。

天花粉

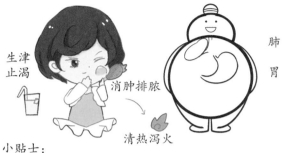

天花粉 微寒/甘微苦

生津止渴

消肿排脓

清热泻火

肺 胃

小贴士：
煎服，10~15g。

【名医按语】

来源：葫芦科植物栝楼或双边栝楼的干燥根。

主治：①热病烦渴。②肺热燥咳。③内热消渴。④疮疡肿毒。

【名医经验】

仝小林经验：津伤可见于糖尿病病程的多个阶段，紧抓核心病机，有的放矢，才能达到较好的治疗效果。因热伤阴，因热耗气，因此在滋阴益气的同时更要警惕背后之"热"，所谓扬汤止沸，不如釜底抽薪，热为致病之源，清热为澄源之治，滋阴益气的同时更应注重清热。由知母、天花粉、葛根3味药组成的方剂称为"滋膵饮"，是仝小林院士临床常用的清热养阴生津小方，见热盛阴伤均可配伍使用。方中知母常用剂量为9~30g，天花粉常用剂量为15~30g，葛根常用剂量为15~60g。

栀子

栀子 寒/苦

凉血解毒

外用消肿止痛

泻火除烦

清热利湿

肺、心

三焦

小贴士：
煎服，6~10g。外用生品适量。
凉血止血可用焦栀子、栀子炭。

【名医按语】

来源：茜草科植物栀子的干燥成熟果实。

主治：①热病心烦。②湿热黄疸。③血淋涩痛。④血热吐衄。⑤目赤肿痛。⑥火毒疮疡。⑦扭挫伤痛。

【名医经验】

刘渡舟经验：将栀子豉汤与三仁汤合用以治疗湿热内蕴、气火郁结所致的湿温病，症见胸满心烦，夜不能寐，下午发热与心烦加重，而有"懊恼"之势。这是由于湿热上蕴，气郁火结，因而出现了"火郁"的心烦之证。此时如果只用三仁汤清利湿热邪气，因内有火郁，效果则差。为此，刘老选用了经方栀子豉汤与时方三仁汤合方进行治疗。

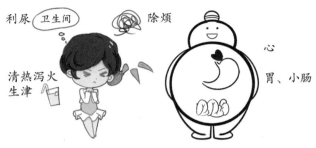

竹叶 寒/甘辛淡

利尿 [卫生间]　　除烦

清热泻火
生津

心
胃、小肠

小贴士：
煎服，6~15g，鲜品15~30g。

【名医按语】

来源：禾本科植物淡竹的干燥叶。

主治：①热病烦渴。②口舌生疮，小便短赤涩痛。

【名医经验】

龚祝南经验：通过淡竹叶与竹叶的原植物研究与商品鉴定，龚祝南认为淡竹叶最早是指竹叶的一种。在《神农本草经》中有竹叶一条被列入中品，主"咳逆上气溢筋急、恶疡、杀小虫"。《名医别录》首次收载"淡竹叶"之名，将其与篁竹叶、苦竹叶列在竹叶项下。陶弘景曾说："竹类甚多，入药用篁竹，次用淡、苦竹。又一种薄壳者，名甘竹，叶最胜。"李时珍在《本草纲目》中引用宋代《本草衍义》之文，"诸竹笋性皆寒，故知其叶一致也，张仲景竹叶汤，唯用淡竹"；又引用孟诜语，"竹叶，篁、苦、淡、甘之外，余皆不入药，不宜人。淡竹为上，甘竹次之"。综上所述，龚祝南认为以上植物均为禾本科竹亚科植物。

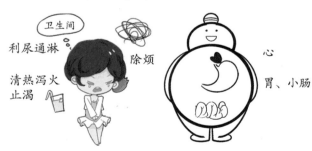

淡竹叶 寒/甘淡

[卫生间]
利尿通淋　　除烦

清热泻火
止渴

心
胃、小肠

小贴士：
煎服，6~10g。

【名医按语】

来源：禾本科植物淡竹叶的干燥茎叶。

主治：①热病烦渴。②口疮尿赤，热淋涩痛。

【名医经验】

朱瑞雪经验：淡竹叶临床汤剂用量为3~25g；常用剂量为3~15g；水煎代茶饮时，最少可用1g，最大可分次共用至300g。根据疾病、证型及症状，选择最佳用量。如清热泻火，治疗小儿心火上炎之口腔溃疡、牙周炎等病，淡竹叶常用剂量为3~15g；除烦止渴，治疗睡眠障碍、呕吐、盗汗等病，淡竹叶常用剂量为5~10g；利尿通淋，治疗泌尿系统疾病、水肿等，淡竹叶常用剂量为5~25g。根据疾病、证型及症状，配伍相应中药，如清热泻火常配伍生石膏、黄连、露蜂房等；除烦止渴常配伍淡豆豉、黄柏等；利尿通淋常配伍白茅根、滑石等。

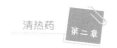

鸭跖草

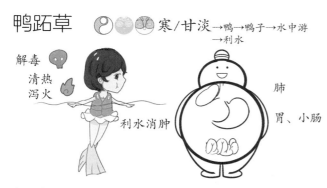

鸭跖草　寒/甘淡　→鸭→鸭子→水中游→利水

解毒
清热
泻火

利水消肿

肺
胃、小肠

小贴士：
煎服，15~30g，鲜品60~90g。外用适量。

【名医按语】

来源：鸭跖草科植物鸭跖草的干燥地上部分。

主治：①热病烦渴，风热感冒。②咽喉肿痛，痈肿疔毒。③水肿尿少，热淋涩痛。

【名医经验】

谭皖南经验：其采用鸭跖草治疗睑腺炎，取得了较好的效果。体会如下，鸭跖草含有黄酮类、酚类等成分，具有抗炎抑菌、消肿收敛作用。在进行试验的108例睑腺炎患者中，临床有效率达91.68%。该试验用鸭跖草代替了抗生素、磺胺治疗睑腺炎，且避免了手术切开排脓的痛苦。鸭跖草可被制成滴眼液，以方便患者使用，减少就诊次数，该法值得推广。

夏枯草

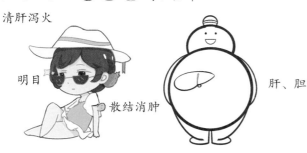

夏枯草　寒/苦辛

清肝泻火

明目

散结消肿

肝、胆

小贴士：
煎服，9~15g。可熬膏服。

【名医按语】

来源：唇形科植物夏枯草的干燥果穗。

主治：①目赤肿痛，头痛眩晕，目珠夜痛。②瘰疬，瘿瘤。③乳痈肿痛。④热毒疮疡。

【名医经验】

李心爱经验：瘿病病机为气滞、痰凝、血瘀，治宜疏肝理气，活血化瘀。夏枯草可泻肝火，清头目，散郁结，用于治疗瘿病中因肝火上炎所致的目赤肿痛、目珠疼痛，以及因痰火郁结所致的瘿瘤。另外，其还具有散瘿结气，治疗脚肿湿痹之功。李心爱总结其在瘿病中的诊疗经验如下：其一，须紧扣病机，标本兼顾。夏枯草既可与理气活血化痰类中药配伍，又能与软坚散结消瘿之品合用，亦能与生地黄、鳖甲等养血滋阴之品同扶助正气。其二，瘿病多由情志不遂，肝郁化火诱发，"气有余便是火"，故治宜清热泻火解毒之治法，多与清热解毒方药配伍。其三，夏枯草应多与化痰类药物配伍，辨证分寒热，如选取芥子、皂角刺等温化寒痰，贝母、胆南星等清化热痰。

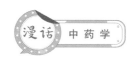

决明子

决明子 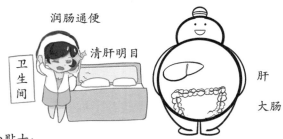 微寒/甘苦咸

润肠通便

清肝明目

小贴士：
煎服，9～15g。
用于通便，不宜久煎。

【名医按语】

来源：豆科植物决明或小决明的干燥成熟种子。

主治：①目赤肿痛，羞明多泪，目暗不明。②头痛眩晕。③肠燥便秘。

【名医经验】

颜正华经验：其临床治疗便秘常用润肠通便法，用药平和轻灵。他认为，临证治便秘不能唯以克伐为用，应以调节脏腑功能为要，故喜用药力平和之品，常选用决明子、何首乌、瓜蒌仁、黑芝麻、火麻仁、肉苁蓉、当归等，每收良效，对其他疾病兼见大便不通者，亦常以本法辅助。其中，黑芝麻、肉苁蓉、当归均为补益精血之品，温润多汁，用之通中有补，攻邪不伤正，适用于津血不足者；若兼有热象者，首选决明子、瓜蒌仁、何首乌等寒凉之品；气滞明显者，常配伍枳壳、枳实、槟榔等行气之品，增强通腑之效，其中气滞轻者用枳壳，甚者用枳实，再甚则用槟榔。润肠药虽药力和缓，但只要辨证准确，配伍合理，可收桴鼓之效，且安全性好，剂量易掌握，用于调理慢性习惯性便秘尤为稳妥。

密蒙花

密蒙花 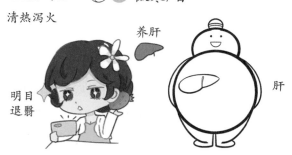 微寒/甘

清热泻火

养肝

明目
退翳

肝

小贴士：
煎服，3～9g。

【名医按语】

来源：马钱科植物密蒙花的干燥花蕾及花序。

主治：①目赤肿痛，羞明多泪，目生翳膜。②肝虚目暗，视物昏花。

【名医经验】

彭清华经验：密蒙花提取物的主要成分为黄酮类物质，该物质有拟雄激素效应，可抑制干眼症的发生。尤其是围绝经期女性患者，该期患者多性激素水平下降，彭教授常加用密蒙花对其进行治疗。

青葙子

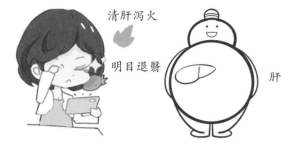

青葙子 ☯🙂 微寒/苦→青葙→相亲要擦亮眼睛

清肝泻火

明目退翳

肝

小贴士：
煎服，9~15g。

【名医按语】

来源：苋科植物青葙的干燥成熟种子。

主治：①肝热目赤，目生翳膜，视物昏花。②肝火眩晕。

【名医经验】

吕仁和经验：其临床常用青葙子和木贼这一药对。青葙子味苦，性微寒，入肝经，有祛除风热、清肝凉血、退翳明目之效，可用治目赤肿痛、障翳、风瘙身痒等症。现代研究证实，它可通过促进房水回流及利尿作用而达到降眼压的效果。木贼味甘、苦，性平，入肺、肝经，有疏风散热、消退翳膜之功，可用治外障赤眼、迎风流泪等症。现代药理研究证实，其有扩张血管、镇静、抗菌、抗凝等作用。木贼性升浮，能于肝、胆经血分祛散风热，使血上通于目，故为去翳明目之要剂。木贼与青葙子相伍为用，治疗糖尿病合并眼部疾病，表现为头晕、视力减退、视物模糊或目睛、目眶疼痛，证属肝胆风热上扰者，每获良效。常用剂量为青葙子10g、木贼20g。

清热燥湿药

★ 总述 ★

本类药物性味苦寒，苦能燥湿，寒能清热，以清热燥湿为主要作用，主治湿热证。

因湿热之邪侵犯部位的不同，进而导致临床表现各异。如湿温或暑温夹湿所致的身热不扬、胸脘痞闷；湿热蕴结脾胃所致的脘腹痞满、恶心呕吐；湿热壅滞大肠所致的泄泻、痢疾、痔疮肿痛；湿热蕴结肝胆所致的胁肋胀痛、黄疸、尿赤；湿热下注所致的带下黄稠、阴肿、阴痒、热淋灼痛；湿热流注关节所致的关节红肿热痛；湿热浸淫肌肤所致的湿疹、湿疮等。此外，大部分药物同时兼有清热泻火和清热解毒的作用，又可用治脏腑实热证和热毒疮痈。

本类药物苦寒多能伐胃，性燥多能伤阴，凡脾胃虚寒或津伤阴亏者当慎用，必要时与健脾益气、养阴生津药同用。

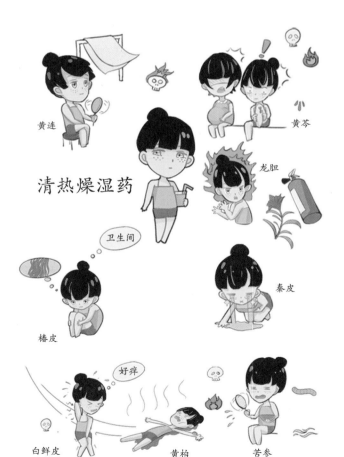

★ 用药经验 ★

许扬经验：其对清热燥湿药的抗动脉粥样硬化的潜在作用进行药理研究，归纳总结出黄连、黄柏、黄芩、苦参、白鲜皮、龙胆、秦皮、椿皮8种清热燥湿药具有抗炎、抗氧化、抑制免疫反应、降脂和直接抗动脉粥样硬化的药理作用。数据表明，清热燥湿药可针对动脉粥样硬化发病的关键环节起作用，且一半的品种具有降脂作用。其中，黄连具有直接的抑制动脉粥样硬化的作用。此研究提示清热燥湿类中药具有潜在的抗动脉粥样硬化的作用。

黄芩

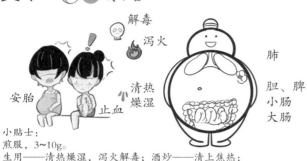

黄芩 ☯◉ 寒/苦

解毒
泻火
清热燥湿
止血
安胎

肺
胆、脾
小肠
大肠

小贴士：
煎服，3~10g。
生用——清热燥湿，泻火解毒；酒炒——清上焦热；
炒用——安胎；炒炭用——止血。
与柴胡同用，共解少阳之邪。

【名医按语】

来源：唇形科植物黄芩的干燥根。

主治：①湿温，暑湿，胸闷呕恶，湿热痞满，黄疸，泻痢。②肺热咳嗽，高热烦渴。③血热吐衄。④痈肿疮毒。⑤胎动不安。

【名医经验】

董历华经验：温病治宜以宣畅气机，祛邪外出，保存阴津为法，忌用苦寒伤阴之品。但从蒲辅周运用黄芩治疗麻疹、流行性乙型脑炎、腺病毒肺炎、风温等病的经验可以知道，黄芩虽为苦寒伤阴之品，却可被运用于治疗多种温病。所以，临床治疗温病时应辨证灵活用药，苦寒适时，不可拘泥于温病容易伤阴之说，舍苦寒不用而早投、漫投甘寒平和之品，则必致贻误病情，使病情恶化。因为邪结气分不能遽解之证，最宜苦寒通降，切忌甘寒滋腻。

黄连

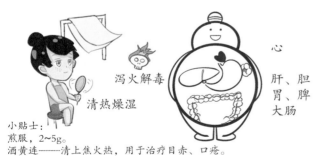

黄连 ☯◉ 寒/苦

泻火解毒
清热燥湿

心
肝、胆
胃、脾
大肠

小贴士：
煎服，2~5g。
酒黄连——清上焦火热，用于治疗目赤、口疮。
姜黄连——清肝和胃，用于治疗寒热互结，湿热中阻，痞满呕吐。
萸黄连——疏肝和胃止呕，用于治疗肝胃不和，呕吐吞酸。

【名医按语】

来源：毛茛科植物黄连、三角叶黄连或云连的干燥根茎。

主治：①湿热痞满，呕吐吞酸。②湿热泻痢。③高热神昏，心烦不寐，血热吐衄。④痈肿疔疮，目赤牙痛，口舌生疮。⑤消渴。⑥外治湿疹、湿疮、耳道流脓。

【名医经验】

蒋士生经验：其在脾胃病的治疗中擅长运用黄连。其认为黄连一药具有清热燥湿、除满消痞、厚肠止泻、泻火解毒等功效，适用于治疗中焦脾胃虚热证。其临证细查舌象、脉象，把握黄连用量，并灵活配伍，善用药对，如黄连配党参、黄连配半夏、黄连配干姜、黄连配木香等。其通过病证结合、辨证、配伍，将黄连用于多种脾胃病的治疗中，并获得了良好的临床效果。

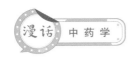

黄柏

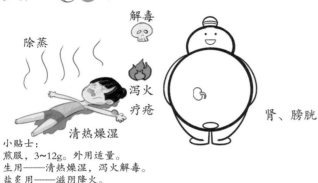

黄柏 ☯ 😊 寒/苦

除蒸　解毒　泻火疗疮　清热燥湿

肾、膀胱

小贴士：
煎服，3~12g。外用适量。
生用——清热燥湿，泻火解毒。
盐炙用——滋阴降火。
炒炭用——止血。

【名医按语】

来源：芸香科植物黄皮树或黄檗的干燥树皮。

主治：①湿热带下，热淋涩痛。②湿热泻痢，黄疸尿赤。③脚气痿躄。④骨蒸劳热，盗汗，遗精。⑤疮疡肿毒，湿疹湿疮。

【名医经验】

姜春华经验：黄柏配伍黄连或黄芩治痢疾；配伍栀子、甘草治黄疸；配伍知母用于清下焦湿热，治淋证、泄泻；配伍苍术、牛膝，用于治疗热痹；配伍仙茅、淫羊藿、当归、知母为二仙汤意，可用于治疗绝经期诸证；配伍栀子及解表祛风药可治面部丹毒；配伍黄芩、栀子等用于治疗热毒疮疡、湿疹，皆取得显著疗效。

龙胆

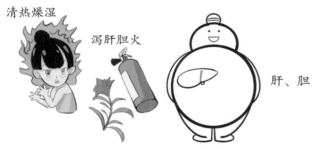

龙胆 ☯ 😊 寒/苦→胆→肝胆相表里→泻肝胆火

清热燥湿　泻肝胆火

肝、胆

小贴士：
煎服，3~6g。外用适量。

【名医按语】

来源：龙胆科植物龙胆或三花龙胆的干燥根及根茎。

主治：①湿热黄疸，阴肿阴痒，带下，湿疹瘙痒。②肝火头痛，目赤耳聋，胁痛口苦，强中。③惊风抽搐。

【名医经验】

朱丹溪经验：治疗痹证时，其在祛风除湿散寒基础上，尤善用含苦寒之黄柏、龙胆的方剂，如潜行散、上中下通用痛风丸等，验之临床，疗效颇著。对于龙胆，丹溪翁一般用量很小，多为1~3g，取其导邪于水道、排出体外之意，也有向导之意，所以量宜小不宜大。黄柏一般用至30g，取其入下焦，引邪入水道，滋阴降相火，坚阴壮腰膝之意，"治下焦如权，非重不沉"，所以用量宜重不宜轻。黄柏、龙胆多酒浸炒，或入白酒同煎。这样处理，一是降低了其苦寒之性；二是增强了药物的通达之性。

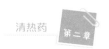

苦参

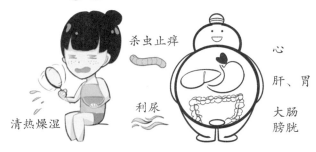

苦参 寒/苦

杀虫止痒

清热燥湿

利尿

心
肝、胃
大肠
膀胱

小贴士：
煎服，4.5~9g。外用适量，煎汤洗患处。

【名医按语】

来源：豆科植物苦参的干燥根。

主治：①湿热泻痢，便血，黄疸。②赤白带下，阴肿阴痒，湿疹湿疮，皮肤瘙痒，疥癣麻风。③湿热淋痛，小便不利。

【名医经验】

徐志瑛经验：其运用苦参之法师古而不泥古。如治肺癌，其以苦参配伍蛇六谷；治2型糖尿病，其以苦参、黄连配伍鬼箭羽；治胆囊息肉，其以苦参配伍猫人参；治心房颤动，其以苦参配伍薤白。颇多创新之处，临床疗效显著。

白鲜皮

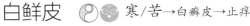

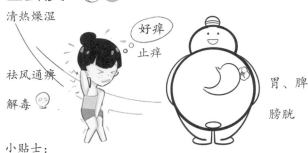

白鲜皮 寒/苦→白癣皮→止痒

清热燥湿

好痒

止痒

祛风通痹
解毒

胃、脾
膀胱

小贴士：
煎服，5~10g。
外用适量，煎汤洗或研粉敷。

【名医按语】

来源：芸香科植物白鲜的干燥根皮。

主治：①湿热疮毒，黄水淋漓，湿疹，风疹，疥癣，疮癫。②湿热黄疸，尿赤，风湿热痹。

【名医经验】

张喜奎经验：白鲜皮在主要发挥清热祛风作用的同时，亦兼有止咳、利尿、降浊、止血、通痹等功效，其治疗范围涉及内、外、妇、儿等科疾病。张喜奎的不少见解实有发前人所未发之妙，已经远远超越了白鲜皮仅能用于治疗疮疹瘙痒等旧论。此外，他认为白鲜皮不仅可用于热证，也常用于寒证，重在随证灵活配伍，遣方之时或去其性而存其用，或弃其用而扬其性。

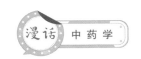

秦皮

秦皮 寒/苦涩

清热燥湿

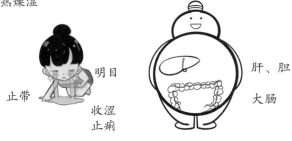

明目
止带
收涩
止痢

肝、胆
大肠

小贴士：
煎服，6~12g。外用适量，煎洗患处。

【名医按语】

来源：木犀科植物苦枥白蜡树、白蜡树、尖叶白蜡树或宿柱白蜡树的干燥枝皮或干皮。

主治：①湿热泻痢，带下阴痒。②肝热耳赤肿痛，目生翳膜。

【名医经验】

赵莹莹经验：秦皮性寒，味苦、涩，归肝、胆、大肠经，具有清热、止泻、明目等作用。近年来，国内外学者对于秦皮的药理作用研究日益深入。该品主要含有香豆素、木质素和酚类等成分，具有抗炎、抗肿瘤、抗氧化和抗抑郁等作用，临床上主要用于溃疡性结肠炎、急性肾损伤、腹泻、细菌性痢疾、关节炎、高尿酸血症和癌症等疾病的治疗。

椿皮

椿皮 寒/苦涩

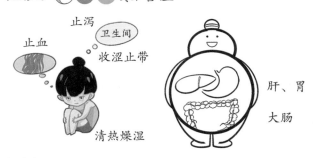

止泻
止血
卫生间
收涩止带

肝、胃
大肠

清热燥湿

小贴士：
煎服，6~9g。

【名医按语】

来源：苦木科植物臭椿的干燥根皮或干皮。

主治：①赤白带下。②久泻久痢，湿热泻痢。③崩漏经多，便血痔血。

【名医经验】

傅萍经验：椿皮寿胎汤乃傅萍在继承"何氏女科"独特经验的基础上结合个人数十年临床体会而拟定的方剂。该方取寿胎丸之义加减，以椿皮为君，配伍白头翁、忍冬藤等药组成。组方如下：椿皮12g，白头翁15g，忍冬藤15g，桑寄生15g，苎麻根20g，阿胶10g，太子参12g，黄芪12g，炒白术9g，炒白芍12g，桑叶15g，黄芩10g，龙骨15g。诸药共奏益气摄血、清热燥湿、安胎之功，治病与安胎并举，滋肾固冲与清肝燥湿并重。滋肾以安胎元，清肝以治郁热，燥湿以止带下。全方补泻并用，温凉相制，湿热既清，胞宫得宁，胎元自固。

清热解毒药

★ 总述 ★

本类药物性质寒凉，清热之中更长于解毒，具有清解火热毒邪的作用。本类药物主治热毒所致的温热病、痈肿疔疮、斑疹丹毒、痄腮、咽喉肿痛、痢疾等，有的药物还可用治水火烫伤、虫蛇咬伤及癌肿等。部分药物兼有清热泻火、凉血等功效，亦可用于治疗其他相应的热证。本类药物性质寒凉，对于疮疡、咽痛、痢疾等属于阴证、寒证者，则不宜使用。

★ 用药经验 ★

林洪生经验：在运用清热解毒类药物治疗肿瘤的临床应用中，其以"五治"为纲。放疗阶段的中医防护治疗需重清热减毒，兼以养阴护胃；化疗期间的中医加载治疗需重扶正，减清热，以防寒凉伤正；术后无瘤患者的中医巩固治疗需以扶正为要，兼以解毒、抗癌、防复发；晚期带瘤患者的中医维持治疗需扶正固本与解毒散结祛邪并重；贯穿治疗始终的中医辨证治疗需活用药物、重兼证。精准把握临床介入时机和用法用量，以患者所处不同治疗阶段为主要依据，综合考虑患者不同的体质状况、不同的病种和症状，灵活加减用药，控制疾病进展。在不同情况下，清热解毒类药物的使用情况亦有不同，这体现了清热解毒类中药防治肿瘤临床应用的重要性。

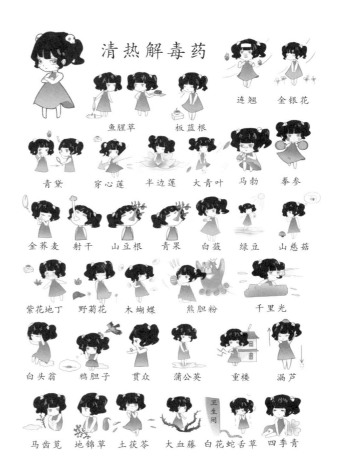

清热解毒药

连翘　金银花
鱼腥草　板蓝根
青黛　穿心莲　半边莲　大青叶　马勃　拳参
金荞麦　射干　山豆根　青果　白蔹　绿豆　山慈菇
紫花地丁　野菊花　木蝴蝶　熊胆粉　千里光
白头翁　鸦胆子　贯众　蒲公英　重楼　漏芦
马齿苋　地锦草　土茯苓　大血藤　白花蛇舌草　四季青

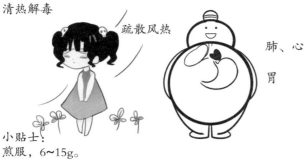

金银花 ☯ 🐛 寒/甘→常与连翘相须为用→银翘散

清热解毒

疏散风热

肺、心、胃

小贴士：
煎服，6~15g。
生品——疏散风热；露剂——解暑热烦渴。

【名医按语】
来源：忍冬科植物忍冬的干燥花蕾或带初开的花。

主治：①痈肿疔疮，喉痹，丹毒。②外感风热，温病初起。③热毒血痢。

【名医经验】
吴鞠通经验：金银花、连翘为吴鞠通临床常用药对，两药在《温病条辨》中之所以有如此广泛的应用，与其性味、功效密切相关。首先，金银花"辛凉"，连翘"性凉而升浮""味兼苦辛"，两药均性味辛凉、质轻清，具升浮宣散之性。宗"治上焦如羽，非轻不举"，两药均属上焦要药，可并用疏解上焦之邪，凡有邪热在上焦，有疏透外解之机者，皆可用之就近以引导，以期病邪趁势外解。其次，金银花"味苦性寒"，有清热之力，连翘"性清凉""凡在气分之郁热皆能已之"，两药均有清解邪热之功，因此对于上焦有热者可根据病情需要而选用。再次，金银花"泄热解毒"，连翘"性能托毒外出"，两药均有清热解毒之功。温邪有蕴结成毒之势，温病中热毒壅盛之证亦属常见，因此凡见有热毒之证，均可配伍使用。最后，金银花"花香尤佳""芳香而甘"，连翘"气芳烈"，两药均有芳香逐秽之功，对于温病兼有秽浊之证亦可配合使用。

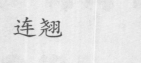

连翘 ☯ 🐛 微寒/苦

清热解毒

消肿散结

疏散风热

肺、心、小肠

小贴士：
煎服，6~15g。
疮家圣药。

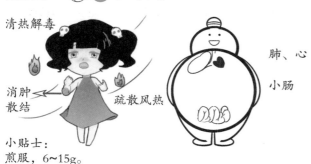

【名医按语】
来源：木犀科植物连翘的干燥果实。

主治：①痈疽，乳痈，丹毒，瘰疬。②风热外感，温病初起。③热淋涩痛。

【名医经验】
张锡纯经验：其应用连翘治疗多种疾病，主要用药特点有表里同热，发汗透表；热毒内留，清散托毒；热结肿胀，消肿散结。

大青叶

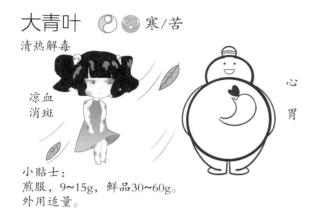

大青叶 ☯ ◎ 寒/苦

清热解毒
凉血消斑

小贴士：
煎服，9~15g，鲜品30~60g。
外用适量。

心
胃

【名医按语】

来源：十字花科植物菘蓝的干燥叶。

主治：①温病高热，神昏，温毒发斑，风热感冒或温病初起。②喉痹，口疮，痄腮，丹毒，痈肿。

【名医经验】

张志远经验：张老将由大青叶、板蓝根、贯众、紫草组成的方剂命名为四味抗毒汤。其中，大青叶、板蓝根15～40g，贯众15～30g，紫草10～20g。另外，该方同金银花、连翘、黄芩、柴胡等灵活配伍，可广泛用于治疗上呼吸道感染，收效理想。

青黛

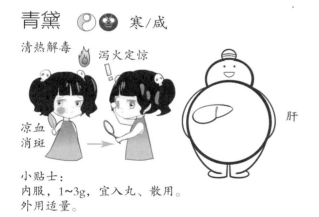

青黛 ☯ ◎ 寒/咸

清热解毒 泻火定惊
凉血消斑

小贴士：
内服，1~3g，宜入丸、散用。
外用适量。

肝

【名医按语】

来源：爵床科植物马蓝、蓼科植物蓼蓝或十字花科植物菘蓝的叶或茎叶经加工制得的干燥粉末或团块。

主治：①温毒发斑，血热吐衄。②喉痹口疮，痄腮，火毒疮疡。③肝火犯肺，胸痛咯血。④小儿惊痫。

【名医经验】

孙希良经验：青黛作为传统中药，由于其不溶于水的特质，以前多作为外用药，或以丸、散剂形式出现，如青黛散、当归龙荟丸等。文献记载其功能主要有清热解毒，疗疮生肌，凉血止血，清肺止咳，平肝定惊。随着现代工艺的发展，青黛既可单独使用，也可作为复方制剂应用；既可外用，也可入汤剂、丸散。如今，青黛主要应用于皮肤黏膜类疾病、溃疡性结肠炎、血液系统疾病、甲状腺疾病等。

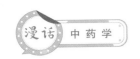

紫花地丁

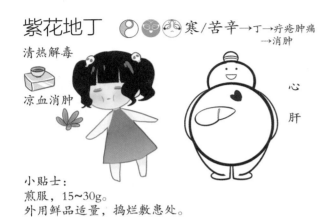

紫花地丁 寒/苦辛→丁→疔疮肿痛 →消肿

清热解毒

凉血消肿

心 肝

小贴士：
煎服，15~30g。
外用鲜品适量，捣烂敷患处。

【名医按语】

来源：堇菜科植物紫花地丁的干燥全草。

主治：①疔疮肿毒，痈疽发背，丹毒，乳痈，肠痈。②毒蛇咬伤。③肝热目赤肿痛及外感热病。

【名医经验】

张志远经验：治疗热毒蕴结之温病发斑，投用大量蒲公英、紫花地丁，恃其清热解毒力强并散阳明之火，以助泻各经之火；幽门螺杆菌感染所致胃肠道疾病，以脾胃湿热为主要病机，故用大剂量蒲公英、紫花地丁清热解毒，泻火除湿，而护胃活血；气滞虚热之肠系膜淋巴结炎，用蒲公英、紫花地丁清热解毒，而散滞凉血；下焦湿热之尿路感染，用蒲公英、紫花地丁清热解毒，并利尿通淋。

穿心莲

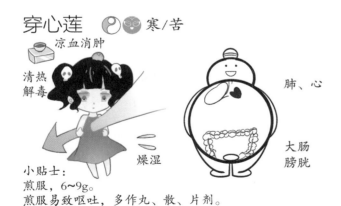

穿心莲 寒/苦

凉血消肿

清热
解毒

肺、心

燥湿

大肠
膀胱

小贴士：
煎服，6~9g。
煎服易致呕吐，多作丸、散、片剂。
外用适量。

【名医按语】

来源：爵床科植物穿心莲的干燥地上部分。

主治：①外感风热，温病初起。②顿咳劳嗽，肺痈吐脓，咽喉肿痛。③湿热泻痢，热淋涩痛，湿疹瘙痒。④痈肿疮毒，蛇虫咬伤。

【名医经验】

吴海涛经验：穿心莲内酯可以缓解盲肠结扎穿孔诱导的脓毒症大鼠体内炎症反应并改善大鼠心肺功能，同时可抑制凋亡蛋白的表达，保护大鼠心肺组织。

板蓝根

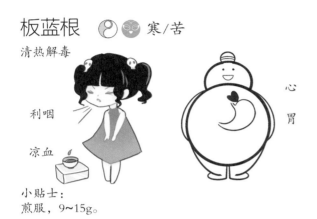

板蓝根 ☯ 🐱 寒/苦

清热解毒

利咽

凉血

心
胃

小贴士：
煎服，9~15g。

【名医按语】

来源：十字花科植物菘蓝的干燥根。

主治：①温疫时毒，咽喉肿痛。②温毒发斑，痄腮，丹毒，痈肿，大头瘟疫，烂喉丹痧。

【名医经验】

贾斌经验：风寒型外感热病的主要病机为寒邪客犯太阳，太阳开机不利。辛能散行，温可祛寒，故首选具有辛温散寒止痛作用的白芷及具有散寒祛风、宣通鼻窍作用的辛夷与苍耳子；又因太阳不开，使少阳枢机不利，相火不降，邪犯阳明，阳明不阖，表现出热象，故需寒温并用，选用寒凉药物桑叶、菊花、薄荷、牛蒡子、板蓝根、连翘、金银花、芦根、知母等助阳明阖机，达到辛凉解表、清热解毒泻火的目的。辛温、辛凉并用，开阖枢机有序稳定，人体阴阳归于平衡。

射干

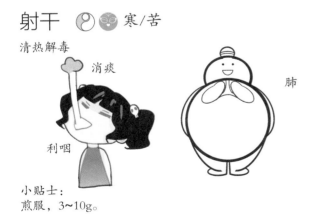

射干 ☯ 🐱 寒/苦

清热解毒

消痰

利咽

肺

小贴士：
煎服，3~10g。

【名医按语】

来源：鸢尾科植物射干的干燥根茎。

主治：①热毒痰火郁结，咽喉肿痛。②痰盛咳喘。

【名医经验】

胡希恕经验：其把哮喘依证分为以痰饮为主因、以瘀血为主因及痰饮瘀血二因俱备的3类，使临床易于掌握病因，参伍病机，更利于方证对应，从而提高疗效。同时，其提出以痰饮、瘀血或痰饮瘀血二因俱备为主因的不同证型，分别列出相应方证，提纲挈领，便于临床运用。其中，在以痰饮为主因及痰饮瘀血二因俱备两个证型中，若见恶寒，身痛，痰多，喉中痰鸣等症者，则用射干麻黄汤。

鱼腥草

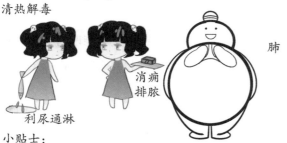

鱼腥草　⚫⚫⚫ 微寒/辛

清热解毒

消痈排脓

利尿通淋

肺

小贴士：
煎服，15~25g。鲜品用量加倍，水煎或捣汁服。
外用适量，捣敷或煎汤熏洗患处。

【名医按语】

来源：三白草科植物蕺菜的新鲜全草或干燥地上部分。

主治：①肺痈吐脓，痰热咳喘。②热毒疮痈。③湿热淋证。④湿热泻痢。

【名医经验】

徐如意经验：其通过对照法，将81例宫颈上皮内瘤变Ⅰ级并人乳头瘤病毒阳性伴宫颈炎的患者，随机分为3组，得出鱼腥草能提高宫颈人乳头瘤病毒的转阴率，并能有效治疗宫颈炎的结论。

蒲公英

蒲公英　⚫⚫⚫ 寒/苦甘

清热解毒

消肿散结

利尿通淋

肝、胃

小贴士：
煎服，10~15g。
外用鲜品适量，捣敷或煎汤熏洗患处。
用量过大可致缓泻。

【名医按语】

来源：菊科植物蒲公英、碱地蒲公英或同属数种植物的干燥全草。

主治：①疔疮肿毒，乳痈，肺痈，肠痈，瘰疬。②热淋涩痛，湿热黄疸。③目赤肿痛。

【名医经验】

周正华经验：其在临床中根据病情运用蒲公英治疗消化系统疾病，如慢性胃炎、十二指肠炎、消化性溃疡、急慢性肝炎、胆囊炎、痢疾等。其发现在辨证施治的基础上，每每加用蒲公英，常能收到事半功倍的效果。蒲公英中溶解于乙酸乙酯和正丁醇的部分具有显著的促胃肠动力药理活性，具有广谱抗菌作用。

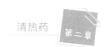

拳参

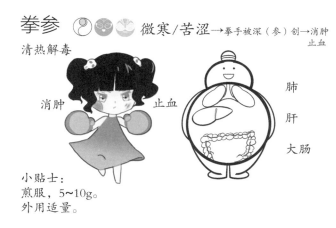

拳参 微寒/苦涩 →拳手被深（参）创→消肿止血

清热解毒

消肿　　止血

肺
肝
大肠

小贴士：
煎服，5~10g。
外用适量。

【名医按语】

来源：蓼科植物拳参的干燥根茎。

主治：①痈肿瘰疬，蛇虫咬伤，口舌生疮。②热病神昏，惊痫抽搐。③赤痢热泻。④血热出血，痔疮出血。⑤肺热咳嗽。

【名医经验】

李照福经验：拳参与重楼作为两类不同的药物，功效、主治不同，但是在实际临床应用上时常混淆，出现张冠李戴的现象，主要原因大多由"草河车"这一名称引起。通过考证本草专著，其认为"草河车"之名称，只能应用于重楼，而不能应用于拳参。

重楼

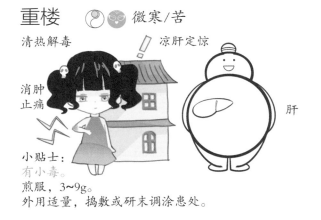

重楼 微寒/苦

清热解毒　　凉肝定惊

消肿
止痛

肝

小贴士：
有小毒。
煎服，3~9g。
外用适量，捣敷或研末调涂患处。

【名医按语】

来源：百合科植物云南重楼或七叶一枝花的干燥根茎。

主治：①痈肿疔疮，咽喉肿痛，毒蛇咬伤。②惊风抽搐。③跌打损伤。

【名医经验】

赵保胜经验：甾体皂苷是重楼的主要活性物质，具有抗肿瘤、抗炎、止血、抗氧化、促进子宫收缩和保护血管内皮细胞等药理作用。该药内服可止血、止痛、抗癌、抗肿瘤；外用可抗感染、镇痛。

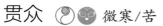

贯众 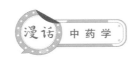 微寒/苦

清热解毒

止血
杀虫

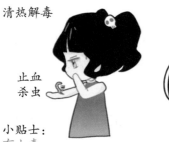

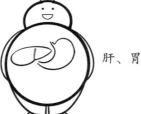

肝、胃

小贴士：
有小毒。
煎服，5~9g。外用适量。
生用——杀虫，清热解毒；炒炭——止血。

【名医按语】

来源：鳞毛蕨科植物粗茎鳞毛蕨，蹄盖蕨科植物蛾眉蕨，球子蕨科植物荚果蕨，紫萁科植物紫萁，乌毛蕨科植物乌毛蕨、苏铁蕨、狗脊蕨等的根茎。

主治：①时疫感冒，风热头痛，温毒发斑。②衄血，吐血，便血，崩漏。③虫积腹痛。④痄腮，疮疡肿毒。⑤烧烫伤，妇人带下。

【名医经验】

孟庆华经验：临证重用贯众配伍清热化湿、凉血解毒、利水消肿、滋补脾肾等类药物治疗肾炎血尿，收效颇佳。热毒贯穿血尿病程的始终，在治疗过程中应当重视清热解毒止血药物贯众的应用。

漏芦

漏芦 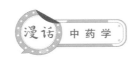 寒/苦→漏乳→下乳

清热解毒   消痈

↑

下乳

舒筋通脉

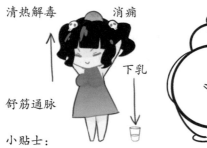

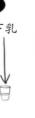

胃

小贴士：
煎服，5~9g。
外用，研末调敷或煎水洗。

【名医按语】

来源：菊科植物祁州漏芦的干燥根。

主治：①乳痈肿痛，痈疽发背，瘰疬疮毒。②乳汁不下。③湿痹拘挛。

【名医经验】

艾儒棣经验：漏芦猪蹄汤系艾儒棣用于治疗阴证溃疡的经验方，组成：猪蹄1只（含蹄甲者，约300g），漏芦50g。以4000mL水炖至猪蹄熟烂，汤汁淋洗溃疡面，淋洗时以消毒棉签搓擦溃疡面，以达到祛腐生新的作用，洗毕后以油纱包扎伤口即可。

野菊花

野菊花 微寒/苦辛

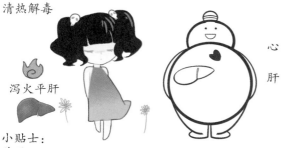

清热解毒

泻火平肝

心
肝

小贴士：
煎服，9~15g。
外用适量，煎汤外洗或制膏外涂。

【名医按语】

来源：菊科植物野菊的干燥头状花序。

主治：①痈肿疔疮，咽喉肿痛。②目赤肿痛，头痛眩晕。

【名医经验】

杨栩经验：野菊花外用可治疗湿疹。由于湿疹的易慢性化和涉及的皮肤损害长期反复出现的特点，患者在临床治疗上越来越追求自然、不良反应小、可长期使用的方法。中医药在不良反应小且可长期应用方面的优势及在临床中较强的治疗作用在湿疹的治疗和后期管理方面是非常有前景的。

熊胆粉

熊胆粉 寒/苦

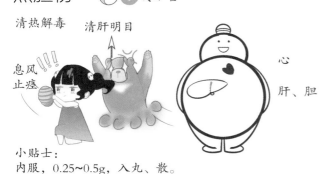

清热解毒　清肝明目

息风
止痉

心
肝、胆

小贴士：
内服，0.25~0.5g，入丸、散。
外用适量。

【名医按语】

来源：熊科动物黑熊及棕熊的干燥胆汁。

主治：①热极生风，惊痫抽搐。②热毒疮痈，痔疮，咽喉肿痛。③目赤翳障。

【名医经验】

康国治经验：熊胆消石胶囊组方遵循整体观与治病求本原则。其确立了胆石症"肝胆同治""胆病治肝"的治法。数据分析显示，熊胆消石胶囊治疗胆石症具有消胆石与抗炎作用，疗效显著，无明显不良反应，且复发率低，值得进一步深入研究和推广。

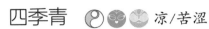

四季青 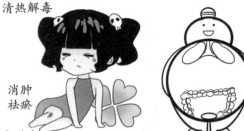 凉/苦涩

清热解毒

消肿祛瘀

小贴士：
煎服，15～60g。
外用适量，水煎外涂。

肺

大肠
膀胱

【名医按语】

来源：冬青科植物冬青的干燥叶。

主治：①烧烫伤，皮肤溃疡。②肺热咳嗽，咽喉肿痛，痢疾，热淋，胁痛。③外伤出血。

【名医经验】

杜伟经验：四季青水提液对慢性变应性接触性皮炎大鼠有治疗作用，作用机制可能与调节AIM2/Caspase-1炎症小体信号通路有关。

金荞麦

金荞麦 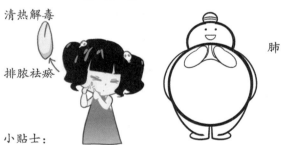 凉/微辛涩

清热解毒

排脓祛瘀

小贴士：
煎服，15～45g。
可用水或黄酒隔水密闭炖服。

肺

【名医按语】

来源：蓼科植物金荞麦的干燥根茎。

主治：①肺痈吐脓，肺热喘咳。②瘰疬疮疖，乳蛾肿痛。

【名医经验】

王玉林经验：运用药对刘寄奴及金荞麦，以达疏肝理气，活血通络，和胃止痛之功。

山豆根

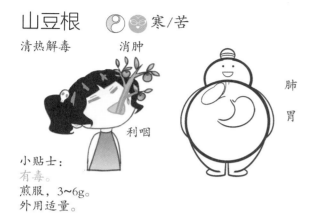

山豆根 ☯ 😊 寒/苦

清热解毒　　消肿

利咽

肺
胃

小贴士：
有毒。
煎服，3~6g。
外用适量。

【名医按语】

来源：豆科植物越南槐的干燥根及根茎。

主治：①火毒蕴结，乳蛾喉痹，咽喉肿痛。②牙龈肿痛，口舌生疮。③湿热黄疸。④肺热咳嗽。⑤痈肿疮毒。

【名医经验】

邹俐经验：从植物形态描述、生境、地理分布及相关图片记载对中药山豆根进行基源考证，并探索其毒性缘由；以历代主流本草及其同时期本草方剂丛书为基础，同时比对《中国植物志》和现代毒理研究，将相关信息进行梳理和考证。研究结果表明，在植物形态描述、生境等方面，部分古籍所记载的山豆根与《中国药典》所规定的山豆根（基源越南槐）有些许差别，且古籍皆言山豆根无毒，与现代研究结果相悖。山豆根是极易被混淆的中药，古籍所记载的山豆根可能为山豆根、千斤拔、红毛走马胎、紫金牛的统称。对于山豆根的毒性，邹俐认为与使用方法、剂量及配伍有一定关系。

青果

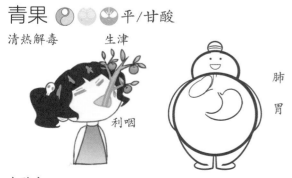

青果 ☯ 😊 平/甘酸

清热解毒　　生津

利咽

肺
胃

小贴士：
煎服，5~10g。

【名医按语】

来源：橄榄科植物橄榄的干燥成熟果实。

主治：①咽喉肿痛，咳嗽痰稠，烦热口渴。②鱼蟹中毒。

【名医经验】

王琛经验：青果提取物对3种牙周主要致病菌的生长有抑制作用。其应用网络药理学方法初步揭示了青果治疗慢性牙周炎的主要成分、作用靶点和作用途径，为将来从青果中开发出高活性、低毒性的治疗慢性牙周炎的药物成分提供了理论依据。

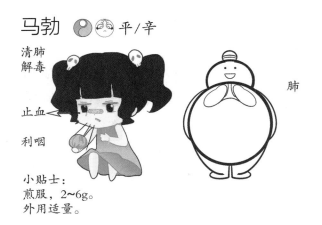

马勃 平/辛

清肺
解毒

止血

利咽

小贴士：
煎服，2~6g。
外用适量。

【名医按语】

来源：灰包科真菌脱皮马勃、大马勃或紫色马勃的干燥子实体。

主治：①风热郁肺，咽喉肿痛，咳嗽失音。②吐血衄血，外伤出血。

【名医经验】

杨爱龙经验：观察马勃膏剂治疗混合痔的临床疗效并探讨其作用机制，通过比照法得出马勃膏剂可明显缓解混合痔患者临床症状的结论。

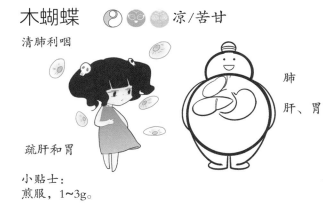

木蝴蝶 凉/苦甘

清肺利咽

疏肝和胃

小贴士：
煎服，1~3g。

肺
肝、胃

【名医按语】

来源：紫葳科植物木蝴蝶的干燥成熟种子。

主治：①肺热咳嗽，喉痹音哑。②肝胃气痛。

【名医经验】

单兆伟经验：木蝴蝶具有清肺利咽、疏肝和胃、护膜敛疮、防癌治癌等功效，常随证配伍清热、健脾、化湿、补气、理气、抗癌等类药物，广泛运用于喉痹、反流性食管炎、消化性溃疡、肿瘤等多系统疾病的辨证施治中。单兆伟遣方用药，体现了其秉承孟河医派的理论特色：药用轻灵；健护脾胃，百病可调；调脾运胃，重视升降。

山慈菇

山慈菇　☯ ⊙ 😖 凉/甘微辛

化痰散结

清热解毒

肝、脾

小贴士：
煎服，3~9g。
外用适量。

来源：兰科植物杜鹃兰、独蒜兰或云南独蒜兰的干燥假鳞茎。

主治：①痈疽疔毒，瘰疬痰核。②癥瘕痞块，蛇虫咬伤。③风痰所致的癫痫。

【名医经验】

周岱翰经验：鼻咽癌的发病与肺、肝、肾三脏功能失调密切相关，其病因病机可归结为肺热、肝火、肾虚致痰凝、血瘀、毒蓄，治以清肺平肝，滋阴补肾，化瘀散结解毒为法。鼻咽癌放疗后可见放射性口腔炎、放射性皮炎、放射性脑脊髓病等并发症，由于放射线属火毒热邪，放疗后多易耗伤气阴，故治疗以滋阴生津为要。其临证常用守宫、地龙、石上柏、山慈菇、三七、六神丸等药物辨病治疗。

大血藤

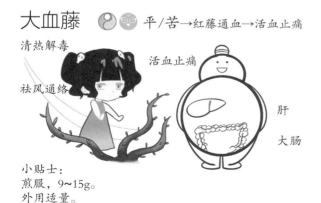

大血藤　☯ 😠 平/苦→红藤通血→活血止痛

清热解毒

活血止痛

祛风通络

肝
大肠

小贴士：
煎服，9~15g。
外用适量。

【名医按语】

来源：木通科植物大血藤的干燥藤茎。

主治：①肠痈腹痛。②跌打损伤，经闭痛经。③风湿痹痛。

【名医经验】

何成瑶经验：治疗排卵障碍性不孕含蛇床子处方中的常用药物有蛇床子、熟地黄、当归、五味子、大血藤、茯苓、川芎、菟丝子等。

半边莲

半边莲 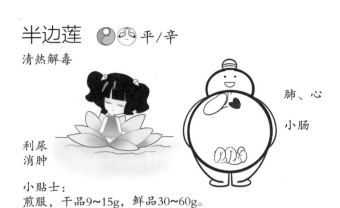 平/辛

清热解毒

利尿
消肿

肺、心

小肠

小贴士：
煎服，干品9~15g，鲜品30~60g。
外用适量。

【名医按语】

来源：桔梗科植物半边莲的干燥全草。

主治：①疮痈肿毒，蛇虫咬伤。②鼓胀水肿，湿热黄疸。③湿疮，湿疹。

【名医经验】

吕文良经验：肝癌之病机为本虚标实，其中正气亏虚为肝癌的病理基础，毒瘀互结则为其促发因素，且两者并行不悖，贯穿病程始终。因此，在诊疗时要始终以扶正祛邪为纲，并依病情差异而斟酌损益。临证时用生黄芪、炒白术、防风以增其实卫固表、扶正益气之功；山楂、麦芽、六神曲化中焦食积、瘀血之实，并助脾胃健运以补气血之虚；炒杏仁、姜厚朴、茯苓、法半夏、藿香、佩兰醒脾开胃，宣通气机，利湿祛痰；黄芩、黄连、白花蛇舌草、半枝莲、半边莲、熊胆粉清热解毒，消瘀散结；乳香、没药、芒硝活血散瘀，利气通络；白芍、甘草养血柔肝，补益肝体。

千里光

千里光 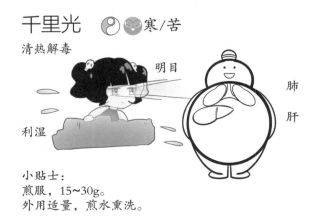 寒/苦

清热解毒

明目

利湿

肺

肝

小贴士：
煎服，15~30g。
外用适量，煎水熏洗。

【名医按语】

来源：菊科植物千里光的干燥地上部分。

主治：①痈肿疮毒。②感冒发热。③目赤肿痛。④湿热泻痢。⑤皮肤湿疹。

【名医经验】

何翠雯经验：使用千里光治疗新生儿脓疱疮具有疗效好、病程短、无不良反应等特点。并且该法还能用于预防脓疱疮，使用后患者状态要明显好于使用前。

土茯苓

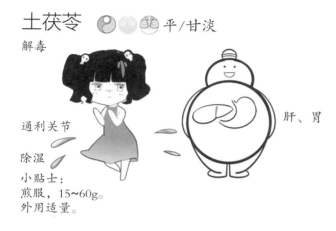

土茯苓 ☯ ◖◗◕ 平/甘淡

解毒

通利关节

除湿

小贴士：
煎服，15~60g。
外用适量。

肝、胃

【名医按语】

　　来源：百合科植物光叶菝葜的干燥根茎。

　　主治：①杨梅毒疮，汞中毒所致的肢体拘挛、筋骨疼痛。②淋浊带下，湿疹瘙痒，疥癣。③痈肿，瘰疬。

【名医经验】

　　禤国维经验：岭南地区多以风湿热邪气为患。皮肤属表，易受外邪侵袭，湿热邪气侵袭体表，蕴结为毒，阻碍气血运行，日久则气虚生瘀。禤老对于许多迁延不愈的难治性皮肤病，不管是内因引起还是外因引起，一般都从毒论治。土茯苓清利湿热、利尿解毒，正是治疗这类疾病的良药。禤老在临床上将一味土茯苓加以配伍，极大地拓展了土茯苓的临床应用范围。

白花蛇舌草

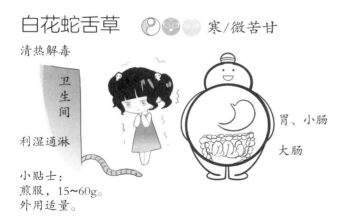

白花蛇舌草 ☯ ◖◗◕ 寒/微苦甘

清热解毒

卫生间

利湿通淋

小贴士：
煎服，15~60g。
外用适量。

胃、小肠
大肠

【名医按语】

　　来源：茜草科植物白花蛇舌草的干燥全草。

　　主治：①痈肿疮毒，咽喉肿痛，毒蛇咬伤。②热淋涩痛。③湿热黄疸。

【名医经验】

　　吴铁经验：近年来，白花蛇舌草在国内的应用范围越来越大，其广泛用于治疗各种感染性疾病，且疗效好，无不良反应，但用量一定要超过30g。在临床应用中，白花蛇舌草配伍半枝莲、白英治疗肺癌；配伍芡实、金樱子治疗糖尿病肾病；配伍土茯苓、土牛膝治疗慢性肾衰；配伍夏枯草、浙贝母治疗甲状腺疾病，都取得了良好的效果。该品配伍其他中药，在治疗尿路感染、急性胆囊炎、前列腺炎等疾病方面亦取得了良好的效果，扩大了白花蛇舌草的应用范围。

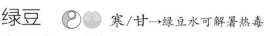

绿豆

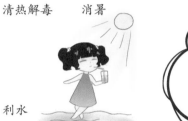

绿豆 寒/甘 →绿豆水可解暑热毒

清热解毒　消暑

利水

小贴士：
煎服，15～30g。
外用适量。

心胃

【名医按语】

来源：豆科植物绿豆的干燥种子。

主治：①痈肿疮毒。②药食中毒。③暑热烦渴。④水肿，小便不利。

【名医经验】

吴光烈经验：脾胃之虚愈甚，则口疮愈易发作，病程愈长，消烁阴津则愈厉害。故口疮患者体内必蕴积热毒之邪，这是本病的关键所在。但其本在于虚，其标在于热毒之邪，故脏腑病变为本，局部病变是标。根据治病必求于本的原则，在治疗上以甘温调补脾胃为主，辅以甘寒清泄热毒之邪，方用自拟大枣绿豆羊肉汤治之。

白蔹

白蔹 微寒/苦

清热解毒

敛疮生肌
消痈散结

小贴士：
煎服，5～10g。
外用适量，煎汤外洗或研成极细粉敷患处。

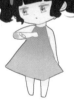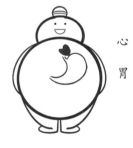

心胃

【名医按语】

来源：葡萄科植物白蔹的干燥块根。

主治：①痈疽发背，疔疮，瘰疬。②烧烫伤，手足皲裂。

【名医经验】

徐志瑛经验：徐氏三白汤系徐志瑛的经验方，由白及、白蔹、白芷3味药组成。全方苦中有辛，温中有寒，具有清伏热、散郁结、祛风凉血、消肿止痛、生肌敛疮的功效，临床用于治疗一些疑难的皮肤疾病、血管疾病、神经性疾病，效果较好。

白头翁

白头翁 ☯ 😷 寒/苦

清热解毒

凉血止痢

小贴士：
煎服，9~15g。
外用适量。

【名医经验】

王嘉麟经验：王嘉麟教授自拟加减白头翁方，方法如下。气滞者，见腹痛、腹胀、下坠等，加木香、香附、乌药、枳壳等；兼肝火郁滞、胁痛或少腹胀痛者，加延胡索、川楝子，即金铃子散，以疏肝泄热、活血止痛。脾虚湿盛者，见倦怠、舌苔白腻等，加苍术、白术、山药、茯苓健脾祛湿。若肠中湿浊壅滞，大便黏腻不爽，加冬瓜皮、冬瓜子，可导大肠积垢。溃疡便血者，加地榆炭、侧柏炭、藕节炭，以收敛止血。血瘀者，见大便脓血时隐时现、赤白相兼，经久不愈，伴见面色晦暗、肌肤失荣者，加三七粉、乳香、没药等，以活血化瘀、消肿生肌。久泻不止，大肠滑脱，无脓血者，加诃子肉、五倍子、石榴皮等，以酸敛涩肠止泻。久泻气虚，见乏力气短、动辄汗出者，加党参或太子参，以补益中气。久泻伤阴，津液不足，唇干口燥，两目干涩者，加北沙参、枸杞子等，以滋补津液。久泻伤阳，兼中寒者，见胃脘怕凉、喜热饮等，加炮姜，以温中散寒；兼肾阳不足者，见腰膝足冷等，加肉桂、补骨脂等，以温补肾阳。若中气下陷，见少腹胀满重坠、便意频频、脱肛等，加升麻、黄芪、柴胡、葛根等，以升举阳气。

鸦胆子

鸦胆子 ☯ 😷 寒/苦

清热解毒

外用
腐蚀赘疣

止痢
截疟

小贴士：
有小毒
内服，0.5~2g，以龙眼肉包裹或装入胶囊吞服。
外用适量。

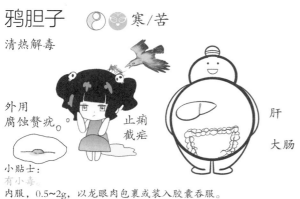

【名医经验】

刘梦琰经验：鸦胆子油乳注射液能通过增强大肠癌患者免疫系统功能来改善大肠癌患者病情并减轻化疗药物的不良反应，改善患者的生活质量。

马齿苋

【名医按语】

来源：马齿苋科植物马齿苋的干燥地上部分。

主治：①热毒血痢。②痈肿疔疮，丹毒，蛇虫咬伤，湿疹。③崩漏，便血，痔血。④湿热淋证、带下。

【名医经验】

艾儒棣经验：对于玫瑰痤疮，其主张患者内服马齿苋汤，外用紫雪散、橄榄油，并施以情志疗法，注重面部护理、健康教育，坚持长期规范治疗。艾儒棣在临床上谨用此法，收获奇效。

地锦草

【名医按语】

来源：大戟科植物地锦或斑地锦的干燥全草。

主治：①热泻热痢。②血热出血。③湿热黄疸。④疮疖痈肿，蛇虫咬伤。

【名医经验】

刘启泉经验：其运用僵蚕与乌梅、冬凌草与威灵仙、紫苏叶与香附、蒲公英与佛手、积雪草与香茶菜、仙鹤草与地锦草、荷梗与紫苏梗、罗勒与连翘、黄芪与郁金、墨旱莲与白梅花等对药，针对胃食管反流病的临床特点进行治疗。刘启泉教授通过中医辨证论治并运用对药进行特色配伍，病证结合，宏微相参，独具匠心，每获佳效，为胃食管反流病的中医临床治疗提供了新的思路与参考。

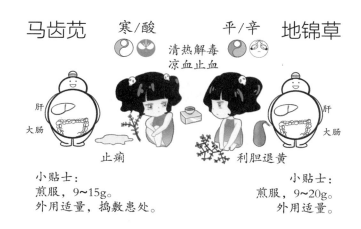

马齿苋　寒/酸　　　　平/辛　地锦草

清热解毒
凉血止血

肝
大肠

止痢

利胆退黄

肝
大肠

小贴士：
煎服，9~15g。
外用适量，捣敷患处。

小贴士：
煎服，9~20g。
外用适量。

清热凉血药

★ 总述 ★

本类药物多味甘苦咸，性寒，多归心、肝经。心主血，肝藏血，故本类药物具有清解营分、血分热邪的作用，主要用于治疗营分、血分实热证。如温热病热入营分，热灼营阴，心神受扰，证候表现为身热夜甚，心烦不寐，舌红绛，脉细数，甚则神昏谵语，斑疹隐隐等；热入血分，热盛迫血，心神扰乱，证候表现为舌色深绛，吐血衄血，尿血便血，斑疹紫暗，躁扰不安，甚或昏狂等。同时，本类药物亦可用于治疗内科杂病中的血热出血证。部分药物兼有养阴、止血、解毒、活血等功效，还可用于治疗阴虚证、热毒证及瘀血证。

★ 用药经验 ★

奚延宁经验：清热凉血药多为甘苦咸寒之品，咸能入血，寒以清热，具有清解营分、血分热邪的作用，主要用于治疗营分、血分实热证。近年来，奚延宁以此类药物为主，辅以其他药物，在辨证的基础上，对皮肤病，如丹毒、过敏性紫癜、带状疱疹、银屑病等疾病中的某个阶段进行治疗，取得了较好的临床效果。

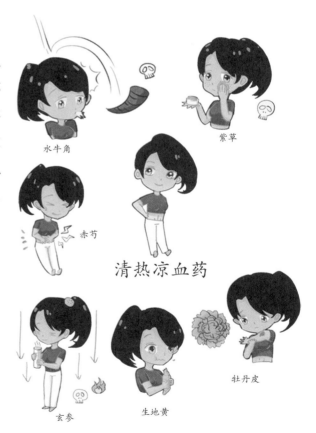

水牛角　紫草　赤芍　清热凉血药　玄参　生地黄　牡丹皮

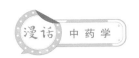

生地黄

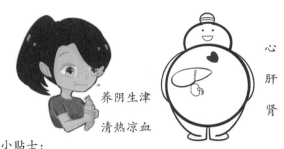

生地黄 寒/甘

养阴生津

清热凉血

心 肝 肾

小贴士：
煎服，10~15g。
鲜品用量加倍，水煎或捣汁入药。

【名医按语】

来源：玄参科植物地黄的干燥块根。

主治：①热入营血，舌绛烦渴，斑疹吐衄。②阴虚内热，骨蒸劳热。③津伤口渴，内热消渴，肠燥便秘。④血热出血。

【名医经验】

仝小林经验：中满内热是脾瘅病的核心病机。由于体质、生活环境的差异，中满内热的主要表现形式也不相同，但追究其根源大多是过食肥甘厚味。肥者令人内热，甘者令人中满，在中满的基础上化生内热，表现为火热之象，如湿热、肝热等。肝脉挟胃，波及肝木，形成肝热，连及血分，以致血热，火伏气分，从而形成肝热、血热、湿热相互搏结。或者土壅则木郁，影响肝之疏泄，木不疏土，加剧中满，致积久化火，形成内热，波及脏腑，形成肝热，日久肝热、血热、湿热相互搏结。临床多用由赤芍、生地黄、黄连3味药组成的具有清肝热、血热、湿热互结功能的小方，同时结合不同疾病背景和病情程度，灵活加减，精确施量，收获良效。

玄参

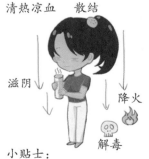

玄参 微寒/苦甘咸

清热凉血 散结

滋阴

降火

解毒

肺 胃 肾

小贴士：
煎服，9~15g。

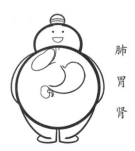

【名医按语】

来源：玄参科植物玄参的干燥根。

主治：①温邪入营，内陷心包，温毒发斑。②热病伤阴，津伤便秘，骨蒸劳嗽。③目赤咽痛，瘰疬，白喉，痈肿疮毒。

【名医经验】

孙文亮经验：重用玄参清热养阴，凉血解毒，走血分以退瘀火，行经络来消痈毒，治疗糖尿病足，往往收获良效。

牡丹皮

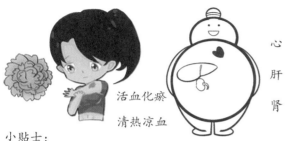

牡丹皮　☯☺😷 微寒/苦辛

心
肝
肾

活血化瘀
清热凉血

小贴士：
煎服，6~12g。
生用——清热凉血；酒炙——活血化瘀。

【名医按语】

来源：毛茛科植物牡丹的干燥根皮。

主治：①温毒发斑，血热吐衄。②温病伤阴，阴虚发热，夜热早凉，无汗骨蒸。③血滞经闭痛经，跌打伤痛。④痈肿疮毒。

【名医经验】

黄元御经验：其将牡丹皮的功效归纳为"行血清风，调通塞之宜"，简言之，即"辛凉疏利"。若与他药配伍得当，则可扩大该品的治疗范围。如牡丹皮配伍桃仁、丹参以破血行瘀；配伍紫苏叶、生姜、桂枝、白芍以宣达营卫；配伍桃仁、桔梗以破瘀排脓；配伍鳖甲以破坚消积；配伍侧柏叶以行血止血，调和肝肺；配伍泽泻可除脾湿，清肝热；配伍白芍可顺性养真，清热活血；配伍何首乌可治疗妇人诸证。

赤芍

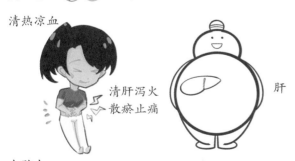

赤芍　☯😷 微寒/苦

肝

清热凉血

清肝泻火
散瘀止痛

小贴士：
煎服，6~12g。

【名医按语】

来源：毛茛科植物芍药或川赤芍的干燥根。

主治：①热入营血，温毒发斑，血热吐衄。②目赤肿痛，痈肿疮疡。③肝郁胁痛，经闭痛经，癥瘕腹痛，跌打损伤。

【名医经验】

顾国柱经验：他认为治疗淤胆型肝炎的关键是从血论治。该病早期邪气与正气均旺盛，治宜以活血化瘀、利胆退黄为主；后期邪气衰退，正气亦受损，治宜以调和脾胃为主。该病的治疗原则是清热利湿，活血化瘀。基本处方：赤芍、丹参、牡丹皮、制大黄、茵陈、虎杖、焦栀子、黄柏、北柴胡、郁金、炒枳壳、泽泻。其独到经验是方中重用赤芍，用量可达120g，随着病情的缓解可逐渐减少用量。赤芍性味苦、微寒，归肝经，系凉血活血之品，善清血分实热。

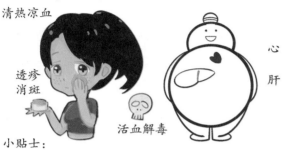

紫草 ☯◎◎ 寒/甘咸

清热凉血

透疹消斑

活血解毒

心 肝

小贴士：
煎服，5~10g。
外用适量，熬膏或用植物油浸泡擦涂。

【名医按语】

来源：紫草科植物新疆紫草或内蒙紫草的干燥根。

主治：①热入营血，温毒发斑，血热吐衄。②目赤肿痛，痈肿疮疡。③湿疹，水火烫伤。

【名医经验】

张葆青经验：复方紫草油由明代著作《幼科金针》中的紫草润肌膏化裁而来，以紫草、冰片、忍冬藤、白芷等药物加用麻油制备而成，具有清热解毒，凉血止痛之功效。张葆青根据其药性扩宽临床治疗范围，灵活运用复方紫草油治疗小儿湿疹、轻度肛裂、婴幼儿红臀、唇炎、单纯疱疹等小儿皮肤类疾病，取得了较好的临床效果，可为临床提供一定的借鉴和指导。

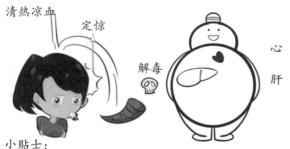

水牛角 ☯◎ 寒/苦

清热凉血

定惊

解毒

心 肝

小贴士：
煎服，15~30g，宜先煎3小时以上。
水牛角浓缩成粉冲服，每次1.5~3g，每日2次。

【名医按语】

来源：牛科动物水牛的角。

主治：①温病血热毒盛，斑疹紫黑，麻疹不透。②疮疡，湿疹，水火烫伤。

【名医经验】

丁樱经验：其潜心研究小儿过敏性紫癜数十年，总结该病病机以热、虚、瘀为主，治疗上初期强调清热解毒，又以活血化瘀贯穿始终，配伍应用水牛角、乌梅两药，取得了良好的临床疗效。

清虚热药

★ 总述 ★

本类药物多性味苦寒或甘寒，多归肝、肾二经，以清虚热、退骨蒸为主要功效，主要适用于治疗肝肾阴虚，虚火内扰所致的骨蒸潮热、午后发热、五心烦热、虚烦不寐、盗汗遗精、舌红少苔、脉细数等证候，亦可用于治疗温热病后期，余热未尽，伤阴劫液所致的夜热早凉、热退无汗、舌质红绛、脉细数等证候。部分药物既能清虚热，又能清实热。

★ 用药经验 ★

张梦奇经验：虚热证是临床常见的一类证型，可见于多种疾病。为探究治疗此类证型中药的药性及配伍规律，其以癌病虚热证为载体，通过文献研究的方式，检索各数据库，结合历代医家的认识，研究得出中药治疗各型虚热证并非单纯清热，而是透泄相佐、升降相宜，且都用到了补益气血药，皆配以酸收或重镇等收涩敛津药，并注重阴阳同调。

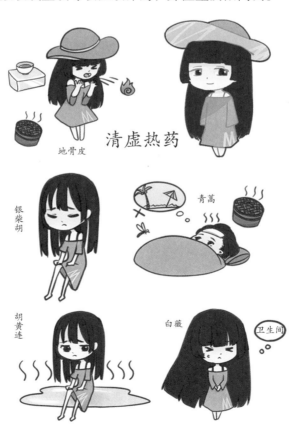

地骨皮　清虚热药　银柴胡　青蒿　胡黄连　白薇　卫生间

青蒿

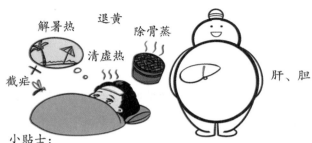

青蒿 寒/苦辛

解暑热　退黄　除骨蒸

清虚热

截疟

肝、胆

小贴士：
煎服，6～12g，后下，不宜久煎。
或以鲜品绞汁服。

【名医按语】

来源：菊科植物黄花蒿的干燥地上部分。

主治：①温邪伤阴，夜热早凉。②阴虚发热，劳热骨蒸。③暑热外感，发热口渴。④疟疾寒热。⑤湿热黄疸。

【名医经验】

刘华一经验：其运用青蒿配金铃子散治疗胃脘痛，运用青蒿加半夏泻心汤治疗痞满，运用青蒿加黄芩治疗便秘等，均取得了良好的疗效。

白薇

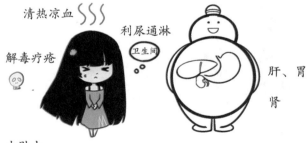

白薇 寒/苦咸

清热凉血

利尿通淋

解毒疗疮

卫生间

肝、胃肾

小贴士：
煎服，5～10g。外用适量。

【名医按语】

来源：萝藦科植物白薇或蔓生白薇的干燥根及根茎。

主治：①阴虚发热，骨蒸劳热，产后血虚发热，温邪伤营发热。②热淋，血淋。③疮痈肿毒，毒蛇咬伤，咽喉肿痛。④阴虚外感。

【名医经验】

周仲瑛经验：其善于应用白薇煎治痹证。白薇煎出自《春脚集》，由东白薇2钱、泽兰叶3钱、穿山甲片1钱（炒黄，研）组成，具通行血络、祛瘀透邪之功，主治箭风痛，或头项、肩背、手足、腰之筋骨疼痛，遍身不遂。白薇煎方中白薇味苦、咸，性寒，可清热益阴、利尿通淋、解毒疗疮，《本草正义》《名医别录》均谓其能滋阴益精；泽兰苦、辛，微温，能活血化瘀、行水消肿、解毒消痈，《本草求真》谓其"九窍能通，关节能利，宿食能破，月经能调，癥瘕能消，水肿能散，产后血淋腰痛能止，吐血衄血、目痛风瘫、痈毒扑损能治"。穿山甲味咸，性微寒，可活血散结、通经下乳、消痈溃坚，张锡纯谓其"走窜之性，无微不至，故能宣通脏腑，贯彻经络，透达关窍，凡血凝血聚为病，皆能开之"（《医学衷中参西录》）。诸药合而用之，具滋阴益精、通行血络、祛瘀透邪之功。周老善用此方随证配伍治顽痹，屡收奇功。

银柴胡

银柴胡 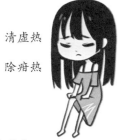 微寒/甘

清虚热

除疳热

肝、胃

小贴士：
煎服，3~10g。

【名医按语】

来源：石竹科植物银柴胡的干燥根。

主治：①阴虚发热，骨蒸劳热。②疳积发热。

【名医经验】

庞赞襄经验：应用银柴胡治疗眼病，主要取其"明目益精"的作用。

胡黄连

胡黄连 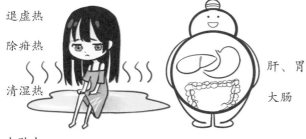 寒/苦

退虚热

除疳热

清湿热

肝、胃
大肠

小贴士：
煎服，3~10g。

【名医按语】

来源：玄参科植物胡黄连的干燥根茎。

主治：①阴虚发热，骨蒸潮热。②小儿疳热。③湿热泻痢，黄疸尿赤。④痔疮肿痛。

【名医经验】

刘华一经验：其在临床诊疗脾胃病时，善用对药，疗效显著。如胡黄连与当归配伍，可清除食积瘀阻，治疗患者不欲饮食；紫苏叶与蒲公英配伍，可下气除满，清热解郁；木香与丹参配伍，能活血祛瘀，行气止痛；生白术与虎杖配伍，大剂量应用，可利湿通便；九香虫与延胡索相须配伍，能行气止痛；白及与煅瓦楞子配伍，可护胃生肌，制酸止痛；诃子与石榴皮配伍，能涩肠止泻；刀豆与荜茇配伍，可温中散寒，行气止痛。

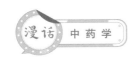

地骨皮

地骨皮 寒/甘

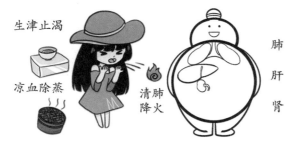

生津止渴

凉血除蒸

清肺降火

肺 肝 肾

小贴士：
煎服，9~15g。

【名医按语】
来源：茄科植物枸杞或宁夏枸杞的干燥根皮。
主治：①阴虚发热，盗汗骨蒸。②肺热咳嗽。③血热出血。④内热消渴。⑤虚火牙痛。

【名医经验】
宋桂华经验：其以风、瘀、虚为辨证关键，辨病、辨证相结合，并运用桑白皮、地骨皮加减治疗小儿咳嗽变异性哮喘，取其滋阴清热之意，取得了显著的临床疗效。

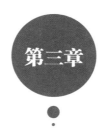

第三章

泻下药

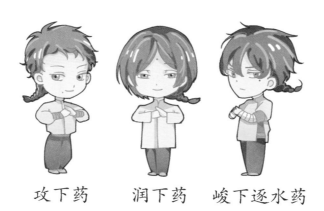

攻下药　　润下药　　峻下逐水药

凡能引起腹泻，或润滑大肠，以泻下通便为主要功效，常用以治疗里实积滞证的药物，称为泻下药。

本类药为沉降之品，主归大肠经，主要具有泻下通便作用，以除胃肠积滞和燥屎等，正如《素问·灵兰秘典论》所云，"大肠者，传道之官，变化出焉"；或有清热泻火，使实热壅滞之邪通过泻下而清解，起到"上病治下""釜底抽薪"的作用；或有逐水退肿，使水湿停饮随大小便排出，达到祛除停饮，消退水肿的目的。部分药物还兼有解毒、活血祛瘀等作用。

泻下药主要适用于大便秘结、胃肠积滞、实热内结及水肿停饮等里实证。部分药还可用于疮痈肿毒及瘀血证。

根据泻下药作用强弱的不同，可分为攻下药、润下药及峻下逐水药。使用泻下药中的攻下药、峻下逐水药时，因其作用峻猛，或具有毒性，易伤正气及脾胃，故年老体虚、脾胃虚弱者当慎用，妇女胎前产后及月经期当忌用。应用作用较强的泻下药时，当奏效即止，切勿过剂，以免损伤胃气。应用作用峻猛而有毒性的泻下药时，一定要严格炮制法度，控制用量，避免中毒现象发生，确保用药安全。

攻下药

★ 总述 ★

本类药大多苦寒沉降，主入胃、大肠经，既有较强的攻下通便作用，又有清热泻火之效，主要适用于实热积滞，大便秘结，燥屎坚结者。

★ 用药经验 ★

尚莉丽经验：应用攻下药物治疗小儿急症不能单纯理解为泄热通便，更主要的作用在于荡涤实邪，攻逐污秽，借通腑峻烈之气，因势利导，祛邪外出。因小儿"稚阳未充，稚阴未长"，故在治疗上既要护阳，亦要护阴，在攻下的同时要时时顾护脾胃，同时要切中病机，辨证准确，结合小儿个体特点及疾病的不同阶段，选方用药既要谨慎，又要及时果敢，当下则下，中病即止，才能取得满意的疗效。

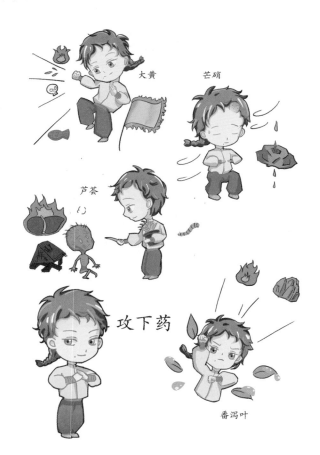

大黄

大黄 ☯ ⚙⚙ 寒/苦→大黄→打黄→退黄

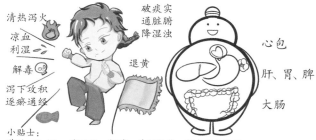

清热泻火
凉血利湿
解毒
泻下攻积
逐瘀通经

破痰实
通脏腑
降湿浊
退黄

心包
肝、胃、脾
大肠

小贴士：
煎服，3~15g，宜后下、轻煎。外用适量，研末敷于患处。
生大黄——泻下力强；酒大黄——泻下力弱，活血作用强；大黄炭——止血作用强。
直降下行，走而不守，号"将军"。

【名医按语】

来源：蓼科植物掌叶大黄、唐古特大黄或药用大黄的干燥根及根茎。

主治：①积滞便秘。②血热吐衄，目赤咽肿。③热毒疮疡，肠痈腹痛，烧烫伤。④瘀血诸证，跌打损伤。⑤湿热痢疾，黄疸，淋证，水肿。⑥老痰壅塞，喘逆不得平卧，癫狂惊痫。

【名医经验】

张志远经验：其认为大黄若从天而降，其功倚马可待，并非定点疗里、限于攻下，切勿死守利肠通便。临床上，张教授运用大黄治疗肝火上冲之鼻衄；对于痤疮，倚靠大黄降火、通便、燥湿之性来宣泄皮毛；急性炎症为实邪，加入大黄可起到向导与助力作用。

芒硝

芒硝 ☯ ⚙⚙⚙ 寒/苦咸→芒硝→消→消肿
芒硝→消→消肿
咸寒→咸能软坚，寒能清火

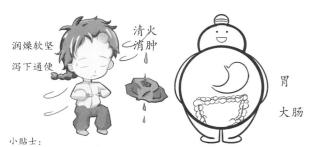

润燥软坚
泻下通便

清火消肿

胃
大肠

小贴士：
6~12g，不入煎剂，待汤剂煎后，溶入汤液中服用。
其用有三：去实热，一也；涤肠中宿垢，二也；破坚积热块，三也。

【名医按语】

来源：硫酸盐类矿物芒硝族芒硝，经加工精制而成的结晶体。

主治：①积滞便秘，腹满腹胀。②咽痛，口疮，目赤，痔疮肿痛。③乳痈，肠痈腹痛。

【名医经验】

马欣经验：通过将芒硝在《伤寒论》中的用法用量，对比2015年版《中国药典》中的芒硝用法用量，其以为"内芒硝，更上火令一两沸"可避免芒硝因溶解吸热导致药液降温，影响溶解，同时煮沸可保持药液的卫生质量。在实际临床中，芒硝的用量往往超出《中国药典》规定的用量，对此应视患者体质具体掌握，做到中病即止，以防过剂伤正。

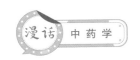

番泻叶

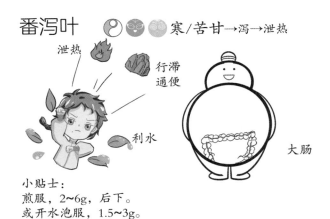

番泻叶 寒/苦甘→泻→泄热

泄热

行滞通便

利水

大肠

小贴士：
煎服，2～6g，后下。
或开水泡服，1.5～3g。

【名医按语】

来源：豆科植物狭叶番泻或尖叶番泻的干燥小叶。

主治：①热结便秘。②腹水肿胀。

【名医经验】

金亚城经验：口服番泻叶粉治疗急性胃及十二指肠出血340例获良效，平均止血时间2.68天。该法疗效优于常规口服止血西药、西咪替丁及大黄的疗效，且差别显著。从番泻叶中提取总蒽醌苷，得率为4%，经分离为番泻叶苷 A、番泻叶苷 B、番泻叶苷 C、番泻叶苷 D。动物实验证实其有明显止血作用。番泻叶中含有的晶纤维与草酸钙簇晶具有局部止血作用。

芦荟

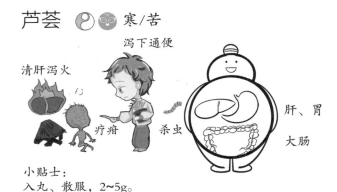

芦荟 寒/苦

泻下通便

清肝泻火

疗痔

杀虫

肝、胃
大肠

小贴士：
入丸、散服，2～5g。
外用适量，研末敷于患处。

【名医按语】

来源：百合科植物库拉索芦荟、好望角芦荟或其他同属近缘植物叶的汁液浓缩干燥物。

主治：①热结便秘。②烦躁惊痫。③小儿疳积。④癣疮。

【名医经验】

陈淑长经验：现代社会，人们生活压力大，由于肝疏泄失常导致的下肢静脉曲张发生者较多。肝疏泄功能失常，气机郁滞，导致血液运行障碍，久而血液瘀阻筋脉聚结成瘤。治疗应以清肝解郁、养血舒筋为法，可用清肝芦荟丸加减治疗。清肝芦荟丸的功效是清肝解郁、养血舒筋。陈淑长教授用该方加减治疗因肝郁气滞、血脉瘀滞而致的下肢静脉曲张。该病的主症是下肢静脉曲张，次症是下肢沉胀、水肿、瘙痒、抽筋、色素沉着、湿疹、溃疡。根据次症灵活应用具有健脾利湿、祛风止痒、活血止痉、透表脱色、解毒透脓等作用的药物，临床疗效满意。

润下药

★ 总述 ★

本类药物多为植物种子和种仁，富含油脂，味甘质润，多入脾、大肠经，能润滑大肠，促进排便而不致峻泻，适用于年老津枯、产后血虚、热病伤津及失血等所致的肠燥便秘。

★ 用药经验 ★

吴玉兰经验：润下药多为植物种仁或果仁，富含油脂，具有润肠作用，能使大便易于排出，适用于治疗年老体弱及胎前产后血虚或津液不足所致的便秘。

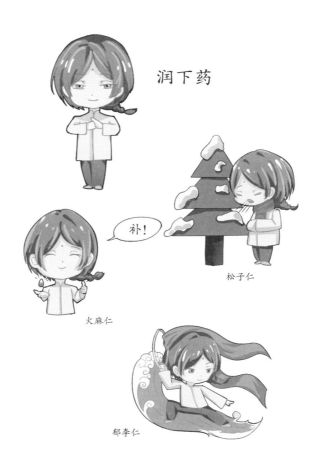

润下药

松子仁

火麻仁

郁李仁

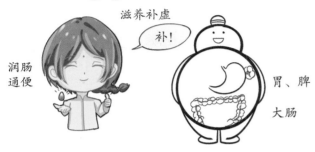

火麻仁 ☯ 🌰 平/甘→仁→润肠通便

滋养补虚
补！

润肠通便

胃、脾
大肠

小贴士：
煎服，10~15g，打碎入煎。

【名医按语】

　　来源：桑科植物大麻的干燥成熟种子。

　　主治：血虚津亏，肠燥便秘。

【名医经验】

　　黄浩经验：在临床上，其从老年人功能性便秘病机入手，选用火麻仁口服，观察其治疗老年性便秘的效果。以火麻仁100g，与水煎至300mL，每天2次温服（晨起空腹时、睡前），每次150mL，每日1剂，疗程为2周。他发现火麻仁的临床综合疗效及远期疗效较常用泻药具有明显优势，且无不良反应，安全可靠。

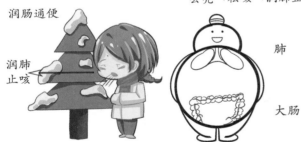

松子仁 ☯ 🌰 温/甘→仁→润肠通便
　　　　　　　　去壳→祛咳→润肺止咳

润肠通便

润肺
止咳

肺

大肠

小贴士：
煎服，5~10g。或入膏、丸。

【名医按语】

　　来源：松科乔木红松等的种仁。

　　主治：①肠燥便秘。②肺燥咳嗽。

【名医经验】

　　徐传宏经验：食疗验方松子芝麻糊制法为松子仁30g，黑芝麻30g，共磨碾成末，放入锅内，加水适量，煮沸后加红糖20g，再以小火煨煮数分钟，用少量湿淀粉（或藕粉）调制成羹糊。早晚2次，作点心食用。功能滋养肝肾，润泽肌肤，适用于治疗头晕目眩、头发枯黄或早白。松子核桃膏制法为松子仁、核桃仁各500g，共捣成膏状，加蜂蜜250g，拌匀后蒸熟即成。每日3次，每次1汤匙。功能润肺止咳，适用于治疗肺燥咳嗽。注意：凡脾胃虚寒、腹泻、大便溏薄、湿痰者，暂不宜食用。

郁李仁

郁李仁 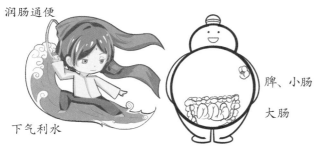 平/甘辛苦→仁→润肠通便

润肠通便

脾、小肠

大肠

下气利水

小贴士：
煎服，6~10g。

【名医按语】

来源：蔷薇科植物欧李、郁李或长柄扁桃的干燥成熟种子。

主治：①肠燥便秘，食积气滞。②水肿，小便不利，脚气浮肿。

【名医经验】

顾丕荣经验：临床上，"肝系缭乱证"主要分为3型。一是肝血不足型，表现为头晕耳鸣，目花眼干，筋惕肉瞤，入寐多梦，睡中手足抽动，合眼则惊跳而醒，舌红或淡红，苔薄净，脉细弦。此为肝血不足、肝魂不宁，治拟养血补肝安魂法，方用补肝汤加酒浸郁李仁。二是湿痰内阻型，表现为胸闷脘痞，恶心欲吐，纳少难化，寐中惊醒或睡中手舞足蹈，舌淡红，苔腻，脉弦缓滑。此为湿痰中阻，胆气郁结，内扰肝魂，方用温胆汤加酒浸郁李仁。三是惊气扰胆型，表现为心悸胆怯（有惊恐史），噩梦哭叫，合目则惊惕而醒，睡中扬手掷足，舌淡红，苔薄，脉弦。此为惊气入胆，胆横不下，肝不藏魂，治拟安神定志、镇惊安魂，方用安神定志丸加酒浸郁李仁。

峻下逐水药

★ 总述 ★

　　本类药物大多苦寒有毒，药力峻猛，服药后能引起剧烈腹泻，有的兼能利尿，能使体内潴留的水饮通过二便排出体外，消除肿胀。峻下逐水药适用于治疗全身水肿，大腹胀满，以及停饮等正气未衰，邪气正盛之证。

　　本类药多有毒，攻伐力强，易伤正气，临床应用当中病即止，不可久服。使用时常配伍补益药以保护正气。体虚者慎用，孕妇忌用。同时还要注意本类药物的炮制、剂量、用法及禁忌等，以确保用药安全、有效。

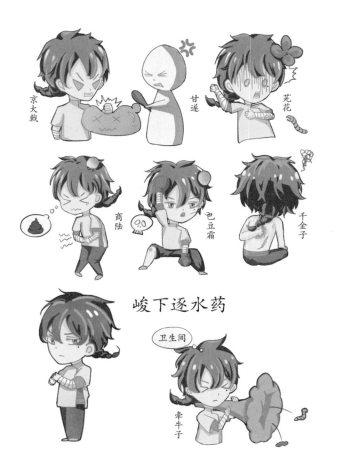

京大戟　甘遂　芫花　商陆　巴豆霜　千金子

峻下逐水药

卫生间

牵牛子

★ 用药经验 ★

　　张超经验：峻下逐水药大多苦寒有毒，药力峻猛，服药后能引起剧烈腹泻，有的兼能利尿，能使体内潴留的水饮通过二便排出体外，消除肿胀。此类药物适用于治疗全身水肿，大腹胀满，以及停饮等正气未衰之证。该类药物不良反应大，易伤正气，临床应用当"中病即止"，不可久服。使用时常配伍补益药以保护正气。体虚者慎用，孕妇忌用。

京大戟

【名医按语】

来源：大戟科植物大戟的干燥根。

主治：①水肿胀满，胸腹积水，痰饮积聚，气逆咳嗽，二便不利。②痈肿疮毒，瘰疬痰核。

【名医经验】

包满节经验：蒙药消肿九味散是由京大戟、大黄、翻白草等9味药物粉碎而成的常用外用凉性散剂。除消肿止痛之外，其还有退热之效，常用于治疗急性腮腺炎、乳腺炎、软组织损伤、疖肿、痈肿、急性淋巴管炎、淋巴结炎、皮下及深部脓肿、无名肿毒、关节疼痛等疾病。

甘遂

【名医按语】

来源：大戟科植物甘遂的干燥块根。

主治：①水肿胀满，胸腹积水，痰饮积聚，气逆咳喘，二便不利。②风痰癫痫。③疮痈肿毒。

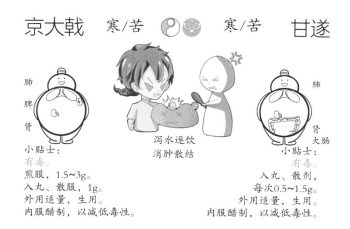

京大戟　寒/苦　　寒/苦　甘遂

肺　脾　肾

小贴士：
有毒。
煎服，1.5～3g。
入丸、散服，1g。
外用适量，生用。
内服醋制，以减低毒性。

泻水逐饮
消肿散结

肺　肾　大肠

小贴士：
有毒。
入丸、散剂，
每次0.5～1.5g。
外用适量，生用。
内服醋制，以减低毒性。

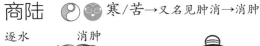

商陆

【名医按语】

来源：商陆科植物商陆或垂序商陆的干燥根。

主治：①水肿胀满，二便不利。②疮痈肿毒。

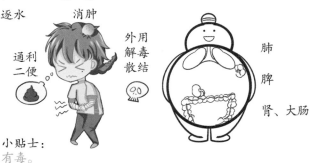

商陆 寒/苦→又名见肿消→消肿

逐水　　消肿
通利二便　　外用解毒散结
肺脾肾、大肠

小贴士：
有毒。
煎服，3~9g。外用适量。内服宜醋制，以减低毒性。

芫花

【名医按语】

来源：瑞香科植物芫花的干燥花蕾。

主治：①水肿胀满，胸腹积水，痰饮积聚，气逆咳喘。②疥癣秃疮，痈肿，冻疮。

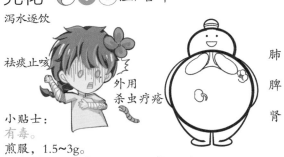

芫花 温/苦辛

泻水逐饮
祛痰止咳　　外用杀虫疗疮
肺脾肾

小贴士：
有毒。
煎服，1.5~3g。
入散剂服，每次0.6~0.9g，每日1次。
外用适量，宜生用。内服宜醋制，以减低毒性。

【名医经验】

袁兆庄经验：其曾治疗一反复发作外阴毛囊炎2年，加重1个月的患者。他从患者实际情况出发，给予内服解毒祛湿药物，外用芫花洗方治疗，由于药证相符，疗效明显。芫花洗方首载于《医宗金鉴·外科心法要诀》，由芫花、川椒、黄柏组成，可清热解毒、杀虫止痒。著名皮肤外科专家赵炳南先生首用此方外洗（不可内服）治疗多发疖肿。根据袁兆庄老师的经验，本方疗效肯定，尤其是对于反复发作的、经多种方法治疗而效果不好的多发性毛囊炎、慢性毛囊炎、多发疖肿，运用此方均能取得满意效果。2000年版《中国药典》对芫花的内服用量予以标定，但未明确规定外用剂量。袁兆庄老师认为，芫花外用15g即能达到满意的治疗效果。

牵牛子

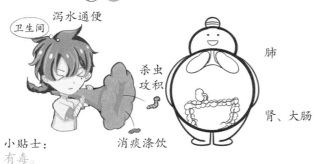

牵牛子 ☯ 🌿 寒/苦

泻水通便
[卫生间]
杀虫攻积
消痰涤饮

肺
肾、大肠

小贴士：
有毒。
煎服，3~6g。入丸、散剂，每次1.5~3g。

【名医按语】

来源：旋花科植物裂叶牵牛或圆叶牵牛的干燥成熟种子。

主治：①水肿，鼓胀。②痰饮喘咳。③虫积腹痛。

【名医经验】

张继德经验：其采用复方牵牛子丸治疗癫痫患者841例，疗效显著。方中以牵牛子为君药，泻下祛积，降上扰之风痰；伍法半夏、石决明、天麻、钩藤、石菖蒲、磁石平肝潜阳，化痰息风；佐以丹参、龙骨、郁金、川芎镇静安神，疏肝理气；全蝎、地龙搜风通络；黄连既引药归经，又除痰浊内蕴之热。全方共奏降逆安神之功。

巴豆霜

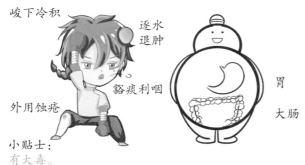

巴豆霜 ☯ 🌿 热/辛

峻下冷积
逐水退肿
豁痰利咽
外用蚀疮

胃
大肠

小贴士：
有大毒。
入丸、散剂，0.1~0.3g。外用适量。

【名医按语】

来源：巴豆的炮制加工品。

主治：①寒积便秘。②腹水鼓胀。③喉痹，喉风。④痈肿脓成未溃，疥癣恶疮，疣痣。⑤小儿乳食停积。

【名医经验】

郭志远经验：巴豆可治疗胃及十二指肠溃疡、急慢性肠炎、慢性痢疾、慢性泄泻、肝硬化腹水、疟疾、急慢性阑尾炎、阑尾周围脓肿、胆道蛔虫病、白喉及咽炎引起的咽喉梗阻、急惊风等疾病。巴豆引起的不良反应常用绿豆、大豆汁或冷米汤解毒，防风与甘草同服也可解救。

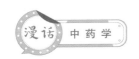

千金子

千金子 ☯☺ 温/辛——一千两金子得买保险（癣）

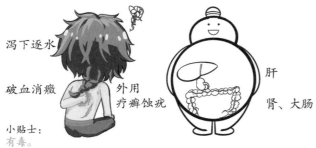

泻下逐水

破血消癥

外用
疗癣蚀疣

肝

肾、大肠

小贴士：
有毒。
多入丸、散服，1~2g，去壳、去油用。
外用适量，捣烂敷患处。千金子霜，0.5~1g，多入丸、散服。

【名医按语】

来源：大戟科植物续随子的干燥成熟种子。

主治：①二便不通，水肿，痰饮，积滞胀满。②血瘀经闭，癥瘕。③顽癣，赘疣。

【名医经验】

沈绍英经验：其在临床用千金子外治风湿痹痛、跌打损伤，效果满意。千金子去壳2~3粒，杵碎放在胶布上，直接贴在患处阿是穴，第二天更换千金子再贴，2~3次为1个疗程。其对90例风湿痹痛患者进行随访，发现有效率为70%。该法对外伤导致的酸痛，治疗效果较好，特别是对关节和肌肉损伤，在用针刺、药膏不便治疗之处，效果尤为显著。

第四章

祛风湿药

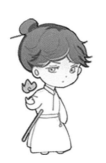 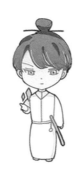 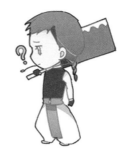

祛风寒湿药　　　祛风湿热药　　　祛风湿强筋骨药

　　凡以祛除风湿之邪为主，常用以治疗风湿痹证的药物，称为祛风湿药。

　　本类药物味多辛苦，性温或凉。辛能散能行，既可祛散风湿之邪，又能通达经络之闭阻；苦味燥湿，使风湿之邪无所留着。故本类药物能祛除留着于肌肉、经络、筋骨的风湿之邪，有的兼有舒筋、活血、通络、止痛或补肝肾、强筋骨等作用，主要用于治疗风湿痹证之肢体疼痛，关节不利、肿大，筋脉拘挛等症。部分药物还适用于治疗腰膝酸软、下肢痿弱等病。

　　祛风湿药根据其药性和功效的不同，分为祛风寒湿药、祛风湿热药、祛风湿强筋骨药3类。

祛风寒湿药

★ 总述 ★

本节药物味多辛苦，性温，入肝、脾、肾经。辛能行散祛风，苦能燥湿，温通祛寒。该类药物具有较好的祛风、除湿、散寒、止痛、通经络等作用，尤以止痛为其特点，主要适用于风寒湿痹，肢体关节疼痛，痛有定处，遇寒加重等，经配伍亦可用于风湿热痹。

★ 用药经验 ★

熊云经验："风寒湿三气杂至，合而为痹也。其风气胜者为行痹，寒气胜者为痛痹，湿气胜者为着痹也。"《黄帝内经》又有五痹之分，即骨痹、筋痹、脉痹、肌痹、皮痹。王肯堂《证治准绳》将膝关节肿大者称为"鹤膝风"。《张氏医通》列有"膝痛"，其论曰："膝者筋之府，屈伸不能，行则偻附，筋将惫矣。故膝痛无有不因肝肾虚者，虚则风寒湿气袭之。""膝痹"多为当今中医对膝骨关节炎的称呼。

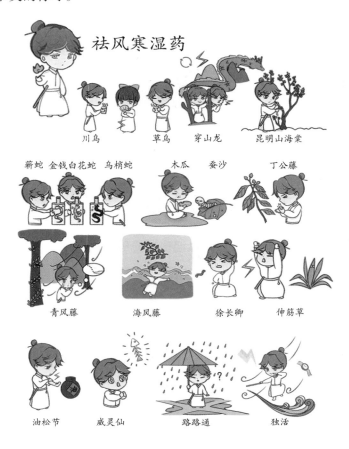

祛风寒湿药

川乌　　草乌　　穿山龙　　昆明山海棠

蕲蛇　金钱白花蛇　乌梢蛇　　木瓜　蚕沙　　丁公藤

青风藤　　　海风藤　　　徐长卿　　伸筋草

油松节　　威灵仙　　路路通　　独活

独活

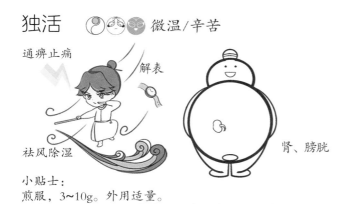

独活 🌀🌿🔆 微温／辛苦

通痹止痛

解表

祛风除湿

肾、膀胱

小贴士：
煎服，3~10g。外用适量。
入少阴经，长于治下部寒湿及在下在里之伏风。

【名医按语】

来源：伞形科植物重齿毛当归的干燥根。

主治：①风寒湿痹，腰膝疼痛。②风寒夹湿头痛。③少阴伏风头痛。④皮肤瘙痒。

【名医经验】

田卫卫经验：首先，独活的临床用量多为6～60g。其次，独活临床用量应综合考虑病证及配伍等多种因素，随病施量、因证施量、因配伍施量。独活配伍羌活、防风等，治疗风寒湿引起的风湿免疫病、骨科疾病，常用剂量为9～60g；配伍川芎、细辛、虫类药等，治疗神经症、阿尔茨海默病等多种神经系统疾病，常用剂量为9～15g；配伍黄芪、桂枝、女贞子等，治疗月经失调、产后身痛等妇产科疾病，临床常用剂量为9～12g。

威灵仙

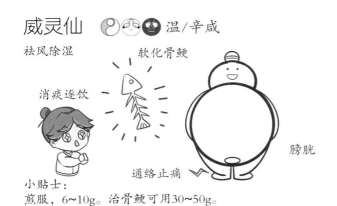

威灵仙 🌀🌿🔆 温／辛咸

祛风除湿

软化骨鲠

消痰逐饮

膀胱

通络止痛

小贴士：
煎服，6~10g。治骨鲠可用30~50g。
铁脚威灵仙，骨见软如棉。

【名医按语】

来源：毛茛科植物威灵仙、棉团铁线莲或东北铁线莲的干燥根及根茎。

主治：①风湿痹证。②骨鲠咽喉。③跌打伤痛，头痛，牙痛，胃脘痛。④噎膈，痞积，痰饮积聚。

【名医经验】

徐坤元经验：通过整理现代临床医家经验，其总结出威灵仙具有以下特点。该品在汤剂中的用量一般为10～30g，大剂量可用至50g。根据疾病、证型、症状寻求最佳用量和配伍。如威灵仙发挥辛散通络作用时，常配伍藤类药，治疗风湿免疫病（如类风湿关节炎），用量为10～30g；威灵仙发挥通利散结作用时，常配伍牛膝、秦皮、土茯苓、淫羊藿等，治疗结石病、内分泌疾病（如痛风）、生殖系统疾病（如良性前列腺增生）等，用量为10～50g。

川乌

草乌

【名医按语】

来源：毛茛科植物乌头的干燥母根。

主治：①风寒湿痹，关节疼痛。②心腹冷痛，寒疝疼痛。③跌打损伤，麻醉止痛。

【名医经验】

陈宝田经验：痹证以气、血、水三毒为患。陈宝田教授根据多年临证经验，将桂枝芍药知母汤、小续命汤、乌头汤三方合用，称"小乌桂汤"。乌头汤由川乌、麻黄、芍药、黄芪、甘草组成，善除水毒、气毒。川乌大辛大热，长于除阴寒痼结，除湿通痹止痛，且善走表，配合附子善温里。两者合用，一来扫除表里之寒，二来温散表里气水两毒。寒性痹证非乌头不能缓解。乌头汤可在桂枝芍药知母汤基础上增强祛气毒、水毒之力，小续命汤则增强祛血毒之功。气、血、水并调，合方更切痹证病机。

【名医按语】

来源：毛茛科植物北乌头的干燥根。

主治：①风寒湿痹，关节疼痛。②心腹冷痛，寒疝疼痛。③跌打损伤，麻醉止痛。

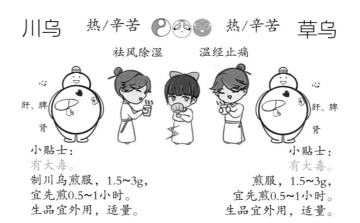

川乌　热/辛苦　　　　热/辛苦　草乌

祛风除湿　　温经止痛

心
肝、脾
肾

小贴士：
有大毒。
制川乌煎服，1.5~3g，宜先煎0.5~1小时。
生品宜外用，适量。

心
肝、脾
肾

小贴士：
有大毒。
煎服，1.5~3g，宜先煎0.5~1小时。
生品宜外用，适量。

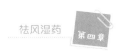

徐长卿

徐长卿 温/辛

祛风除湿

止痛

止痒

肝、胃

小贴士：
煎服，3~12g，宜后下。外用适量。

【名医按语】

来源：萝藦科植物徐长卿的干燥根或根茎。

主治：①风湿痹痛。②胃痛胀满，牙痛，腰痛，跌仆伤痛，痛经。③风疹，湿疹。

【名医经验】

郑邦本经验：徐长卿配伍延胡索、郁金，和胃止痛；配伍苦参，祛风止痒；配伍姜黄，通络止痛；配伍僵蚕、蝉蜕，搜风。在辨病、辨证基础上配伍徐长卿药对，治疗胃痛、风湿病、皮肤病、肾炎，临床效如桴鼓。

丁公藤

丁公藤 温/辛

祛风除湿

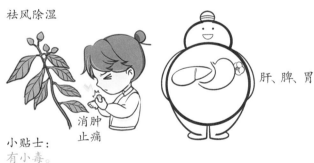

消肿
止痛

肝、脾、胃

小贴士：
有小毒。
3~6g，用于配置药酒，内服或外搽。

【名医按语】

来源：旋花科植物丁公藤或光叶丁公藤的干燥藤茎。

主治：①风湿痹痛，半身不遂。②跌打损伤。

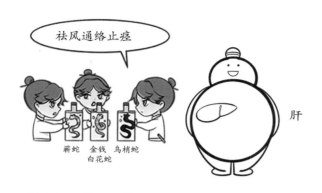

祛风通络止痉

蕲蛇 金钱 乌梢蛇
白花蛇

肝

蕲蛇 温/甘咸

小贴士：
有毒。
煎服，3~9g。研末吞服，每次1~1.5g。
或酒浸，熬膏，入丸、散服。

金钱白花蛇 温/甘咸

小贴士：
有毒。
煎服，2~5g。研末吞服，1~1.5g。

乌梢蛇 平/甘

小贴士：
煎服，6~12g。研末服，每次2~3g。
或入丸剂、酒浸服。外用适量。

蕲蛇

【名医按语】

来源：蝰科动物五步蛇的干燥体。

主治：①风湿顽痹，麻木拘挛，中风半身不遂。②小儿惊风，破伤风。③麻风，疥癣。④瘰疬，梅毒，恶疮。

金钱白花蛇

【名医按语】

来源：眼镜蛇科动物银环蛇的幼蛇干燥体。

主治：①风湿顽痹，麻木拘挛，中风半身不遂。②小儿惊风，破伤风。③麻风，疥癣。④瘰疬，梅毒，恶疮。

乌梢蛇

【名医按语】

来源：游蛇科动物乌梢蛇的干燥体。

主治：①风湿顽痹，麻木拘挛，中风半身不遂。②小儿惊风，破伤风。③麻风，疥癣。④瘰疬，恶疮。

穿山龙

穿山龙 温/苦甘

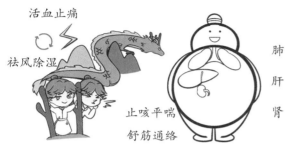

活血止痛

祛风除湿

止咳平喘

舒筋通络

肺 肝 肾

小贴士：
煎服，9~15g。也可制成酒剂。

【名医按语】

来源：薯蓣科植物穿龙薯蓣的干燥根茎。

主治：①风湿痹证，关节肿胀，疼痛麻木。
②跌打损伤。③咳嗽气喘。

昆明山海棠

昆明山海棠 微温/辛苦

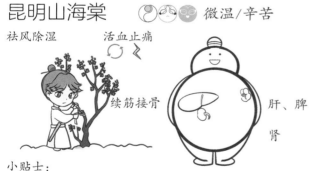

祛风除湿　活血止痛

续筋接骨

肝、脾 肾

小贴士：
有大毒。
煎服，6~15g，宜先煎。或酒浸服。外用适量。

【名医按语】

来源：卫矛科植物昆明山海棠的干燥根。

主治：①风湿顽痹。②跌打损伤，骨折。

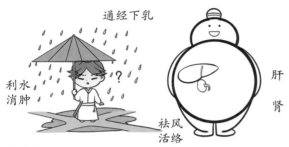

路路通 平/苦

通经下乳

利水消肿

祛风活络

肝肾

小贴士：
煎服，5～10g。外用适量。

【名医按语】

来源：金缕梅科植物枫香树的干燥成熟果序。

主治：①风湿顽痹，中风半身不遂。②水肿胀满。③经行不畅，经闭，乳汁不通。

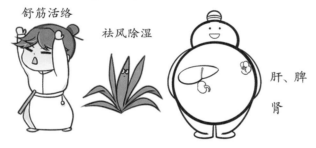

伸筋草 温/辛微苦→利于伸展筋骨

舒筋活络

祛风除湿

肝、脾肾

小贴士：
煎服，3～12g。外用适量。

【名医按语】

来源：石松科植物石松的干燥全草。

主治：①风寒湿痹，关节酸痛，屈伸不利。②跌打损伤。

【名医经验】

吴洋经验：痹证是人体气血失调，感受风、寒、湿、热之邪合而为痹，或脏腑气血瘀阻，失于濡养，而出现肢体肿痛、屈伸不利等，甚则累及脏腑的一类疾病的总称。该病是临床的常见病、多发病。痹证病因不仅有内虚，外邪侵袭亦是致病因素之一。乌梢蛇为虫类药，其搜风剔络走窜力强，且清热解毒、消肿止痛作用明显。伸筋草有祛风散寒、除湿消肿、舒筋活络之效。两者对于风湿顽痹，病久邪深，痹证附着于筋骨，关节疼痛、僵直、畸形的患者确有实效。

油松节

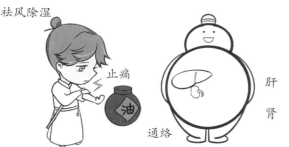

油松节 温/辛苦→涂点药油，松展肢节

祛风除湿
止痛
通络

油
肝
肾

小贴士：
煎服，9~15g。外用适量。

【名医按语】

来源：松科植物油松或马尾松的干燥瘤状节或分枝节。

主治：①风寒湿痹，历节风痛，转筋挛急。②跌打伤痛。

【名医经验】

仝小林经验：临床对于病程较长、缠绵难愈的颈椎病患者，必使用葛根、油松节、威灵仙3味药物组成的小方加减治疗。如寒重则加桂枝以温筋通脉、麻黄以散寒解肌；血瘀重则加鸡血藤活血化瘀、舒筋活络；痛甚则加片姜黄祛散风寒、通经止痛，以达疗风湿痹痛之效，临床应用每见奇效。2015年版《中国药典》规定此3味药的临床用量分别为葛根10~15g、油松节9~15g、威灵仙6~10g。仝小林院士认为，临床应用时剂量可根据病情进行调整，葛根临床常用剂量为15~60g，油松节临床常用剂量为15~30g，威灵仙临床常用剂量为15~30g，以取其通阳散寒、祛风燥湿、柔筋通络之意。若少用、轻用，则通阳散寒、祛风燥湿作用较弱，难以达到祛除伏留于筋骨间的风寒湿邪的作用。

海风藤

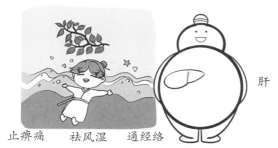

海风藤 微温/辛苦

止痹痛 祛风湿 通经络

肝

小贴士：
煎服，6~12g。外用适量。

【名医按语】

来源：胡椒科植物风藤的干燥藤茎。

主治：①风寒湿痹，肢节疼痛，筋脉拘挛，屈伸不利。②跌打损伤。

【名医经验】

丁樱经验：风邪走窜而数变，具有无孔不入之特性，易窜入细小络道而阻碍气血运行，使瘀血内生，且久居络中不易剔除。海风藤具有祛风通络之功，可搜除络道之风邪，并疏通络脉，使气血畅行，病情缓解。络石藤为夹竹桃科植物络石的干燥带叶藤茎，味苦，性微寒，归心、肝、肾经，具有祛风除湿、通络止痛、清热凉血、解毒消肿之功效。对于皮肤瘀点瘀斑反复发作的顽固性过敏性紫癜患者的治疗，在清热解毒、凉血止血、活血化瘀的基础上，加用藤类中药，如海风藤、络石藤、忍冬藤3味药配伍使用，取其祛风通络、活血化瘀的功效，能修复损伤的络脉，抑制机体的异常免疫，往往可取得良好的疗效。

木瓜

【名医按语】

来源：蔷薇科植物贴梗海棠的干燥近成熟果实。

主治：①风湿痹痛，筋脉拘挛。②脚气水肿。③吐泻转筋。

【名医经验】

李济仁经验：李教授认为，痿证的病因不外乎虚与邪，且以虚为主，治疗宜补益肝肾，舒筋活络。木瓜作用部位偏于下肢，专入肝益筋走血，功能祛湿舒筋活络，配伍五加皮可祛风湿、补肝肾、强筋骨。两药一偏于利湿行水，一偏于舒筋活络，合用取其协同作用，治疗痿证之肝肾不足型，木瓜用量为12g。

马融经验：癫痫及抽动障碍的治疗均是一种慢性的、动态的过程。马融教授从中焦论治，以调理肝脾为要，提出"疏风散热，豁痰止痉"的治疗大法。木瓜平肝舒筋，配伍伸筋草增强舒筋活络之效，治疗痫证之脾虚痰盛，风痰内扰型，木瓜用量为10g。

蚕沙

【名医按语】

来源：蚕蛾科昆虫家蚕的干燥粪便。

主治：①风湿痹痛。②吐泻转筋。③风疹、湿疹瘙痒。

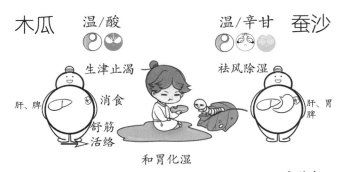

木瓜　温/酸

生津止渴
消食
舒筋活络
和胃化湿
肝、脾

温/辛甘　蚕沙

祛风除湿
肝、胃脾

小贴士：
煎服，6~9g。

小贴士：
煎服，5~15g，布包入煎。
外用适量。

青风藤

青风藤 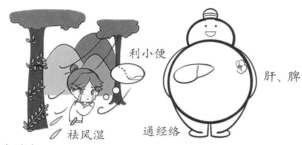 平/辛苦

利小便

肝、脾

通经络

祛风湿

小贴士：
煎服，6~12g。外用适量。

【名医按语】

来源：防己科植物青藤及毛青藤的干燥根茎。

主治：①风湿痹痛，关节肿胀，麻木不仁，皮肤瘙痒。②水肿，脚气肿痛。

【名医经验】

沈瑞子经验：其观察青风藤汤治疗类风湿关节炎的疗效，发现治疗组的总有效率为88.9%，且青风藤汤能明显缓解关节疼痛、肿胀，降低关节功能障碍指数，缩短晨僵时间和15m步行时间，增加双手握力，减轻和消除患者的症状。此外，治疗组还能明显改善类风湿因子、红细胞沉降率、C-反应蛋白、免疫球蛋白等实验室指标，对治疗类风湿关节炎有较好的疗效，且无明显不良反应。

祛风湿热药

★ 总述 ★

本类药物性味多为辛苦寒，入肝、脾、肾经。辛能行散，苦能降泄，寒能清热。祛风湿热药具有良好的祛风除湿，通络止痛，清热消肿之功，主要用于风湿热痹，关节红肿热痛，经配伍亦可用于风寒湿痹。

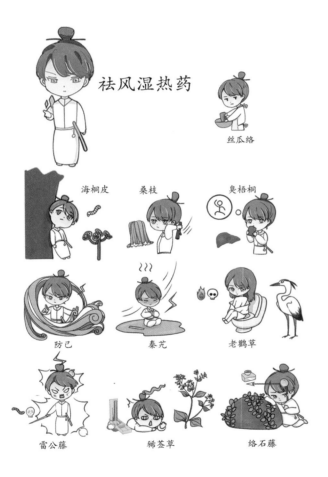

祛风湿热药

丝瓜络

海桐皮　桑枝　臭梧桐

防己　秦艽　老鹳草

雷公藤　豨莶草　络石藤

★ 用药经验 ★

晏蔓柔经验：《素问·痹论》曰，"其热者，阳气多，阴气少，病气胜，阳遭阴，故为痹热"，说明热痹主要责之内有邪热。隋唐医家杨上善在《黄帝内经太素》中曰："所感阳热气多，阴寒气少，阴阳二气相逢相击，阳盛为病，故为痹热也。"风、寒、湿、热诸邪，多杂合为风湿热痹，但又以热为偏盛。清代叶天士《临证指南医案·卷七·痹》曰："从来痹证，每以风寒湿三气杂感主治。召恙之不同，由乎暑暍外加之湿热，水谷内蕴之湿热。外来之邪，着于经络，内受之邪，着于腑络。"说明内蕴湿热加外来之邪着于经络可成痹证。所以，风湿热痹的病机为风湿热邪壅阻于经络、关节，气血郁滞不通，可见局部红肿、灼热、疼痛，痛不可近，屈伸不利，步履艰难。

秦艽

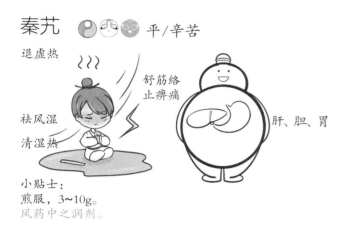

秦艽 平/辛苦

退虚热

舒筋络
止痹痛

祛风湿
清湿热

肝、胆、胃

小贴士：
煎服，3～10g。
风药中之润剂。

【名医按语】

来源：龙胆科植物秦艽、麻花秦艽、粗茎秦艽或小秦艽的干燥根。

主治：①风湿痹证，筋脉拘挛，骨节酸痛。②中风半身不遂。③骨蒸潮热，疳积发热。④湿热黄疸。

【名医经验】

王萍经验：秦艽丸方整体偏寒，兼顾补益，是皮肤科常用的调和阴阳的方剂，适用于风、湿、热、毒、瘀等邪气所致的气血不和、正虚邪实之证。临床上可将秦艽丸方改为汤剂应用，随症加减治疗红斑鳞屑类、无菌性脓疱类等多种慢性、顽固性皮肤病。皮肤科目前常用的秦艽丸是出自《医宗金鉴·外科心法要诀》之秦艽丸，组成为"秦艽、苦参、大黄（酒蒸）、黄芪各二两，防风、漏芦、黄连各一两五钱，乌蛇肉（酒浸、焙干）五钱"，制法为"共为细末，炼蜜为丸，如梧桐子大"，服法为"每服三十丸，食后温酒送下"。

防己

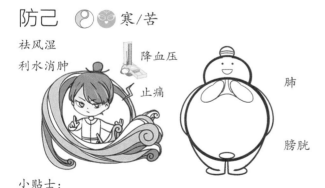

防己 寒/苦

祛风湿
利水消肿

降血压

止痛

肺

膀胱

小贴士：
煎服，5～10g。

【名医按语】

来源：防己科植物粉防己的干燥根。

主治：①风湿痹证。②水肿，小便不利，脚气肿痛。③湿疹疮毒。④高血压。

【名医经验】

张莉莉经验：通过搜集古代医籍及现代医家临床应用经验，其总结出防己具有以下特点。本品的临床应用剂量为9～41.4g。临床根据疾病、证型、症状的不同而选择不同的剂量，如利水消肿、祛风止痛，治疗湿热痹证、腰椎间盘突出症、慢性肾脏病等病时，防己用量为9～15g；通经活络、行水消肿，治疗顽固性水肿、膜性肾病时，防己用量为15～20g；祛风透邪、利湿止痛，治疗中风、痛风（急性期）、慢性肾小球肾炎等病时，防己用量为20～30g；利水除湿、祛风止痛，治疗肿满喘咳、皮水、支饮时，防己用量为30～41.4g。根据疾病、证型及症状，配伍相应中药，如用于治疗水湿内蕴，气血凝滞，常配伍黄芪、土茯苓、白术、红花等；用于治疗湿热痰浊互结，常配伍生石膏、苦参、知母、黄柏等。

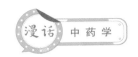

豨莶草

豨莶草 ☯ ◕◕◕ 寒/辛苦

祛风湿
利关节
降血压

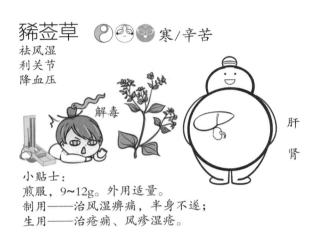

解毒

肝
肾

小贴士：
煎服，9~12g。外用适量。
制用——治风湿痹痛，半身不遂；
生用——治疮痈、风疹湿疮。

【名医按语】

来源：菊科植物豨莶、腺梗豨莶或毛梗豨莶的干燥地上部分。

主治：①风湿痹痛，筋骨无力，腰膝酸软，四肢麻木，中风半身不遂。②风疹，湿疮，疮痈。③高血压。

【名医经验】

俞青石经验：梅尼埃病与风、湿、瘀有关。豨莶草具有祛风、除湿兼活血的功效，用其治梅尼埃病，药证相符，常用量为30~60g。此外，俞老认为豨莶草还兼有明目、黑发、滋阴养血的功效，如与何首乌、枸杞子、女贞子、墨旱莲等配伍，有乌须黑发、补益气血的作用，常治气血不足之证。其还兼有清热退黄、行大肠气的作用，与垂盆草、田基黄、虎杖等配伍，可治疗急性黄疸型肝炎。其降脂作用优于山楂、决明子。对于感受风寒之邪，肺卫失宣而致有咳逆嗽痰、咳吐风沫痰、喉中吼声等症状的支气管痉挛咳嗽，用豨莶草治疗，效果特佳。

臭梧桐

臭梧桐 ☯ ◕◕◕ 凉/辛苦甘 →梧桐更兼细雨
→祛风湿

祛风湿

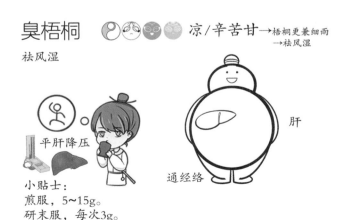

平肝降压

肝

通经络

小贴士：
煎服，5~15g。
研末服，每次3g。

【名医按语】

来源：马鞭草科植物海州常山的干燥嫩枝和叶。

主治：①风湿痹证。②风疹，湿疮。③肝阳上亢，头痛眩晕。④中风半身不遂。

【名医经验】

刘世明经验：其采用中药臭梧桐叶研末外敷治疗糖尿病并发下肢溃疡36例。治疗组给予中药臭梧桐叶洗净，晒干研末，高压消毒后外敷，每3日换药1次；对照组给予薄油纱布外敷，每3日换药1次。两组均治疗4周，治疗组疗效良好。

络石藤

络石藤 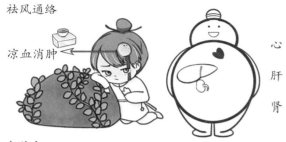 微寒/苦

祛风通络

凉血消肿

心 肝 肾

小贴士：
煎服，6～12g。

【名医按语】

来源：夹竹桃科植物络石的干燥带叶藤茎。

主治：①风湿热痹。②喉痹，痈肿。③跌仆损伤。

【名医经验】

丁樱经验：热入血分，而灼伤络脉，致血热妄行于脉外为过敏性紫癜的基本病机。络石藤具有利血通络、消肿止痛、清热解毒之功效，可破瘀生新，使络脉通而新血循经运行。在治疗该病时，3味藤类中药（海风藤、络石藤、忍冬藤）配伍应用，均以茎枝入药，以枝达肢。海风藤、络石藤两药同走肝经，相须而行，一温一寒，互相制其弊而扬其效，祛风湿、通经络、止痹痛作用增强。络石藤、忍冬藤均性寒，一甘一苦，相互协同，发挥清热解毒、凉血活血之功效。3药配伍，共达祛瘀生新，瘀化血行，经络疏通，调理脏腑之功。

桑枝

桑枝 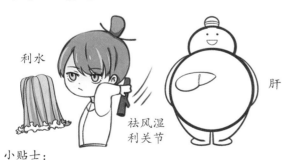 平/微苦

利水

祛风湿
利关节

肝

小贴士：
煎服，9～15g。外用适量。

【名医按语】

来源：桑科植物桑的干燥嫩枝。

主治：①风湿痹证，肩臂、关节酸痛麻木。②水肿。

【名医经验】

全小林经验：桑叶可散中焦及上焦郁火，临床常用剂量为15～60g；桑白皮可清肺胃之热，有"小白虎汤"之美誉，临床常用剂量为15～30g；桑枝可散经络、皮腠之郁火，对于糖尿病末梢神经病变尤宜，临床常用剂量为15～30g。3药各30g，降糖力度相当于阿卡波糖50～75mg，3次/天的效果。3味药组成糖尿病早期中满内热阶段的态靶同调小方，既能针对"热态"，又具有明确的降糖疗效。同时，桑叶、桑枝为芳香茎藤类通络药物，在"糖络病"的预防和治疗中亦可起到重要作用。

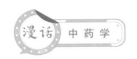

海桐皮

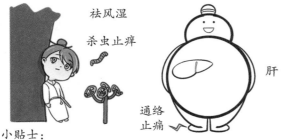

海桐皮 ⚫😊😊😊 平/辛苦 →海桐→还痛→止痛

祛风湿
杀虫止痒
通络止痛
肝

小贴士：
煎服，5~15g。
或浸酒服。外用适量。

【名医按语】

来源：豆科植物刺桐或乔木刺桐的树皮。

主治：①风湿痹证。②跌打损伤。③疥癣，湿疹。

【名医经验】

郝时全经验：其对30例龋齿牙痛患者采用祛风通络、化湿杀虫的单味海桐皮进行治疗，效果满意。治疗方法为每次取海桐皮15~30g放置杯内，加开水100~200mL，浸泡15分钟后，待放至温热时含漱；或用海桐皮15~30g放置砂锅内，加水200mL，水煎10分钟后，取100~150mL药液含漱5~10分钟。其中，28例患者用药液含漱3~5分钟后可立即止痛，且无不良反应出现，一般治疗1~2次即愈，且半年以上未见复发；仅有2例患者牙痛缓解不明显。

雷公藤

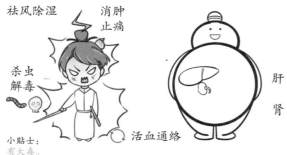

雷公藤 ⚫😊😊😊 寒/辛苦

祛风除湿
消肿止痛
杀虫解毒
活血通络
肝
肾

小贴士：
有大毒。
煎服，去皮根木质部分10~25g，带皮根10~12g，文火煎1~2小时。
研粉装胶囊服，每次0.5~1.5g，每日3次。

【名医按语】

来源：卫矛科植物雷公藤的干燥根或根的木质部。

主治：①风湿顽痹。②麻风病，顽癣，湿疹，疥疮。③疔疮肿毒。

【名医经验】

秦万章经验：其采用雷公藤糖浆、三藤糖浆、三色片及理气调血颗粒治疗各种皮肤血管炎，1个月为1个疗程，一般需治疗13个疗程，并评价临床疗效及安全性。结果表明，雷公藤糖浆、三藤糖浆、三色片及理气调血颗粒治疗各种皮肤血管炎均有较好的疗效，总有效率达到了89.11%，显效率为63.68%。其中又以急性痘疮样苔藓样糠疹（有效率97.44%）、荨麻疹性血管炎（有效率97.37%）、贝赫切特综合征（有效率94.74%）的疗效为佳。此试验的结论为雷公藤及以雷公藤为基础的复方制剂治疗各种皮肤血管炎疗效显著，且较少出现不良反应，远期随访仅少数病情反复，再用药均仍有效。

老鹳草

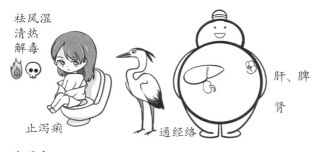

老鹳草　平/辛苦 → 鹳为水鸟 → 祛风湿

祛风湿
清热
解毒

止泻痢

通经络

肝、脾
肾

小贴士：
煎服，9~15g。

【名医按语】

来源：牻牛儿苗科植物牻牛儿苗、老鹳草或野老鹳草的干燥地上部分。

主治：①风湿痹痛，麻木拘挛，筋骨酸痛。②泄泻痢疾。③疮疡。

【名医经验】

原中国人民解放军第二十五医院药房经验：在抗震救灾防疫灭病工作中，其运用老鹳草汤治疗肠炎79例，治愈率91.1%，平均2天痊愈；治疗菌痢92例，治愈率96.7%，平均2.4天痊愈。治疗方法为取鲜老鹳草地上全草，切碎，加水7倍以上，浸泡30分钟，弃去药渣后浓缩至规定浓度（每毫升含生药1g）。每次100mL，每日3次，饭前温服，一般连服2~3天。

丝瓜络

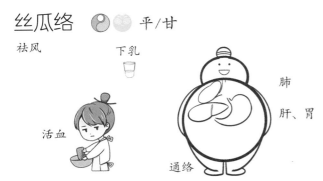

丝瓜络　平/甘

祛风

下乳

活血

通络

肺
肝、胃

小贴士：
煎服，5~12g。外用适量。

【名医按语】

来源：葫芦科植物丝瓜的干燥成熟果实的维管束。

主治：①风湿痹痛，筋脉拘挛。②胸胁胀痛。③乳汁不通，乳痈肿痛。

【名医经验】

景艺经验：其利用中药丝瓜络"通经活络"的药理作用，治疗产后乳管堵塞而致的乳房胀痛、硬结，乳汁排泄不畅。将丝瓜络、蒲公英各20g水煎服，对35例初产妇部分或完全堵塞的乳管进行疏通，总有效率达97%。

祛风湿强筋骨药

★ 总述 ★

本节药物主入肝、肾经，除祛风湿外，兼有补肝肾、强筋骨作用，主要用于风湿日久，肝肾虚损，腰膝酸软，脚弱无力等。风湿日久，易损肝肾，肝肾虚损，风寒湿邪又易犯腰膝部位，故选用本节药物有扶正祛邪、标本兼顾的意义。祛风湿强筋骨药亦可用于肾虚腰痛，骨痿，软弱无力者。

★ 用药经验 ★

张小丽经验：研究发现，祛风湿强筋骨药可不同程度地缓解骨质疏松引起的症状，明显增加大鼠股骨、腰椎的骨密度，增强抗骨折力，显著增加骨钙素含量，并有较强的作用强度。此类药具有显著的抑制大鼠致炎侧足肿胀的作用。其中，骨碎补和桑寄生能降低骨关节炎指数，提高血清中抗炎因子白细胞介素2水平，并降低血清中促炎因子肿瘤坏死因子 α 水平，达到改善大鼠骨质疏松、抑制佐剂关节炎的作用。所以可以认为，改善大鼠骨质疏松及抑制佐剂关节炎是祛风湿强筋骨药的药效谱之一。

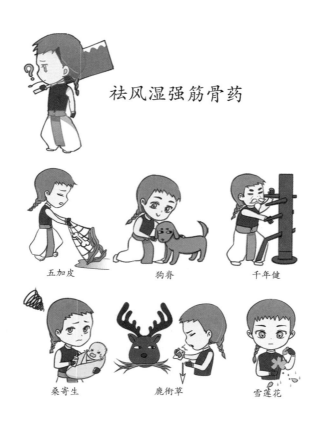

祛风湿强筋骨药

五加皮　　　　狗脊　　　　千年健

桑寄生　　　　鹿衔草　　　　雪莲花

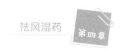

五加皮

五加皮 温/辛苦

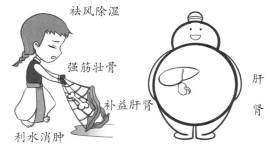

祛风除湿
强筋壮骨
补益肝肾
利水消肿

肝肾

小贴士：
煎服，5~10g。或酒浸，或入丸、散服。

【名医按语】

来源：五加科植物细柱五加的干燥根皮。

主治：①风湿痹证。②筋骨痿软，小儿行迟，体虚乏力。③水肿，脚气肿痛。

【名医经验】

王凤霞经验：其认为五加皮与香加皮分属不同科属，功效不同，临床中不能相互代替。因香加皮有毒，不宜过量使用。临床使用时，不能以香加皮代替五加皮，应加以严格区别，以确保用药安全。五加皮应用比较广泛，除用于风湿性关节炎、跌打损伤外，还用于阴囊湿疹、水肿、小便不利、肿瘤。其含有的多糖成分对胃癌细胞的增殖有显著抑制作用，还可增强机体免疫功能。香加皮除用于风湿性关节炎外，还主要用于治疗慢性心力衰竭。香加皮粗苷有毒，在治疗剂量下可引起恶心、呕吐和腹泻；停药或减量后，症状可消失，但可使心肌梗死合并心衰患者再度发生梗死，因此应慎用于有冠状动脉痉挛倾向的患者。

桑寄生

桑寄生 平/辛甘

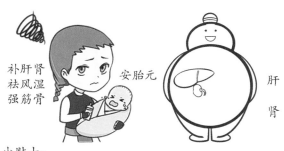

补肝肾
祛风湿
强筋骨
安胎元

肝肾

小贴士：
煎服，9~15g。

【名医按语】

来源：桑寄生科植物桑寄生的干燥带叶茎枝。

主治：①风湿痹证，腰膝酸软，筋骨无力。②崩漏经多，妊娠漏血，胎动不安。③头晕目眩。

【名医经验】

吕仁和经验：糖尿病日久耗气伤阴，渐及肝肾。肝血的充足需要肾中精气的滋养，肾精的充盛也有赖于肝血的濡养，故一旦病情进展至消瘅期，则格外强调补益肝肾。桑寄生不寒不热，是补益肝肾之要剂，吕教授一般用量15g，多与杜仲、牛膝、狗脊同用以补肝肾、强筋骨，且对于女性患者还应适当配伍当归、白芍以养肝柔肝。在治疗高血压时，吕教授认为高血压的根本病机在于肝肾不足，故用桑寄生补益肝肾、强筋骨，以治本。

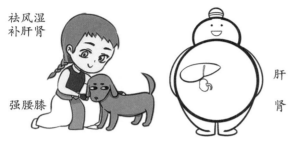

狗脊 ☯⚫⚫⚫ 温/苦甘

祛风湿
补肝肾

强腰膝

肝
肾

小贴士：
煎服，6～12g。

【名医按语】

来源：蚌壳蕨科植物金毛狗脊的干燥根茎。

主治：①风湿痹证。②腰膝酸软，下肢无力。③肾虚不固，遗尿尿频，带下清稀。

【名医经验】

唐萌芽经验：其观察口服豨莶草狗脊淫羊藿汤对寒湿型神经根型颈椎病患者的临床疗效及复发情况，结果表明治疗总有效率为97.7%。治疗后6个月随访，总复发率为7.1%，临床疗效满意。该试验证明，豨莶草狗脊淫羊藿汤可有效缓解患者肩臂疼痛症状，改善其生活质量，且复发率低。

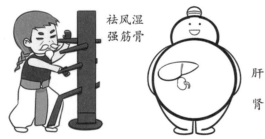

千年健 ☯⚫⚫⚫ 温/辛苦

祛风湿
强筋骨

肝
肾

小贴士：
煎服，5～10g。

【名医按语】

来源：天南星科植物千年健的干燥根茎。

主治：风寒湿痹，腰膝冷痛，拘挛麻木，筋骨痿软。

【名医经验】

林少莉经验：临床观察压疮溃疡面经千年健药液清洗、外敷桃红生肌膏治疗1～2天后发现，疮面分泌物进行性减少，红肿明显消退，可见新生肉芽组织生长，呈颗粒状，且鲜红光泽，基底坚实，毛细血管丰富，较易出血，肉芽组织生长迅速；8～12天后发现，肉芽组织填满疮面，同时上皮组织生长呈环状蔓延，覆盖整个疮面；15天左右，疮面结痂愈合。该试验总有效率为100.0%，治愈率为96.6%。使用千年健药液冲洗疮口换药时，药液无刺激性，若敷药未贴紧溃疡组织，轻轻冲洗敷药即可脱落，避免了反复冲洗对疮面的损伤，既对疮面生长愈合有利，也减轻了患者的痛苦。

鹿衔草

鹿衔草 ☯😊😊😊 温/苦甘

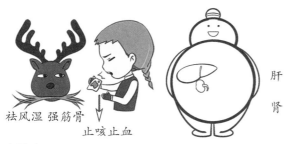

祛风湿 强筋骨
止咳止血

肝肾

小贴士：
煎服，9~15g。外用适量。

【名医按语】

　　来源：鹿蹄草科植物鹿蹄草或普通鹿蹄草的干燥全草。

　　主治：①风湿痹痛，腰膝无力。②月经过多。③久咳劳嗽。

【名医经验】

　　仝小林经验：在诸多导致类风湿关节炎的病理因素中，寒、湿、瘀为本，内外阴邪勾结引动为因，临床应大力温阳散寒除湿、活血通络，可选用露蜂房、鹿衔草、豨莶草3味药组成的小方配伍治疗。方中露蜂房祛风止痛，常用剂量为9~15g；鹿衔草祛风湿、强筋骨，常用剂量为15~30g；豨莶草祛风湿、利关节，常用剂量为15~30g。

雪莲花

雪莲花 ☯😊😊😊 温/微苦甘

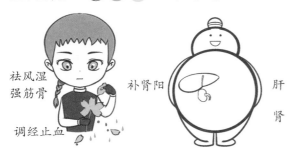

祛风湿
强筋骨
调经止血

补肾阳

肝肾

小贴士：
煎服，6~12g。外用适量。

【名医按语】

　　来源：菊科植物绵头雪莲花、鼠曲雪莲花、水母雪莲花等的带花全株。

　　主治：①风湿痹证。②肾虚阳痿。③月经不调，经闭痛经，崩漏带下。

【名医经验】

　　尤昭玲经验：女子多虚多寒，用药宜温养通达。雪莲花"可治一切寒证"，可将之用于治疗寒凝阳虚之证，不论痛经、闭经、崩漏、产后虚寒腹痛等，只要辨证为阳虚寒凝者均可使用，尤其是多疾病兼夹的，比如痛经兼夹风寒性腰腿痛、月经不调兼夹寒性气喘等，雪莲花都是极佳的选择。尤教授认为，附子、干姜为虎狼之药，甚少使用。雪莲花温而不燥，润而不滋腻，是温补肾阳、散寒除湿的良药。但雪莲花为名贵中药，价格昂贵，且为大热之品，用量不宜太大，多数用量为5~10g。

第五章

化湿药

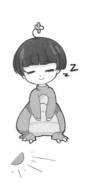

化湿药

凡气味芳香，性偏温燥，以化湿运脾为主要作用，常用治湿阻中焦证的药物，称为化湿药。

脾喜燥而恶湿，土爱暖而喜芳香。本类药物辛香温燥，主入脾、胃经，芳香之品能醒脾化湿，温燥之药可燥湿健脾。同时，辛能行气，香能通气，故此类药物能行中焦之气机，以解因湿浊引起的脾胃气滞之病机。此外，部分药物还兼有解暑、辟秽等作用。

化湿药主要适用于湿浊内阻，脾为湿困，运化失常所致的脘腹痞满、呕吐泛酸、大便溏薄、食少体倦、口甘多涎、舌苔白腻等证候。此外，部分药物亦可用于湿温证、暑湿证。

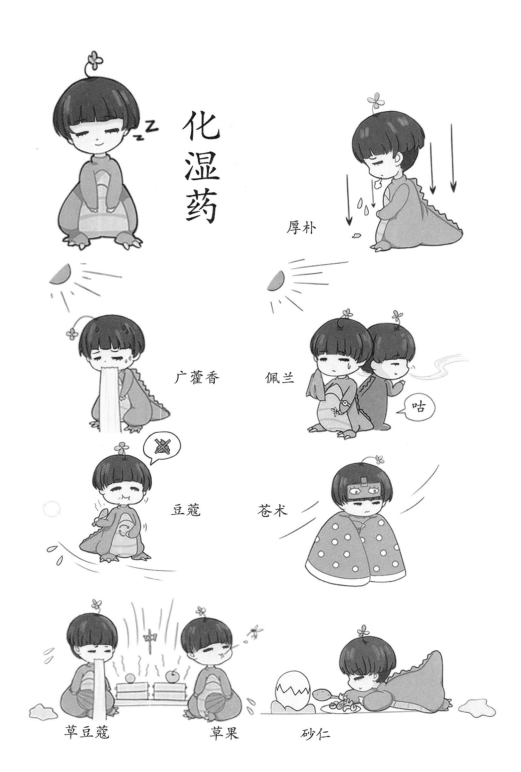

化湿药

厚朴

广藿香　　佩兰

豆蔻　　苍术

草豆蔻　　草果　　砂仁

广藿香

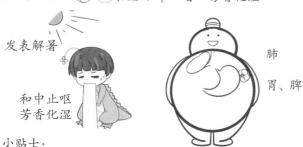

广藿香 ☯ ◉◉ 微温/辛 → 香 → 芳香化湿

发表解暑

和中止呕
芳香化湿

肺
胃、脾

小贴士：
煎服，3～10g，后下，鲜品加倍。
治脾胃吐逆，为最要之药。

【名医按语】

来源：唇形科植物广藿香的干燥地上部分。

主治：①湿阻中焦，脘腹痞闷。②呕吐。③暑湿或湿温初起，发热倦怠，胸闷不舒；寒湿闭暑，腹痛吐泻。

【名医经验】

曾方兴经验：通过搜集古代医籍及现代医家临床经验，其总结出广藿香具有以下特点。本品汤剂用量为1.3～30g。根据疾病、证型、症状寻求最佳用量及配伍方法。如发挥芳香化湿作用时，配伍佩兰、半夏、厚朴、陈皮等，以治疗消化系统疾病、内分泌疾病、耳鼻喉科疾病等，广藿香用量为1.3～25g；发挥和中止呕作用时，配伍竹茹、砂仁、白术、苍术等，以治疗糖尿病肾病、消化性溃疡、呕吐、冠心病等，广藿香用量为1.7～30g；发挥发表解暑作用时，配伍紫苏叶、葛根、柴胡、荆芥等，以治疗胃肠型感冒、发热、甲流、手足口病、泄泻、水痘等，广藿香用量为2.5～24g。

佩兰

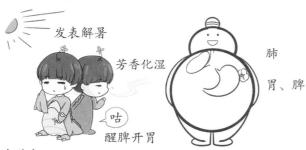

佩兰 ☯ ◉◉ 平/辛 → 佩戴兰花 → 芳香化湿

发表解暑

芳香化湿

醒脾开胃
咕

肺
胃、脾

小贴士：
煎服，3～10g，鲜品加倍。

【名医按语】

来源：菊科植物佩兰的干燥地上部分。

主治：①湿阻中焦，脘痞呕恶。②湿温初起，暑湿。③口中甜腻，多涎，口臭。

【名医经验】

段亚亭经验：临床上，带下病的发病机制主要为湿邪入侵，脾胃虚弱，运化失司，水湿内停，流注下焦，带脉失约。段老着重关注带下病湿邪为患的发病机制，结合重庆当地湿热气候的特点，因地制宜，自拟佩兰汤以芳香化浊、健脾除湿止带。佩兰汤方药组成：佩兰15g，藿香10g，黄芩10g，黄连5g，通草10g，泽泻15g，车前子15g。方中佩兰、藿香性辛，归脾、胃经，化中焦之湿气；黄连、黄芩清热燥湿，清上焦之热；泽泻、通草、车前子利水渗湿泄热，既清膀胱之火，又泻肾经之虚火，消下焦湿热。诸药合用，上、中、下三焦通调，芳香化浊，清热淡渗利湿。

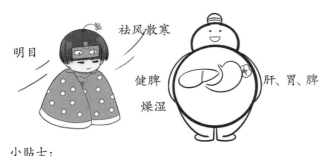

苍术

苍术 温/辛苦

祛风散寒
明目
健脾
燥湿
肝、胃、脾

小贴士：
煎服，3~9g，鲜品加倍。

【名医按语】

来源：菊科植物茅苍术或北苍术的干燥根茎。

主治：①湿阻中焦，脘腹胀满，泄泻，痰饮，水肿，带下。②风湿痹证，脚气痿躄。③风寒夹湿表证。④夜盲，眼目昏涩。

【名医经验】

仝小林经验：现今，多种疾病均以中满湿盛为基本病机。苍术可健脾燥湿，常用剂量为12~30g；砂仁可芳香醒脾，常用剂量为3~6g；薏苡仁可健脾祛湿，常用剂量为30~60g。以上3味药组成的燥脾湿三味小方用于治疗代谢综合征、脂肪肝、消化性溃疡等有脾湿之证。

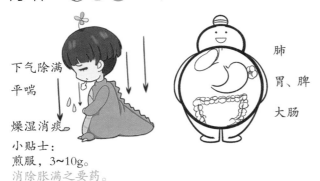

厚朴

厚朴 温/辛苦→朴→破→破气除满

下气除满
平喘
燥湿消痰
肺
胃、脾
大肠

小贴士：
煎服，3~10g。
消除胀满之要药。

【名医按语】

来源：木兰科植物厚朴或凹叶厚朴的干燥干皮、根皮及枝皮。

主治：①湿滞伤中，脘痞吐泻。②食积气滞，腹胀便秘。③痰饮喘咳。④梅核气。

【名医经验】

仝小林经验：肥胖、高胰岛素血症、糖耐量异常等一系列早期代谢紊乱状态，促进了慢性代谢性疾病的发生和发展。饮食不节，多食肥甘厚味导致中满，日久可生湿，湿邪进一步影响脾之健运功能。此类疾病的辨治要点是紧抓疾病起始阶段的"壅、滞、郁"等主要矛盾，同时兼顾燥湿、行气、健脾三大治疗原则。以苍术、厚朴、陈皮为基础方，在合3药之力共同燥湿的同时，苍术功在健脾，厚朴力在行气除满，陈皮长于理气化痰。3药合用，共燥脾湿、行脾运。方中苍术的临床常用剂量为9~30g，厚朴的临床常用剂量为15~30g，陈皮的临床常用剂量为9~15g。

砂仁

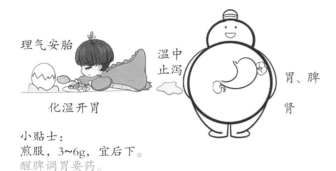

砂仁 温/辛

理气安胎
温中止泻
化湿开胃
胃、脾
肾

小贴士：
煎服，3～6g，宜后下。
醒脾调胃要药。

【名医按语】

来源：姜科植物阳春砂、绿壳砂或海南砂的干燥成熟果实。

主治：①湿阻中焦，脘痞不饥。②脾胃虚寒吐泻。③妊娠恶阻，胎动不安。

【名医经验】

全小林经验：苍术、砂仁、薏苡仁是全小林院士临床常用的燥脾湿三味小方。全小林院士认为，现今多种疾病以中满湿盛为基本病机。苍术可健脾燥湿，常用剂量为12～30g；砂仁可芳香醒脾，常用剂量为3～6g；薏苡仁可健脾祛湿，常用剂量为30～60g。燥脾湿三味小方用于治疗代谢综合征、脂肪肝、消化性溃疡等有脾湿之证。

豆蔻

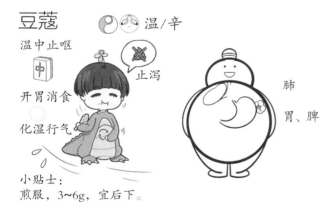

豆蔻 温/辛

温中止呕
中
止泻
开胃消食
化湿行气
肺
胃、脾

小贴士：
煎服，3～6g，宜后下。

【名医按语】

来源：姜科植物白豆蔻或爪哇白豆蔻的干燥成熟果实。

主治：①湿阻中焦，不思饮食，胸腹胀痛，食积不消。②胃寒呕吐。③湿温初起，胸闷不饥。

【名医经验】

陈如燕经验：其观察豆蔻外敷神阙穴配合常规护理对妇科手术术后患者胃肠功能的影响，发现采用豆蔻外敷神阙穴配合常规护理干预妇科手术术后患者，可显著缩短其术后胃肠功能的恢复时间，降低术后胃肠功能障碍的发生率。

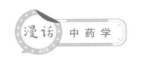

草豆蔻

【名医按语】

来源：姜科植物草豆蔻的干燥近成熟种子。

主治：①寒湿中阻，脘腹胀满冷痛，不思饮食。②嗳气呕逆。③腹痛泻痢。

【名医经验】

潘海峰经验：草豆蔻散加减联合蒙脱石散治疗脾虚型腹泻患儿，可有效促进症状与体征的好转，提高临床疗效，且优于单用蒙脱石散治疗。草豆蔻散出自《太平圣惠方》，功效为补气健脾、疏肝行气。其根据腹泻患儿脾虚证的病证特点对草豆蔻散进行加减应用。蒙脱石散的主要组分为蒙脱石，这是一种具有胃黏膜保护作用的矿物药，能够保护肠细胞正常的吸收、分泌功能，还可改善腹泻患儿的症状、体征，且安全性好。

草果

【名医按语】

来源：姜科植物草果的干燥成熟果实。

主治：①寒湿中阻，脘腹胀痛，痞满吐泻。②疟疾，瘟疫发热。

【名医经验】

童和斋经验：北地胃脘疼痛者多属虚寒证，寒亦多夹湿。胃为阳土，赖水谷滋润；脾为阴土，以阳气用事。正气胜则不受邪，正虚之处更为留邪之所，且"湿喜归脾者，以其同气相感故也"（《临证指南医案》）。若饥饱劳伤，寒凉直中，生冷失节，中焦气虚，则寒湿阻遏脾胃阳气，升降失司，见胃脘隐痛、绵绵不休，喜热饮、热熨，口流清涎，腹胀便溏，肢冷畏寒，舌淡，苔薄白或水滑，脉沉细或迟缓。对于此证，童师常采用草果治中汤加减，即香砂六君子汤加草果、干姜。方中香砂六君益气健脾、理气和胃、化痰止呕，草果祛太阴独胜之寒，配干姜温暖中宫，共奏温中燥湿之功。寒重痛甚者，酌加高良姜、附子、香附、荜澄茄；腹胀者加川厚朴、藿香梗；呕吐者加生姜汁；气虚者加黄芪；痛甚者加甘松、娑罗子。

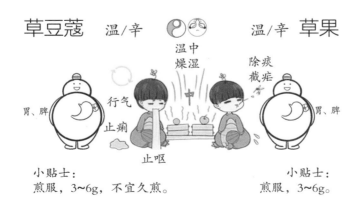

草豆蔻 温/辛　温/辛 草果

温中燥湿　除痰截疟

胃、脾　行气 止痢 止呕　胃、脾

小贴士：
煎服，3~6g，不宜久煎。

小贴士：
煎服，3~6g。

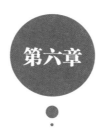

第六章

利水渗湿药

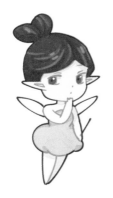 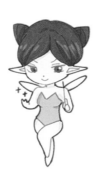 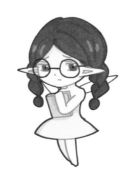

利水消肿药　　　利尿通淋药　　　利湿退黄药

　　凡以通利水道，渗泄水湿为主要功效，常用以治疗水湿内停病证的药物，称利水渗湿药。本类药物味多甘淡或苦，主归膀胱、小肠、肾、脾经，作用趋向偏于下行，淡能渗利，苦能降泄。

　　本类药物具有利水消肿、利尿通淋、利湿退黄等作用。利水渗湿药主要用治水肿、小便不利、泄泻、痰饮、淋证、黄疸、湿疮、带下、湿温等水湿所致的各种病证。

　　根据利水渗湿药药性及功效主治差异，分为利水消肿药、利尿通淋药和利湿退黄药3类。

利水消肿药

★ 总述 ★

本类药物性味甘淡平或微寒，淡能渗泄水湿，服药后能使小便畅利，水肿消退，故具有利水消肿作用，用于治疗水湿内停之水肿、小便不利，以及泄泻、痰饮等证。

★ 用药经验 ★

张少华经验：利水消肿药具有淡渗升降、通利三焦，苦寒趋下、降泄利尿，以及毒烈凶猛、峻下逐水等作用特点，可分为淡渗、苦寒、峻毒3类，应用于寒热虚实不同的水肿病证，为临床合理应用提供依据。

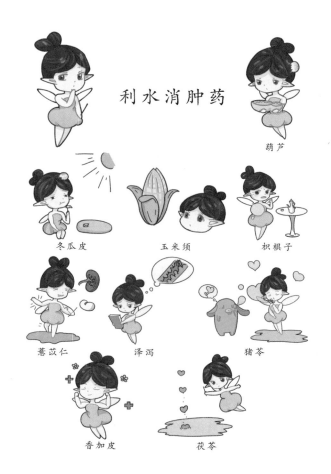

利水消肿药

葫芦

冬瓜皮　　玉米须　　枳椇子

薏苡仁　　泽泻　　猪苓

香加皮　　茯苓

茯苓

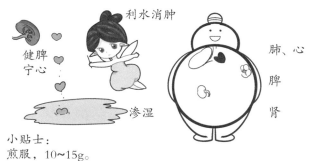

茯苓 ☯ ⚭ ⚜ 平/甘淡→苓→水灵灵→利水

利水消肿

健脾宁心

渗湿

肺、心脾肾

小贴士：
煎服，10~15g。
善利水渗湿而不伤正，为利水消肿要药。

【名医按语】

来源：多孔菌科真菌茯苓的干燥菌核。
主治：①水肿。②痰饮，眩悸。③脾虚泄泻，食少便溏。④心悸，失眠。

【名医经验】

张志远经验：临床应用茯苓在把握其"利水渗湿，健脾，宁心"等功效的基础上，通过将茯苓与他药灵活配伍，或与他方巧妙合用，进一步扩大了其治疗疾病的适用范围。如治疗内伤咳嗽，茯苓常与紫菀、款冬花、桔梗组方；治疗痰饮低热，茯苓常与木防己汤（药物组成：木防己、人参、桂枝、石膏）组方；治疗慢性肠炎，茯苓常与术附汤（药物组成：白术、炮附子、茯苓、甘草）组方；治疗眩晕，茯苓常与半夏、天麻、白术、泽泻组方。由于茯苓功效以利水祛湿为主，故积液、水肿、尿少之证，皆可应用；因其亦有镇静之功，故凡浅睡易梦、心悸不宁、精神过度亢奋、癔症发作，都可使用。此外，张老指出茯苓性味平和，非量大不易见功。他在茯苓的使用上，剂量大亦是一个十分重要的特色，一般都在30g以上，且在合方入药中，突出茯苓的地位，通常作为君药来发挥作用。《名医别录》中记载茯苓"无毒"，证明了其安全性，因此可久服，且大剂量服用亦无碍。

猪苓

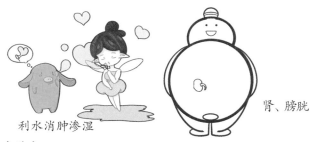

猪苓 ☯ ⚭ ⚜ 平/甘淡→苓→水灵灵→利水

肾、膀胱

利水消肿渗湿

小贴士：
煎服，6~12g。

【名医按语】

来源：多孔菌科真菌猪苓的干燥菌核。

主治：水肿，小便不利，泄泻，淋浊，带下。

【名医经验】

吕仁和经验：在治疗慢性肾小球肾炎、肾病综合征等慢性肾脏病时，吕教授常使用猪苓。而应用猪苓时则一般多是和茯苓共同出现，相须使用。对于乏力明显、精神状态不佳的患者，多应用猪苓来提高其免疫力，补益正气。而茯苓有健脾功效，因此当患者水湿水肿症状较为严重时，或脾虚湿困之水肿明显时，吕教授亦用茯苓配伍猪苓，以增强健脾利水渗湿功效。

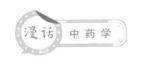

薏苡仁

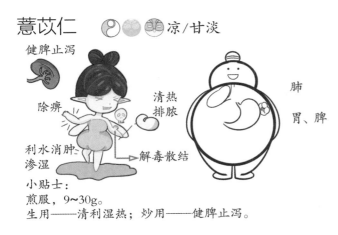

薏苡仁 凉/甘淡

健脾止泻
除痹
清热排脓
利水消肿渗湿
解毒散结

肺、胃、脾

小贴士：
煎服，9~30g。
生用——清利湿热；炒用——健脾止泻。

【名医按语】

来源：禾本科植物薏苡的干燥成熟种仁。

主治：①水肿，小便不利，脚气。②脾虚泄泻。③湿痹拘挛。④肺痈，肠痈。⑤赘疣，癌肿。⑥湿温初起。

【名医经验】

仝小林经验：其认为湿疹发作时多为湿热瘀毒所致，常用黄柏、生薏苡仁、白鲜皮3味药组成的小方态靶结合治疗湿疹。黄柏、生薏苡仁调湿热态，白鲜皮为治疗皮肤病之靶药。方中常用剂量：黄柏为9~30g，生薏苡仁为30~120g，白鲜皮为9~30g。若瘀重者，可加牡丹皮、赤芍；湿毒重者，可加土茯苓、苦参。

泽泻

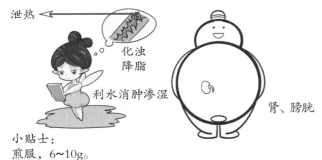

泽泻 寒/甘淡 → 泽→沼泽→湿→利水渗湿
泻→泄热

泄热
化浊降脂
利水消肿渗湿

肾、膀胱

小贴士：
煎服，6~10g。
泻相火而保真阴。

【名医按语】

来源：泽泻科植物泽泻的干燥块茎。

主治：①水肿胀满，小便不利，泄泻，尿少，痰饮眩晕。②热淋涩痛，遗精。③高脂血症。

【名医经验】

卢尚岭经验：泽泻是临床常用中药，多用于利水渗湿、泄热，但对于泽泻养阴补益的功效知之、用之者少。泽泻以补肾养阴为专长，兼以利水泄热、化痰祛湿。对于中老年人眩晕、失眠、耳鸣诸病多重用泽泻，方选六味地黄丸。泽泻作用有三：其一，泽泻咸以入肾，性润，与熟地黄、山茱萸共补肾水；其二，泽泻能泻水中之火，与牡丹皮共敛阴火；其三，肾阴不足可生湿，泽泻与茯苓化湿利浊。若证见阴虚兼有肝阳上亢，加天麻、钩藤；兼肾阳不足，加淫羊藿、巴戟天；兼气虚，加党参、黄芪；兼血虚，加丹参、当归，随证加减，临证用之效果极佳。

香加皮

香加皮 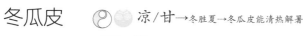 温/辛苦

利水消肿

强筋骨　　祛风湿

心肝肾

小贴士：
有毒。
煎服，3~6g。浸酒或入丸、散，酌量。

【名医按语】

　　来源：萝藦科植物杠柳的干燥根皮。

　　主治：①下肢水肿，心悸气短。②风湿痹证，腰膝酸软。

【名医经验】

　　于作盈经验：于教授根据香加皮、葶苈子的药理作用及临床特点，将其运用于心衰的治疗，采用益气、温阳、活血、利水的治疗方法，达到心气充、心阳振、络脉通、利水消肿的治疗目的，减轻心脏负荷，增加心排血量，改善心衰患者血流动力学，并防止心室重塑，改善心脏功能。

冬瓜皮

冬瓜皮 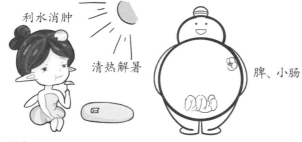 凉/甘 → 冬胜夏 → 冬瓜皮能清热解暑

利水消肿

清热解暑

脾、小肠

小贴士：
煎服，9~30g。

【名医按语】

　　来源：葫芦科植物冬瓜的干燥外层果皮。

　　主治：①水肿胀满，小便不利。②暑热口渴，小便短赤。

【名医经验】

　　赵炳南经验：多皮饮是由《证治准绳》五皮饮化裁而来。而五皮饮是《三因极一病证方论》中的名方，赵炳南教授取其"以皮达皮"之意，在此基础上创制了多皮饮，较五皮饮更有凉血、疏风、止痒之功。多皮饮由地骨皮、五加皮、桑白皮、干姜皮、大腹皮、白鲜皮、牡丹皮、茯苓皮、冬瓜皮、白扁豆皮、川槿皮组成。诸药合用，共奏健脾利湿、和血疏风之功，临床上用于先有蕴湿兼感风寒之邪化热，风寒湿热夹杂，缠绵不去，发于皮肤之疾。若过冷而复发，则重用干姜皮；过热而发作，则去干姜皮。热邪较重可重用桑白皮、地骨皮、牡丹皮；湿邪较重可重用茯苓皮、冬瓜皮、白扁豆皮、大腹皮；风邪较重可重用五加皮、白鲜皮。

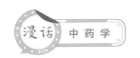

葫芦

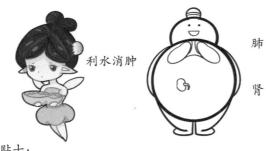

葫芦 ☯ 🔵 平/甘→葫芦可以装水→利水

利水消肿

肺

肾

小贴士：
煎服，15~30g。

【名医按语】

　　来源：葫芦科植物瓤瓜的干燥果皮。

　　主治：①水肿胀满。②淋证。

【名医经验】

　　胡献国经验：葫芦，又名匏、瓠，为葫芦科植物，为夏日保健佳品。其叶有利湿通淋、消肿止痛之功，适用于治疗水肿胀满、小便不利等；其果实有清热宣肺、利湿通淋之功，适用于治疗肺热咳嗽、烦热口渴、小便不利、淋涩疼痛、肢体肿满、腹胀、黄疸等；其籽有解毒辟秽、活血消肿之功，适用于治疗咽喉肿痛、跌打损伤、山岚瘴气等；其皮有利水消肿、利湿退黄之功，适用于治疗面目浮肿、大腹水肿、小便不利、黄疸等。

玉米须

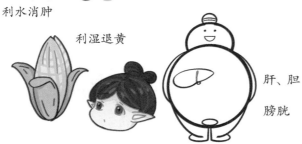

玉米须 ☯ 🔵 平/甘→玉米色黄→退黄
利水消肿

利湿退黄

肝、胆

膀胱

小贴士：
煎服，15~30g，鲜品加倍。

【名医按语】

　　来源：禾本科植物玉蜀黍的花柱和柱头。

　　主治：①水肿。②黄疸。

【名医经验】

　　邓铁涛经验：根据多年的临床观察，邓老认为玉米须降糖疗效确切，故在治疗糖尿病属脾肾气阴两伤时常用六味地黄丸加玉米须、黄芪、仙鹤草，共奏滋养脾肾、益气养阴、降糖止渴之功效，中老年消渴病患者疗效尤为明显。此外，邓老还善用玉米须降压，对于阴阳两虚型高血压，常用自拟方"肝肾双补汤"治疗。方药组成为桑寄生30g，何首乌30g，川芎10g，淫羊藿10g，玉米须30g，杜仲10g，磁石30g（先煎），生龙骨30g（先煎）。

枳椇子

枳椇子 ☯ ◐ 平/甘

利水消肿

解酒毒

胃

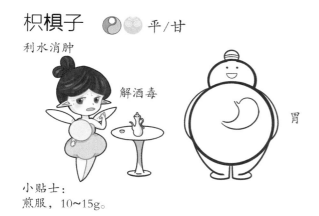

小贴士：
煎服，10~15g。

【名医按语】

来源：鼠李科植物枳椇的干燥成熟种子。

主治：①水肿。②醉酒。

【名医经验】

卢秉久经验：其用枳椇子解除体内酒毒湿热之邪，并在临证时对酒精性肝病不同阶段的治疗有所侧重。如在酒精性肝病初期，从醒脾解酒入手，健脾益气，利水消肿；后期病久，正虚邪恋，癥积已成者，需兼顾滋养肝肾之阴，软坚散结。卢老师又强调，对未能坚持戒酒的患者要酌加葛花，以助枳椇子解酒醒脾之力。在药量使用方面，卢秉久强调该药对用量宜大，故枳椇子临床常用量为30g，每获良效。

利尿通淋药

★ 总述 ★

本类药物性味多苦寒，或甘淡寒。苦能降泄，寒能清热，走下焦，故此类药尤能清利下焦湿热，以利尿通淋为主要作用，主要用于治疗热淋、血淋、石淋、膏淋。

★ 用药经验 ★

张丽经验：中医学认为，淋证是指小便频数短涩，滴沥刺痛，欲出未尽，小腹拘急，或痛引腰腹。历代医家通常将淋证分为5种，即气淋、血淋、石淋、膏淋、劳淋，合称"五淋"。西医学泌尿系统疾病中的一部分疾病可隶属淋证范畴，包括膀胱炎、尿道炎、肾盂肾炎、输尿管结石、肾结石等。

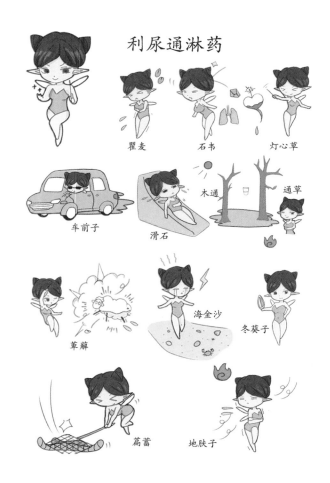

利尿通淋药

瞿麦　　石韦　　灯心草

车前子　　滑石　　木通　　通草

萆薢　　海金沙　　冬葵子

萹蓄　　地肤子

车前子

车前子 寒/甘

清热利尿通淋

清肝明目

渗湿止泻

清肺祛痰止咳

肺肝、小肠肾

小贴士：
煎服，9~15g，宜包煎。

【名医按语】

来源：车前科植物车前或平车前的干燥成熟种子。

主治：①淋证，水肿。②泄泻。③目赤肿痛，目暗昏花，翳障。④痰热咳嗽。

【名医经验】

李红经验：车前子为车前科植物车前的种子，价廉，无毒，味甘寒，含有大量黏液、琥珀酸、腺嘌呤、胆碱及油脂。该品常规用量为10～15g，具有利水、清热、明目、祛痰的作用；中等用量以上（＞20g），可发挥通便作用；大剂量（40～60g）使用，则通便作用更为明显，且无不良反应。药品来源丰富，价格低廉，味不苦，服用方便，是治疗老年人功能性便秘的佳品。

滑石

滑石 寒/甘淡

利尿通淋　清热解暑

祛湿敛疮

肺胃膀胱

小贴士：
煎服，10~20g，宜包煎。
外用适量。

【名医按语】

来源：硅酸盐类矿物滑石族滑石，主含含水硅酸镁。

主治：①热淋，石淋，小便不利，淋沥涩痛。②暑湿，湿温初起。③湿疮，湿疹，痱子。④湿热水泻。

【名医经验】

莫剑经验：对21例带状疱疹患者采用滑石加酒精局部涂敷的方法进行治疗，按照每100g滑石粉加入75%酒精150mL的比例，先将滑石粉装入烧杯中，再倒入酒精搅拌均匀，用无菌棉签涂抹在疱疹表面，待干后再加涂一层，反复多次，直至形成较厚的保护膜。病例治疗后均获痊愈，其中20例用药4～7天后结痂，随后脱落；1例疱疹面积较大者治疗25天后痊愈。本组病例无不良反应发生，愈后皮肤颜色正常，无触痛。

木通

【名医按语】

来源：木通科植物木通、三叶木通或白木通的干燥藤茎。

主治：①热淋涩痛，水肿。②口舌生疮，心烦尿赤。③经闭乳少。④湿热痹痛。

【名医经验】

周仲瑛经验：出血热少尿期病理变化以蓄血为基础，而蓄血与蓄水常互为因果，表现为"热毒""血毒""水毒"三毒并见，瘀热互结，水热潴留。木通配伍白茅根清热利尿，使瘀热下趋，邪从腑泄，能够改善下焦瘀热互结的病理状态，增加肾脏血液流注，改善肾和膀胱的气化功能，增加尿量，木通常用9~20g。

孙桂芝经验：膀胱癌湿热重在下焦，治疗以清利膀胱湿热为主，常用八正散加减治疗。其中木通苦寒通窍利水，兼导心火下行，清小肠之火，常用量为10g。

通草

【名医按语】

来源：五加科植物通脱木的干燥茎髓。

主治：①淋证，水肿。②产后乳汁不下。③湿温初起及暑温夹湿。

【名医经验】

金玫经验：气滞热壅型高血压为气滞日久化热，或热盛伤气，气机不畅，热盛动风，气滞不通，蒸聚上焦所致。治疗宜以清热透风，宣畅气机为法。金玫教授常用通草配伍蝉蜕治疗该病。蝉蜕疏散风热，有透邪之功，主宣上焦热盛，并有解痉镇静之功；通草既走上焦亦走下焦，既可宣通上焦气机，又可利小便，使热从小便而出，给邪以出路。两药一为虫类蜕壳，虫擅走孔窍，质轻解热；一为草药，宣上利下。两药相配，透热解痉，通利清气，有清利头目之功效，对于高血压伴有眩晕、耳鸣、视物不清等更为适宜。此对药均质轻，故用量不宜过大，5~8g即可，可起"四两拨千斤"的效果。

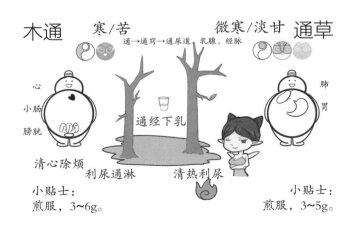

木通　寒/苦　　微寒/淡甘　通草
通→通窍→通尿道、乳腺、经脉

心
小肠
膀胱

通经下乳

肺
胃

清心除烦　　利尿通淋　　清热利尿

小贴士：
煎服，3~6g。

小贴士：
煎服，3~5g。

萆薢

萆薢　平/苦

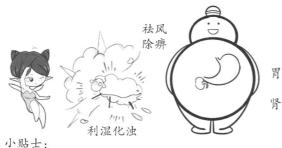

祛风除痹

利湿化浊

胃　肾

小贴士：
煎服，9~15g。

【名医按语】

来源：薯蓣科植物绵萆薢、福州薯蓣、粉背薯蓣的干燥根茎。

主治：①膏淋，白浊，白带过多。②风湿痹痛，腰膝疼痛。

【名医经验】

周仲瑛经验：萆薢味苦性平，长于祛风通痹，利湿泄浊，善治风湿顽痹、腰膝疼痛、湿热疮毒。而土茯苓味甘、淡，性平，《本草正义》载其"利湿去热，能入络，搜剔湿热之蕴毒"。周教授认为，土茯苓偏于解湿毒，萆薢偏于泌清浊，两药配伍，同气相求，可增强利湿泄浊、通痹止痛的作用，尤宜于治疗湿热下注。故重用土茯苓及萆薢这一药对，可使湿热浊毒同除。

瞿麦

瞿麦　寒/苦

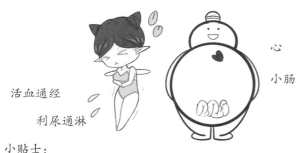

活血通经

利尿通淋

心　小肠

小贴士：
煎服，9~15g。

【名医按语】

来源：石竹科植物瞿麦或石竹的干燥地上部分。

主治：①淋证。②闭经，月经不调。

【名医经验】

张琪经验：张琪提出急性期肾盂肾炎、尿路感染应用清热解毒之法，临床多用八正散加减治疗。若迁延日久，缠绵难愈，遇劳即发，则为劳淋。治疗上热下寒，气化无力型淋证，其常用瞿麦通淋，使水湿下行，同时配伍肉桂、附子温补肾阳以助气化开阖之力，瞿麦常用20g；治疗瘀血阻滞，水湿内停型肾炎，其常用瞿麦利水通淋，同时配伍赤芍、益母草、红花以活血利水，瞿麦多用20g；治疗湿热下蕴型淋证则用瞿麦清热利湿，同时配伍萹蓄、车前子清利下焦湿热，瞿麦多用15~20g。

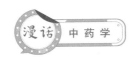

萹蓄

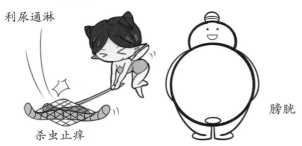

萹蓄 ☯☺ 微寒/苦→又名扁竹→打虫

利尿通淋

杀虫止痒

膀胱

小贴士：
煎服，9~15g，鲜品加倍。外用适量。

【名医按语】

来源：蓼科植物萹蓄的干燥地上部分。

主治：①热淋涩痛，小便短赤。②虫积腹痛，湿疹，阴痒带下。

【名医经验】

陈燕经验：其用萹蓄治疗糖尿病患者1例，取萹蓄鲜品50g或干品适量煎汤，每日口渴时代茶饮用。治疗半年，患者血糖稳定在7.6~8.3mmol/L，尿糖转阴。

地肤子

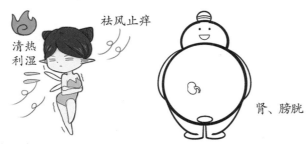

地肤子 ☯☺☺ 寒/苦辛

祛风止痒

清热
利湿

肾、膀胱

小贴士：
煎服，9~15g。外用适量。

【名医按语】

来源：藜科植物地肤的干燥成熟果实。

主治：①小便不利，淋沥涩痛。②阴痒带下，风疹，湿疹，皮肤瘙痒。

【名医经验】

全小林经验：风湿热邪蕴结于皮肤是糖尿病合并皮肤瘙痒的主要病机，应治以清热利湿、祛风止痒。由苦参、白鲜皮、地肤子3味药组成的方剂是临床治疗糖尿病热阶段合并皮肤瘙痒时常用的小方。方中苦参清热燥湿，常用量为6~15g；白鲜皮清热燥湿祛风，常用量为9~30g；地肤子清热利湿，祛风止痒，常用量为15~30g。湿热重时可加黄芩、黄连；湿邪偏盛时可加生薏苡仁、茯苓、陈皮等。

海金沙

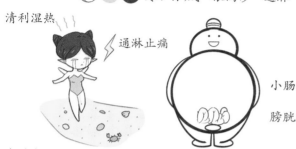

海金沙 寒/甘咸→浪淘沙→通淋

清利湿热

通淋止痛

小肠 膀胱

小贴士：
煎服，6~15g，宜包煎。

【名医按语】

来源：海金沙科植物海金沙的干燥成熟孢子。

主治：水肿，淋证，尿道涩痛。

【名医经验】

丁樱经验：其治疗儿童特发性高钙尿症，辨证为气阴两虚的患儿，选自拟血尿方加味，以凉血化瘀、利尿通淋为治疗原则，根据患儿病情变化加减用药。海金沙虽仅为整个方药中的1味，但其清热化湿、通淋止痛的功效贯穿整个治疗方案，起着关键性的作用。在特发性高钙尿症的调节治疗上，传统中药海金沙与西药相比药效独特，不良反应少。在高钙尿症早期治疗过程中，海金沙联合西药治疗还可以加强其功效并减少相关西药的不良反应。

石韦

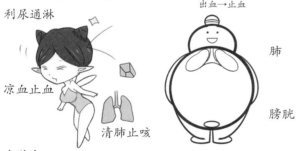

石韦 微寒/甘苦→又名飞刀剑→刀枪无眼易出血→止血

利尿通淋

凉血止血

清肺止咳

肺 膀胱

小贴士：
煎服，6~12g。

【名医按语】

来源：水龙骨科植物庐山石韦、石韦或有柄石韦的干燥叶。

主治：①淋证。②肺热咳喘。③血热出血。

【名医经验】

阎兆君经验：石韦、苍术合用，能确保人体精气神的充盛。石韦味苦，性微寒，可强志益精，凝神定志，安稳惶惶之心神。凡疲劳、乏力、低热患者，紧张担心，志偏意摇，精不任神，用之效果可观。苍术辛温，可开郁通神，升提阳气，解除忧郁，凡形虚体乏者、劳心役智者、忧愁思虑者，过耗心脾气血，魂强魄弱，皆可用之。以石韦、苍术为君之苍韦方（一般用量苍术15g，石韦45g）为阎兆君教授临床应用多年。苍术、石韦两味药物领衔开路，具有清利湿浊、化痰醒神、宁心开郁、强志升意、养精助神的功效，能恢复身心平和，善于治疗慢性疲劳综合征。

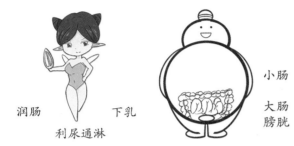

冬葵子

冬葵子 ☯◐◑ 凉/甘涩

润肠　　下乳

利尿通淋

小贴士：
煎服，3~9g。

小肠

大肠
膀胱

【名医按语】

来源：锦葵科植物冬葵的干燥成熟种子。

主治：①淋证，水肿，尿闭。②乳汁不通，乳房胀痛。③便秘。

【名医经验】

刘桂花经验：以野冬葵子为主药治疗腰腿痛1221例，总有效率为97.5%。方法：补骨脂50g，威灵仙40g，加散粮食酒500mL，浸泡1周备用，再加杜仲30g，牛膝、黄芪各50g，赤芍20g（寒痛加制附子30g，外伤瘀血痛加桃仁20g，其他可随证加减）。上药煎成浓缩汁，再把野冬葵子500g加入浓缩汁，用文火煎熬汁净为止，使浓缩汁完全渗透于野冬葵子中，然后把野冬葵子焙干研成细末，以10~18g为1包，备用。服法：每次1包，每日2次，以上药酒10mL左右送下。7天为1个疗程。此法用于治疗各种非器质性病变引起的腰腿痛、身痛，以及不明原因的肌肉酸痛等（对于风湿性关节炎、类风湿关节炎也有一定治疗效果）。服用时一定忌饮茶。

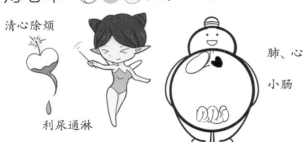

灯心草

灯心草 ☯◐❀ 微寒/甘淡

清心除烦

利尿通淋

小贴士：
煎服，1~3g。

肺、心

小肠

【名医按语】

来源：灯心草科植物灯心草的干燥茎髓。

主治：①尿少涩痛。②心烦失眠，口舌生疮。

【名医经验】

郑世贞经验：其采用灯心草点灸法治疗带状疱疹，疗效满意，尤对减轻患者局部疼痛效果显著，最快可于35分钟后即感疼痛减轻，同时可缩短治疗时间，不留后遗症。治疗时，患者端坐，挺胸平视，用稻草从双眉弓上1cm处经双上耳郭绕至枕骨粗隆，并剪平稻草，然后从第三颈椎（喉结水平处）量至"身柱穴"（胸椎三、四棘突间），用灯心草先蘸上食油，点燃后轻触"身柱穴"，可听见"噗"的一声，说明已点到所要穴位，一般需要点灸1~2次，方可见效。

利湿退黄药

★ 总述 ★

本类药物性味多苦寒，主入脾、胃、肝、胆经。苦寒则能清泄湿热，故此类药以清利湿热、利胆退黄为主要作用，主要用于湿热黄疸，症见目黄、身黄、小便黄等。

★ 用药经验 ★

蒯仂经验：《黄帝内经》对"黄疸"多有论述，如"中央黄色，入通于脾""是主脾所生病者……黄疸，不能卧"，认为黄疸与脾和湿有关。张仲景指出"然黄家所得，从湿得之"，强调湿邪是黄疸的关键病因。朱丹溪也认为"疸不用分其五，同是湿热"。综上所述，湿邪内停，阻遏气机，小便不利，导致了黄疸的发生和发展，提示脾为黄疸的主要病位，湿邪为病机关键，祛湿利小便为退黄的基本治法。其中，小便不利是导致黄疸的关键因素，通过利小便即可化解黄疸形成之源，也可阻断黄疸的病势发展。张仲景在治疗黄疸时也十分注重利小便，其在《金匮要略·黄疸病脉证并治》中强调："诸病黄家，但利其小便。"退黄药大都具备利尿的功效，例如茵陈，《神农本草经》认为其"主风湿寒热邪气，热结黄疸"；《名医别录》谓其有利小便，除头热，亦清肝胆之功效也，可治通身发黄，小便不利。利湿可以退黄，但并非所有利湿药物都能够退黄。从药物归经方面分析，但凡能利湿退黄的药物，均归肝经。而茵陈、金钱草、虎杖等除归肝经外，亦归胆经，可直接作用于肝胆，通过给病邪以去路而发挥退黄作用。

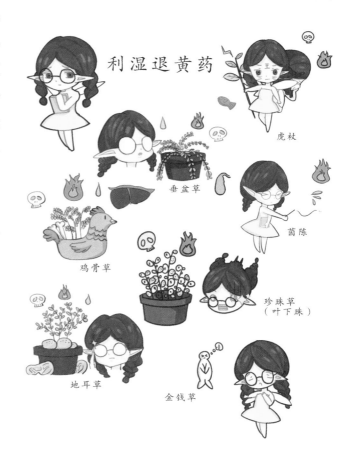

利湿退黄药

虎杖

垂盆草

茵陈

鸡骨草

珍珠草
（叶下珠）

地耳草

金钱草

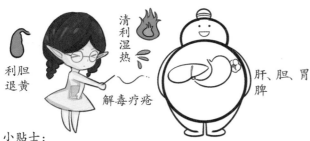

茵陈 微寒/苦辛

利胆退黄
清利湿热
解毒疗疮
肝、胆、胃、脾

小贴士：
煎服，6~15g。
外用适量，煎汤熏洗。

【名医按语】

来源：菊科植物茵陈蒿或滨蒿的干燥地上部分。

主治：①黄疸。②湿疮瘙痒。③湿温暑湿。

【名医经验】

吕仁和经验：根据《素问·通评虚实论》中"肥贵人则高粱之疾也"及《素问·奇病论》中"此人必数食甘美而多肥也"的论述，吕老认为单纯性肥胖和非酒精性脂肪肝是饮食不节，运化不及，体内脂肪堆积过多所致。肥胖可致非酒精性脂肪肝，且病程长则易患慢性病，其核心病机为湿热中阻。吕老认为，茵陈可"清扫肝脏"，临证中见肥胖，尤其是腹型肥胖或身体质量指数（BMI）＞24kg/m^{2}的患者，处方中均使用茵陈30g，并配伍栀子、玄参、麦冬、枸杞子、女贞子各10g，以清湿热、滋肝阴，同时配合运动、饮食，以降脂减重。

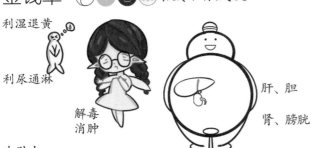

金钱草 微寒/甘咸淡

利湿退黄
利尿通淋
解毒消肿
肝、胆
肾、膀胱

小贴士：
煎服，15~60g，鲜品加倍。
外用适量。

【名医按语】

来源：报春花科植物过路黄的干燥全草。

主治：①湿热黄疸，胆胀胁痛。②石淋，热淋。③痈肿疔疮，毒蛇咬伤。

【名医经验】

仝小林经验：大叶金钱草、鸡内金、桃仁是仝小林院士临床常用的治疗尿石症的3味药。尿石症的核心病机为湿热蕴结、气滞血瘀，因此清热利湿、理气化瘀、通淋排石是其治疗大法。大叶金钱草为清热通淋、化坚排石的要药，仝小林院士临证时常从30g起步，逐步加量至90g，最大用量达120g；鸡内金健胃消食、通淋化石，临床常用剂量为10~30g；桃仁活血通络，临床常用剂量为5~10g。3味药组成治疗尿石症的核心处方，既能针对"湿热态"，又具有明确的通淋排石疗效。

虎杖

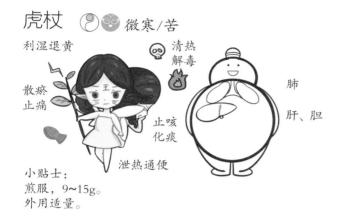

虎杖 ☯😈 微寒/苦

利湿退黄
清热解毒
散瘀止痛
止咳化痰
泄热通便

肺、肝、胆

小贴士：
煎服，9～15g。
外用适量。

【名医按语】

来源：蓼科植物虎杖的干燥根茎和根。

主治：①湿热黄疸，淋浊，带下。②水火烫伤，痈肿疮毒，毒蛇咬伤。③经闭，癥瘕，风湿痹痛，跌打损伤。④肺热咳嗽。⑤热结便秘。

【名医经验】

孙伟经验：糖肾肾衰方药物组成为生黄芪30g，党参15g，制苍术15g，紫苏梗12g，虎杖20g，积雪草30g，鬼箭羽20g，穿山龙30g，白花蛇舌草30g，石韦20g，土茯苓30g，刘寄奴30g，陈葫芦20g，玉米须30g，制大黄10g，杜仲20g，菟丝子15g。该方可益肾健脾、活血清利、泄浊解毒，主治糖尿病肾病引起的肾衰竭（脾肾两虚，湿瘀浊毒证）。

鸡骨草

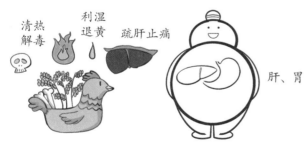

鸡骨草 ☯😈😈 凉/微苦甘

清热解毒
利湿退黄
疏肝止痛

肝、胃

小贴士：
煎服，15～30g。

【名医按语】

来源：豆科植物广州相思子的干燥全株。

主治：①湿热黄疸。②乳痈肿痛。③胁肋不舒，胃脘胀痛。

【名医经验】

林新经验：其用鸡骨草胶囊治疗慢性胆囊炎。30例患者全部服用鸡骨草胶囊（鸡骨草、茵陈、三七、栀子、人工牛黄、猪胆汁等），总有效率为96.66%。鸡骨草胶囊全方具有护肝、利胆、抗炎、抗病毒、解热、镇痛、提高免疫功能的作用，不仅可用于胆囊炎，也可用于急慢性肝炎、肝硬化的治疗。

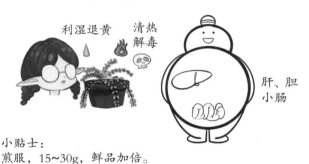

垂盆草

垂盆草 凉/甘淡

利湿退黄　　清热解毒

肝、胆、小肠

小贴士：
煎服，15～30g，鲜品加倍。
外用适量。

【名医按语】

　　来源：景天科植物垂盆草的干燥全草。

　　主治：①湿热黄疸，小便不利。②痈肿疮疡，咽痛，毒蛇咬伤，烧烫伤。

【名医经验】

　　全小林经验：解毒排毒主在肝。肝经湿毒最常见，若湿毒源于外感，则要加强排湿解毒，重在清利；若嗜食肥甘厚味，内在脏腑功能失调而致湿毒内生，则须清热、祛湿、解毒。治法上，除祛湿解毒外，要将清热贯穿治疗始终，因为湿毒易化热、化燥、伤阴。马鞭草、垂盆草、土茯苓是全小林院士临床常用的清肝经湿毒态靶同调的3味药，临床常用剂量分别为马鞭草30～45g，垂盆草20～45g，土茯苓30～240g。

地耳草

地耳草 凉/苦

清热解毒　　利湿退黄

活血消肿

肝、胆

小贴士：
煎服，15～30g，鲜品加倍。
外用适量。

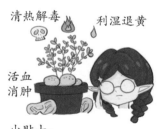
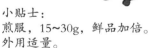
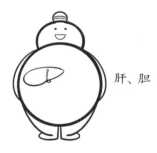

【名医按语】

　　来源：藤黄科植物地耳草的干燥全草。

　　主治：①湿热黄疸。②肺痈，肠痈，痈肿疮毒。③跌打损伤。

【名医经验】

　　张立群经验：地耳草免煎颗粒方中以地耳草和玉米须共为君药，以利湿退黄，活血散瘀。张立群在保肝治疗基础上，加用地耳草免煎颗粒口服联合耳穴压豆治疗中医辨证为肝胆湿热型急性淤胆型肝炎患者，总有效率为96.0%。

珍珠草（叶下珠）

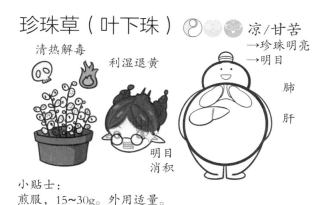

珍珠草（叶下珠） ☯○○○ 凉/甘苦

清热解毒　利湿退黄　→珍珠明亮
→明目

明目消积

肺
肝

小贴士：
煎服，15~30g。外用适量。

【名医按语】

来源：大戟科植物叶下珠的干燥全草或带根全草。

主治：①湿热黄疸，泻痢，淋证。②疮疡肿毒，蛇犬咬伤。③目赤肿痛。④小儿疳积。

【名医经验】

白玉峰经验：其用珍珠草治疗带状疱疹获效甚佳，百余例患者均痊愈，且无后遗神经痛。方法：取珍珠草干草，烧灰存性，研细末，用小米加水煮粥，水开后，取其上浮黏稠泡沫液体，将珍珠草细末调成糊状，用消毒棉签蘸取，外涂于带状疱疹皮损处，每日2~3次，直至痊愈。

第七章

温里药

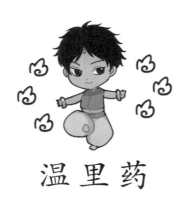

温里药

凡以温里祛寒为主要功效，常用以治疗里寒证的药物，称温里药，又名祛寒药。

本类药物味辛而性温热，辛能散、能行，温能通，善走脏腑而能温里祛寒、温经止痛，故可用治里寒证，尤以里寒实证为主。即《黄帝内经》所谓"寒者热之"、《神农本草经》所谓"疗寒以热药"。个别药物尚能助阳、回阳，用以治疗虚寒证、亡阳证。

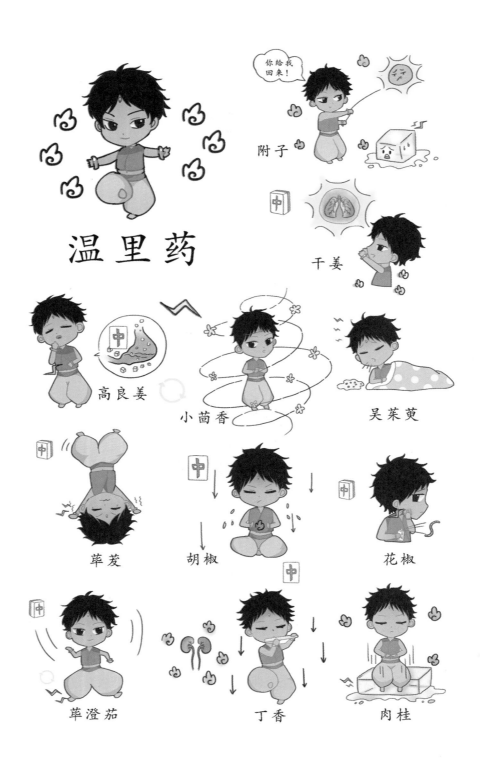

温里药

附子

附子 ☯ 😑 ◐ 大热/辛甘

回阳救逆

你给我
回来！

散寒止痛

补火助阳

心
脾
肾

小贴士：
有毒。
煎服，3~15g。
入汤剂先煎30~60分钟，至口尝无麻辣感为度。
回阳救逆之要药，上助心阳，中温脾阳，下补肾阳。

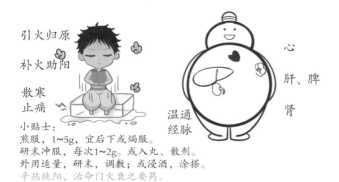

【名医按语】

来源：毛茛科植物乌头的子根加工品。

主治：①亡阳虚脱，肢冷脉微。②肾阳虚衰、阳痿宫冷，虚寒吐泻、脘腹冷痛，阴寒水肿，心阳不足、胸痹冷痛，阳虚外感。③寒湿痹证。

【名医经验】

王庆国经验：其继承张仲景的用药经验，常用附子治疗外感、痛证、心悸、水肿、厥证等。王教授认为，我们应发扬张仲景运用附子之法，在临证时重视早用、广用、重用。早用即阳虚患者早用附子，审机于先，治之于微，防患于未然；广用即凡阳虚、阴阳两虚、气虚、体弱、阳不化阴、实寒、虚寒、寒热错杂、虚实并存者，只要存阳不足即用，用量需从小到大，循序渐进；重用即治疗危急重症、阳虚阴寒内盛患者，使用重剂附子能起沉疴，可将附子用至30g以上（但需从15g起，若无不良反应方可逐渐加量）。

肉桂

肉桂 ☯ 😑 ◐ 大热/辛甘

引火归原

补火助阳

散寒
止痛

温通
经脉

心
肝、脾
肾

小贴士：
煎服，1~5g，宜后下或焗服。
研末冲服，每次1~2g。或入丸、散剂。
外用适量，研末，调敷，或浸酒，涂搽。
辛热纯阳，治命门火衰之要药。

【名医按语】

来源：樟科植物肉桂的干燥树皮。

主治：①阳痿宫冷，腰膝冷痛。②心腹冷痛，虚寒吐泻，寒疝。③寒湿痹痛，阴疽流注，闭经，痛经。④肾虚作喘，虚阳上浮，眩晕目赤。

【名医经验】

仝小林经验：其将2型糖尿病分为"郁、热、虚、损"4个阶段。病至"虚、损"阶段，则变证百出，此阶段以正气不足，阴阳两虚，兼有血瘀为核心病机，治疗注重扶助正气，调补阴阳，辅之以活血化瘀，并针对各种并发症随证治之。肉桂、山茱萸、生晒参是仝小林临床常用的益气扶正、阴阳双补的3味药，3味药组成的小方称"温脾饮"。此方对于2型糖尿病晚期但见阴阳两虚者，皆可配伍使用。方中肉桂常用剂量为3~30g，山茱萸常用剂量为9~60g，生晒参常用剂量为6~30g。

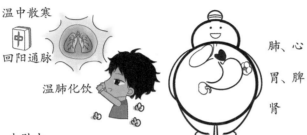

干姜 ☯ 热/辛→干属于阳→温热

温中散寒

回阳通脉

温肺化饮

肺、心、胃、脾、肾

小贴士：
煎服，3~10g。
温中散寒，健运脾胃之主药。

【名医按语】

来源：姜科植物姜的干燥根茎。

主治：①腹痛，呕吐，泄泻。②亡阳证，肢冷脉微。③寒饮喘咳。

【名医经验】

全小林经验：糖尿病性胃轻瘫是糖尿病的常见并发症之一，中医药在治疗2型糖尿病性胃轻瘫方面具有一定的优势。全小林院士认为，脾阳虚是2型糖尿病性胃轻瘫的重要病机。该病治则为温阳散寒，治法以温脾阳为主，佐以降逆止呕、理气止痛。干姜、吴茱萸、肉豆蔻3味药组成的小方是治疗该病态靶同调的药物。方中干姜温中散寒、回阳救逆；吴茱萸散寒止痛、降逆止呕、助阳止泻；肉豆蔻温中涩肠，行气消食。3药合用，温阳散寒，可改善2型糖尿病性胃轻瘫脾阳虚之病机。该小方临床常用剂量为干姜9~30g，吴茱萸6~15g，肉豆蔻6~15g。

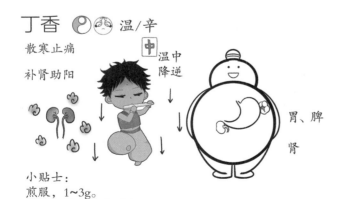

丁香 ☯ 温/辛

散寒止痛

补肾助阳

温中降逆

胃、脾、肾

小贴士：
煎服，1~3g。
外用适量，研末外敷。

【名医按语】

来源：桃金娘科植物丁香的干燥花蕾。

主治：①脾胃虚寒，呕吐呃逆，食少吐泻。②心腹冷痛。③阳痿，宫冷。

【名医经验】

李京津经验：其用丁香含漱法治疗口腔溃疡。取丁香10~15g，捣碎，浓煎成药汁，含漱5~10分钟后吐出，每日漱口8~10次，一般2~3日治愈。虽然冰硼散、双黄连粉涂撒到溃疡面上也能治疗口腔溃疡，但治疗效果均不及丁香浓煎含漱。

小茴香

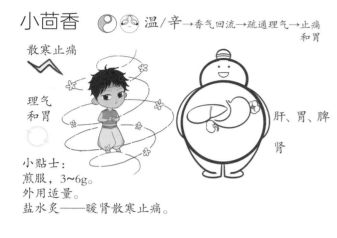

小茴香 ☯ ☺ 温/辛 →香气回流→疏通理气→止痛和胃

散寒止痛

理气和胃

肝、胃、脾、肾

小贴士：
煎服，3~6g。
外用适量。
盐水炙——暖肾散寒止痛。

【名医按语】

来源：伞形科植物茴香的干燥成熟果实。

主治：①寒疝腹痛，睾丸偏坠胀痛，少腹冷痛，痛经。②脘腹胀痛，食少吐泻。

【名医经验】

吉红玉经验：其通过搜集古代医籍及现代医家临证经验及临床应用，总结出小茴香具有以下特点。小茴香的临床汤剂用量多为3~15g。结合疾病、证型、症状选择小茴香最佳剂量，如发挥温补肝肾、散寒止痛作用治疗痛经、崩漏、慢性盆腔炎等，常用量为3~15g；发挥理气和胃、通阳散寒作用治疗消化系统疾病，常用量为3~10g。根据疾病、证型及症状，配伍相应中药，如用于温补肝肾、散寒止痛，常配伍肉桂、干姜、吴茱萸等；用于理气和胃、通阳散寒，常配伍香附、大腹皮、陈皮等。

吴茱萸

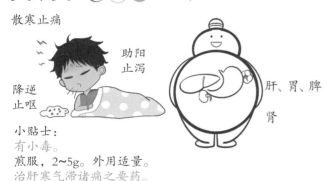

吴茱萸 ☯ ☺ ☺ 热/辛苦

散寒止痛

助阳止泻

降逆止呕

肝、胃、脾、肾

小贴士：
有小毒。
煎服，2~5g。外用适量。
治肝寒气滞诸痛之要药。

【名医按语】

来源：芸香科植物吴茱萸、石虎或疏毛吴茱萸的干燥近成熟果实。

主治：①厥阴头痛，寒疝腹痛，寒湿脚气，经行腹痛。②脘腹胀痛，呕吐吞酸。③虚寒泄泻。④醋调敷脚心，引火下行，治疗口舌生疮。

【名医经验】

仝小林经验：腹泻型肠易激综合征是临床常见疾病，常反复发作，严重影响患者生存质量。中医药在改善患者症状，减少发作方面有一定优势。腹泻型肠易激综合征主要由肝脾不调所致，治疗时既要兼顾肝脾不调之态，又要改善频繁腹泻之靶。仝小林院士常用黄连、吴茱萸、白芍3味药组成的小方态靶同调，疏肝理脾调肠道，缓痛止泻治症靶。根据肝脾虚实不同，采用不同的用量与配伍。如便黏臭则重用黄连，黄连、吴茱萸用量之比为6∶1；便溏则重用吴茱萸，吴茱萸、黄连用量之比为6∶1；痛泻则重用白芍，同时配甘草；便脓则加当归；便血则加三七；里急后重则加厚朴；紧张即加重者，合四逆散。

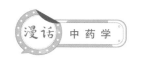

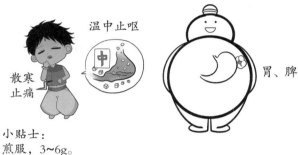

高良姜

高良姜 ☯ 😖 热/辛

温中止呕

散寒
止痛

胃、脾

小贴士：
煎服，3~6g。
研末服，每次3g。

【名医按语】

来源：姜科植物高良姜的干燥根茎。

主治：①脘腹冷痛，泄泻。②胃寒呕吐，嗳气吞酸。

【名医经验】

《湖南中医杂志》载陈皮良姜乌鸡汤。材料：雄乌骨鸡半只，陈皮10g，高良姜10g，胡椒、草果各适量。做法：雄乌骨鸡洗净切块，入陈皮、高良姜、胡椒、草果同炖。文火炖熟，食肉饮汤。月经前每天服食1次，连用3～5天。功效：陈皮理气调中、燥湿化痰，高良姜温中止痛，胡椒温中止痛，草果燥湿温中。诸药合用，可温经暖宫、行气止痛，多用于治疗寒凝血滞所致的痛经。

胡椒

胡椒 ☯ 😖 热/辛

温中散寒
中

开胃消食

下气消痰

胃
大肠

小贴士：
煎服，2~4g。
研粉服，每次0.6~1.5g。
外用适量。

【名医按语】

来源：胡椒科植物胡椒的干燥近成熟或成熟果实。

主治：①胃寒腹痛，呕吐，泄泻，食欲不振。②癫痫痰多。

荜茇

荜茇 ☯ ☺☺ 热/辛

温中散寒 中

下气止痛

小贴士：
煎服，1～3g。
外用适量。

胃
大肠

【名医按语】

来源：胡椒科植物荜茇的干燥近成熟或成熟果穗。

主治：①胃寒腹痛，呕吐，呃逆，泄泻。②寒凝气滞，胸痹心痛，头痛，龋齿疼痛。

【名医经验】

张海龙经验：其以荜茇为君药，自拟荜茇温阳定痛饮，方药组成为荜茇、附子、川芎、桂枝、柴胡、升麻、羌活、白芷、白芍。荜茇性味辛热，归胃、大肠经，善温中助阳，散寒止痛，李时珍认为"荜茇，为头痛、鼻渊、牙痛要药，取其辛热能入阳明经散浮热也"，故以荜茇为君药。附子温阳祛寒并通行十二经；川芎为血中气药，辛温属阳，又能补血而行于巅顶；桂枝辛温通阳，温经化气，故取其共为臣药。柴胡、升麻行气升阳，羌活、白芷引药通经，故为使药。而稍佐白芍既可益阴化阳，又可敛上药辛温走窜之弊。全方共奏扶阳抑阴，散寒止痛之功，使阳气得复，阴寒自退，头痛可除。此外，阳虚不温，多可因虚致实，夹风夹痰，甚或阳虚失于温煦，而致气血凝滞者，可随证加减。夹风者，加天麻、钩藤、代赭石、石决明；夹痰者，加半夏、白术、竹茹；气滞血瘀者，可倍川芎，加延胡索、红花、桃仁、香附等。

荜澄茄

荜澄茄 ☯ ☺☺ 温/辛

温中散寒 中

行气
止痛

小贴士：
煎服，1～3g。

胃、脾
肾、膀胱

【名医按语】

来源：樟科植物山鸡椒的干燥成熟果实。

主治：①胃寒呃逆，脘腹冷痛。②寒疝腹痛。③寒湿郁滞之小便浑浊，虚寒之小便不利。

【名医经验】

沈雅琴经验：关于中药荜澄茄"温中止痛"作用的药理研究发现，荜澄茄醚提取物、荜澄茄水提取物对大鼠盐酸性胃溃疡有对抗作用。其醚提物还对小鼠水浸应激性胃溃疡有对抗作用。两种提取物均有持久的利胆作用，都能对抗蓖麻油和番泻叶引起的小鼠腹泻和抑制小鼠墨汁胃肠推进运动，并延长小鼠热刺激反应潜伏期。其醚提取物还能抑制乙酸引起的小鼠扭体反应。

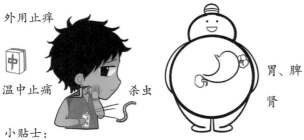

花椒 ☯☺☺ 温/辛

外用止痒

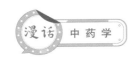

温中止痛　　　　杀虫

胃、脾
肾

小贴士：
煎服，3~6g。
外用适量，煎汤熏洗。

【名医按语】

来源：芸香科植物青椒或花椒的干燥成熟果皮。

主治：①中寒腹痛，寒湿吐泻。②虫积腹痛。③湿疹，阴痒。

【名医经验】

李美珍经验：通过观察87例大月份引产、死胎、产妇患病不宜哺乳者用花椒回奶与63例用溴隐亭回奶效果比较，其发现用花椒回奶者效果较好。使用花椒回奶者无胃肠道症状；花椒回奶服用时间较短，不需加用其他药物。而溴隐亭回奶需加用维生素 B_6（大剂量），以减轻不良反应，且回奶作用是两种药物协同的结果。结论：花椒回奶法方便、经济、效果好，且无不良反应。

第八章

理气药

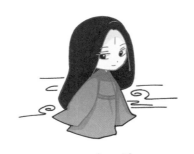

理气药

凡以疏理气机为主要功效，常用以治疗气机失调之气滞、气逆证的药物，称为理气药，又称行气药。其中行气力强者，又称为破气药。

本类药物性味多辛苦温而芳香，主归脾、胃、肝、肺经。辛香行散、味苦能泄、温能通行，故理气药有疏理气机的作用，并可通过调畅气机而达到止痛、散结、降逆之效，主要用于治疗气机失调之气滞、气逆证。

因作用部位和作用特点的不同，此类药又分别具有理气健脾、疏肝解郁、理气宽胸、行气止痛、破气散结、降逆止呕等功效，分别适用于治疗脾胃气滞所致脘腹胀痛、嗳气吞酸、恶心呕吐、腹泻或便秘等；肝气郁滞所致胁肋胀痛、抑郁不乐、疝气疼痛、乳房胀痛、月经不调等；肺气壅滞所致胸闷胸痛、咳嗽气喘等。

理气药

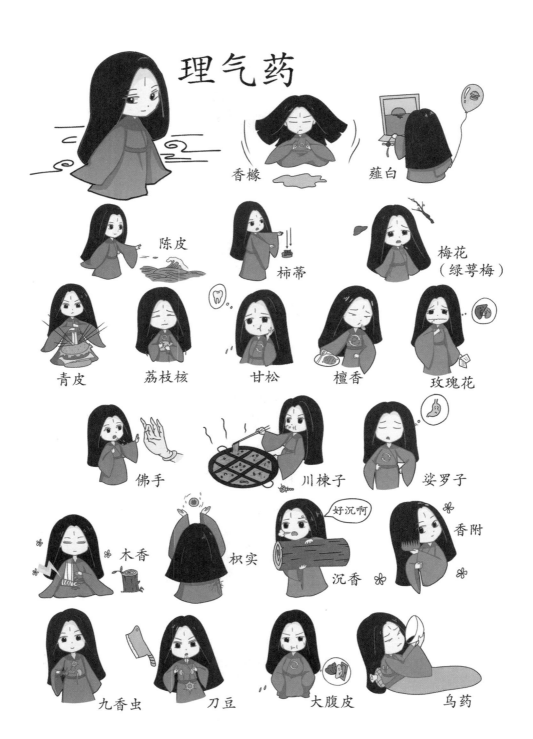

香橼

薤白

陈皮

柿蒂

梅花
（绿萼梅）

青皮

荔枝核

甘松

檀香

玫瑰花

佛手

川楝子

娑罗子

木香

枳实

沉香

好沉啊

香附

九香虫

刀豆

大腹皮

乌药

陈皮

陈皮 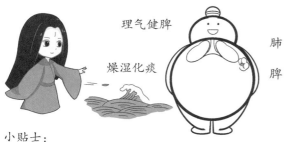 温/辛苦

理气健脾

燥湿化痰

肺脾

小贴士：
煎服，3~10g。
治痰之要药，脾胃之圣药。

【名医按语】

　　来源：芸香科植物橘及其栽培变种的干燥成熟果皮。

　　主治：①脾胃气滞。②呕吐，呃逆。③湿痰、寒痰咳嗽。④胸痹。

附：橘红

　　来源：芸香科植物橘及其栽培变种的干燥外层果皮。

　　性味：同陈皮。

　　归经：同陈皮。

　　功效：理气宽中，燥湿化痰。

　　主治：咳嗽痰多，食积伤酒，呕恶痞闷。

　　用法用量：同陈皮。

青皮

青皮 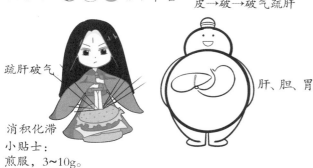 温/辛苦 → 青→清除→消积化滞
皮→破→破气疏肝

疏肝破气

消积化滞

肝、胆、胃

小贴士：
煎服，3~10g。
醋炙——疏肝止痛力强。

【名医按语】

　　来源：芸香科植物橘及其栽培变种的干燥幼果或未成熟果实的果皮。

　　主治：①肝郁气滞，胸胁胀痛，疝气疼痛，乳癖，乳痛。②气滞脘腹疼痛。③食积腹痛。④癥瘕积聚，久疟痞块。

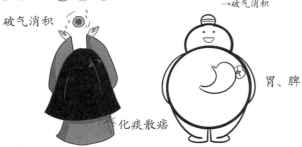

枳实 微寒/辛苦酸 →枳→子弹→破开 →破气消积

破气消积

化痰散痞

胃、脾

小贴士:
煎服，3~10g，大剂量可至15g。炒后药性平和。
上破结胸，中消宿食，下散痞胀。

【名医按语】

来源：芸香科植物酸橙及其栽培变种或甜橙的干燥幼果。

主治：①胃肠积滞，痞满胀痛，湿热泻痢，大便不畅。②痰阻气滞，胸痹，结胸。③脏器下垂。④产后腹痛。

【名医经验】

曾升海经验：枳实味苦、辛，辛则行，苦则降，故其行气之力最为著，兼有化痰消积之功，可用于治疗各种气机不畅之证，无论虚实皆可用之。其主要用于治疗积滞内停、痞满胀痛、泻痢后重、大便不通，以及痰滞气阻、胸脘痞闷、胸痹结胸及各种脏器下垂等疾病。

附：枳壳

来源：芸香科植物酸橙及其栽培变种的干燥未成熟果实。

性味：同枳实。

归经：同枳实。

功效：理气宽中，行滞消胀。

主治：胸胁气滞，胀满疼痛，食积不化，痰饮内停，脏器下垂。

用法用量：煎服，3～10g。孕妇慎用。

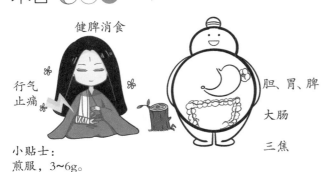

木香 温/辛苦 →香→发散→行气止痛

健脾消食

行气
止痛

胆、胃、脾
大肠
三焦

小贴士:
煎服，3~6g。
生用——行气；煨用——止泻。

【名医按语】

来源：菊科植物木香的干燥根。

主治：①脾胃气滞，脘腹胀痛，食积不消，不思饮食。②泻痢里急后重。③胸胁胀痛，黄疸，疝气疼痛。

【名医经验】

刘华一经验：木香升降皆可，善调中焦脾胃之气机；砂仁辛香善于醒脾，和胃化滞，宣导气机。两者配伍治疗气机失调导致的胸腹气滞、痞闷作胀之腹胀，疗效确切。

薤白

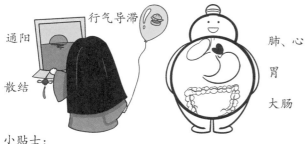

薤白 ☯ 😊 温/辛苦→薤→通泄→行气导滞

通阳

行气导滞

散结

肺、心
胃
大肠

小贴士：
煎服，5~10g。

【名医按语】

来源：百合科植物小根蒜或薤的干燥鳞茎。

主治：①胸痹心痛。②脘腹痞满胀痛，泻痢里急后重。

【名医经验】

仝小林经验：结合态靶因果理论，辨证得出胸痹患者中属于痰瘀互阻证者居多，此为疾病之主态，辨证要点为胸闷痛、唇舌暗等，仝小林院士以瓜蒌、薤白、丹参3味配伍治疗。方中瓜蒌豁痰清痰热，薤白通阳散痹结，丹参活血归心经，3药寒热并用，气机合调，血络通达。剂量配伍方面，多用瓜蒌30g，薤白15g，丹参15g，未见明显不良反应。

沉香

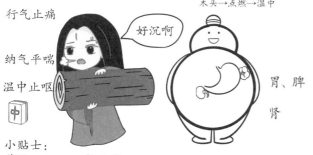

沉香 ☯ 😊 微温/辛苦

行气止痛

纳气平喘

温中止呕

好沉啊

沉→向下→纳气平喘、止呕
香→发散→行气止痛
木头→点燃→温中

胃、脾
肾

小贴士：
煎服，1~5g，宜后下。
可研末冲服，或入丸、散剂，每次1~1.5g。

【名医按语】

来源：瑞香科植物白木香含有树脂的木材。

主治：①胸腹胀痛。②胃寒呕吐呃逆。③虚喘。

【名医经验】

曾庆琪经验：临床常见的男科疾病，其病位多居下焦，而沉香体重色黑，具有主行、主降的特性。临床上常将其与广木香、香附等相配，用于治疗肝郁、肝脾不和之证；同藿香、香附相配，治诸虚寒热；与附子、补骨脂、五味子等配伍，治疗下元虚冷之盆腔生殖器疼痛等疾病。因男科疾病多合并有精神神经方面的症状，如抑郁、焦虑等，临诊时多重心身同调。中医界称沉香为"人体调理师"，特别是在慢性前列腺炎或慢性盆腔疼痛综合征方面，应用沉香之镇痛活性，以缓解患者疼痛症状；应用沉香之镇静、抗抑郁活性，以改善患者精神神经症状，疗效显著。

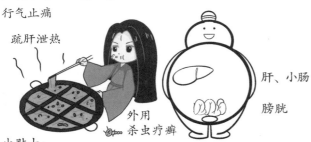

川楝子

川楝子 ☯ 😷 寒/苦

行气止痛

疏肝泄热

外用
杀虫疗癣

肝、小肠
膀胱

小贴士：
有小毒。
煎服，5~10g。外用适量，研末调涂。炒用寒性降低。

【名医按语】

来源：楝科植物川楝树的干燥成熟果实。

主治：①肝郁化火，胸胁、脘腹胀痛，疝气疼痛。②虫积腹痛。③外治头癣、秃疮。

【名医经验】

方心怡经验：其通过搜集古代医籍及现代医家临床经验，总结出川楝子用量具有以下特点。本品临床汤剂用量为6~20g，常用剂量为3~15g；丸散剂临床用量多为0.3g。根据疾病、证型、症状寻求最佳用量，如发挥川楝子疏肝理气解郁作用治疗月经不调、闭经、不孕、围绝经期综合征、乳腺结节等妇科疾病，用量为6~10g；发挥疏肝泄热、理气止痛作用治疗湿疹、带状疱疹、睾丸肿痛、支气管扩张症、慢性前列腺炎等疾病，用量为3~15g。根据疾病、证型和症状，配伍相应中药，如用于疏肝理气解郁，常配伍柴胡、香附、郁金、佛手等；用于疏肝泄热、理气止痛，常配伍延胡索、生地黄、黄芩、当归等。因此，川楝子临床用量应综合考虑病证及配伍等多种因素，随病施量、因证施量、因配伍施量。

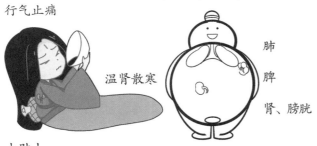

乌药

乌药 ☯ 😣 温/辛　乌鸦→飞行→行气
　　　　　　　　药→腰肾→温肾散寒

行气止痛

温肾散寒

肺
脾
肾、膀胱

小贴士：
煎服，6~10g。

【名医按语】

来源：樟科植物乌药的干燥块根。

主治：①寒凝气滞，胸腹胀痛，气逆喘急，疝气疼痛，经寒腹痛。②尿频，遗尿。

【名医经验】

李智经验：其应用乌药治疗遗尿、疝证、腹胀、疼痛，疗效良好。此外，对于胃部寒冷性剧痛，可用乌药（末）10g，每天1次，开水冲服，1周为1个疗程。对于风寒性关节、肌肉酸痛等，可用乌药泡开水冲洗肌肉、关节局部。

香附

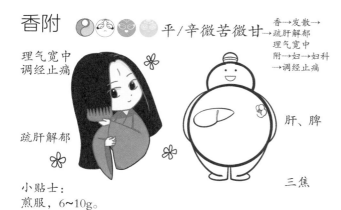

香附 平/辛微苦微甘

香→发散→疏肝解郁理气宽中
附→妇→妇科→调经止痛

理气宽中
调经止痛

疏肝解郁

肝、脾

三焦

小贴士：
煎服，6~10g。
醋炙——止痛力强。

【名医按语】

　　来源：莎草科植物莎草的干燥根茎。

　　主治：①肝郁气滞，胁痛，腹痛，疝气疼痛。②月经不调，经闭痛经，乳房胀痛。③气滞腹痛，脘腹痞闷，胀满疼痛。

【名医经验】

　　仝小林经验：郁证基本病机为气机郁滞，脏腑功能失调。初起多以肝郁气滞为主，因七情内伤，致使肝失条达，气机不畅而成郁证。若进一步加重，则致使多脏腑功能失调，但核心均不离肝气郁结。仝小林院士临床常以制香附、佛手、香橼3味药物组方开郁。制香附作用偏于肝，长疏肝解郁，理气宽中，调经止痛，用量多为9~15g；佛手相较药力缓和，作用偏脾胃，可疏肝理气，和胃止痛，燥湿化痰，用量多为9~15g；香橼作用与佛手相似，均能调和肝脾，而其化痰止咳之力略胜，用量多为9~15g。3药各有侧重，又相互兼顾、相互配伍，协同发挥开郁理气之功效。

佛手

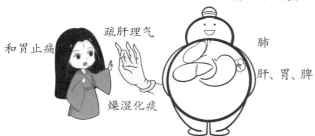

佛手 温/辛苦酸→化解贪欲（解郁疏肝、化痰止咳）而成佛

疏肝理气

和胃止痛

燥湿化痰

肺

肝、胃、脾

小贴士：
煎服，3~10g。

【名医按语】

　　来源：芸香科植物佛手的干燥果实。

　　主治：①肝胃气滞，胸胁胀痛。②脾胃气滞，胃脘痞满，食少呕吐。③久咳痰多。

【名医经验】

　　尤昭玲经验：产后病的病理特点是多虚、多瘀、易寒、易热，尤教授认为此时用药不可过于峻猛。故对于产后腹痛，属气滞血瘀者，其常以药性平和之佛手配伍当归、川芎、益母草，以疏肝理气、活血化瘀；产后抑郁见思绪纷纭，胸闷不舒，胃纳不佳，常用佛手配伍郁金、合欢皮等，以疏肝解郁，调和肝脾。有学者通过观察施今墨常用对药香橼、佛手对抑郁大鼠下丘脑－垂体－甲状腺轴（HPT轴）和下丘脑－垂体－肾上腺轴（HPA轴）功能的影响，发现香橼、佛手可以发挥抗抑郁作用，提出其机制可能是避免了过度应激刺激所致的机体内分泌HPT轴和HPA轴的功能紊乱。

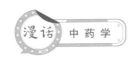
梅花（绿萼梅）

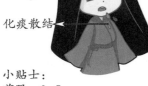

梅花（绿萼梅）⬤⬤⬤平/微酸涩→花→香
→发散
→疏肝和中
花→化
→化痰散结

疏肝和中

化痰散结

肺

肝、胃

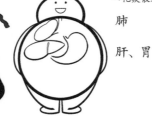

小贴士：
煎服，3~5g。

【名医按语】

来源：蔷薇科植物梅的干燥花蕾。

主治：①肝胃气痛。②梅核气。③瘰疬疮毒。

【名医经验】

周仲瑛经验：绿萼梅性平，味酸、涩，归肝、胃、肺经，具有疏肝和中、化痰散结功效。《本草纲目拾遗》言梅花"开胃散郁，煮粥食，助清阳之气上升；蒸露点茶，止渴生津，解暑涤烦"。周仲瑛常用其治疗肝胃不和证、肝气郁结证，还将绿萼梅拓宽用于治疗气机瘀滞之心系病证。如对于心胸郁闷、心悸不著、心情不畅者，其常用绿萼梅、川芎、丹参3药配伍，通行气血。此外，其亦将梅花配伍用于肝郁不达、痰气互结、神机失用引起的肝厥、癔症。

大腹皮

大腹皮 ⬤⬤微温/辛→大腹→肚子大→行气宽中
消肿

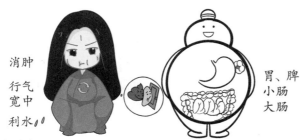

消肿
行气
宽中
利水

胃、脾
小肠
大肠

小贴士：
煎服，5~10g。

【名医按语】

来源：棕榈科植物槟榔的干燥果皮。

主治：①胃肠气滞，脘腹胀闷，大便不爽。②水肿胀满，脚气浮肿，小便不利。

香橼

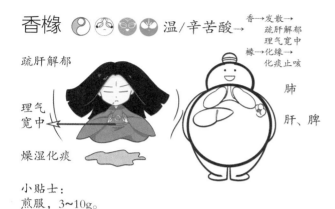

香橼 温/辛苦酸→ 香→发散→疏肝解郁 理气宽中

橼→化缘→化痰止咳

疏肝解郁

理气宽中

燥湿化痰

肺

肝、脾

小贴士：
煎服，3～10g。

【名医按语】

来源：芸香科植物枸橼或香圆的干燥成熟果实。

主治：①肝胃气滞，胸胁胀痛。②脘腹痞满，呕吐噫气。③痰多咳嗽。

荔枝核

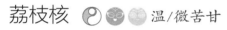

荔枝核 温/微苦甘

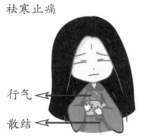

祛寒止痛

行气

散结

肝、肾

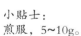

小贴士：
煎服，5～10g。

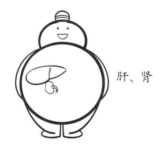

【名医按语】

来源：无患子科植物荔枝的干燥成熟种子。

主治：①寒疝腹痛，睾丸肿痛。②胃脘胀痛，痛经，产后腹痛。

【名医经验】

李淑良经验：其认为橘核和荔枝核这两味药并不是中下焦专用药。《本草纲目》记载橘核能够治疗酒渣鼻风、鼻赤；《本草从新》记载荔枝核能够治疗喉痹肿痛。李淑良将橘核、荔枝核作为对药治疗耳鼻喉部由于气滞痰凝所产生肥大、肿胀、增生、肥厚等具有增生表现的疾病，不仅可以有效消除肿胀、减少增生、改善症状，还能够对鼻咽癌、喉癌等起到辅助治疗的作用。

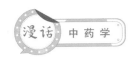

檀香

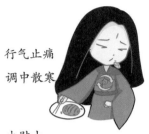

檀香 温/辛→香→发散→行气止痛

行气止痛
调中散寒

肺、心
胃、脾

小贴士：
煎服，2~5g，宜后下。
入丸、散剂，1~3g。

【名医按语】

来源：檀香科植物檀香树干的干燥心材。

主治：寒凝气滞，胸膈不舒，胸痹心痛，脘
腹疼痛，呕吐食少。

【名医经验】

仝小林经验：在辨治气滞血瘀型胃痛时，其
常在辨证论治的基础上加用檀香、九香虫、五灵
脂3味药组成的小方，并根据疼痛程度及病邪深
浅调整剂量。檀香常用剂量为6~9g，九香虫常用
剂量为6~15g，五灵脂常用剂量为6~15g。3药
均走脾胃，功专行气活血止痛，全方合用可靶向
改善患者胃痛症状。

玫瑰花

玫瑰花 温/微苦甘

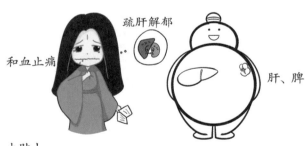

疏肝解郁

和血止痛

肝、脾

小贴士：
煎服，3~6g。

【名医按语】

来源：蔷薇科植物玫瑰的干燥花蕾。

主治：①肝胃气痛，食少呕恶。②月经不调，
经前乳房胀痛。③跌仆伤痛。

【名医经验】

周仲瑛经验：玫瑰花性温味甘，归肝、脾经。
《本草正义》言："玫瑰花，香气最浓，清而不浊，
和而不猛，柔肝醒胃，流气活血，宣通窒滞而绝
无辛温刚燥之弊，断推气分药之中、最有捷效而
最为驯良者，芳香诸品，殆无其匹。"作为花类
药的代表，玫瑰花主要用于肝气郁结、肝胃不和、
气滞血瘀诸证。周仲瑛临证时善将其用于肝木乘
脾证，如慢性胃肠疾患属肝郁脾虚者用逍遥散，
脾虚肝旺者用痛泻要方合左金丸，同时皆可配伍
玫瑰花、乌梅肉。玫瑰花行气疏肝，乌梅肉酸涩
收敛生津，两药相合，疏敛并用。周仲瑛治疗慢
性萎缩性胃炎的验方"滋胃饮"中亦有此对药组
合，以疏肝柔肝，酸甘养阴，疗效显著。

柿蒂

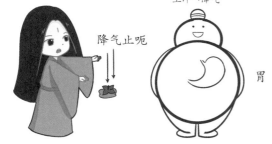

柿蒂 ☯⚫😐 平/苦涩→柿蒂→柿子盖顶→气不得上冲→降气

降气止呃

胃

小贴士：
煎服，5~10g。

【名医按语】

来源：柿树科植物柿的干燥宿萼。

主治：呃逆。

【名医经验】

唐瑜之经验：其重用柿蒂治疗呃逆。一位慢性重型肝炎患者，就诊时呃逆数日不止，殊甚痛苦，此是慢性重型肝炎恶化的重要表现之一，属于难治之疾。其用自拟经验方重肝Ⅰ号加减以清热利湿，化瘀退黄治其本；同时以柿蒂250g煎取汁，频频呷服，以治其标，呃逆迅速减轻、停止。从中药学角度来讲，柿蒂为治疗呃逆的常用药，且其为食用果实之蒂，性平无毒，较之于过用丁香则辛温助热、代赭石重坠伤正等不同。柿蒂含有糖、鞣质、三萜烯酸、乌苏酸、丁香酸、没食子酸等，而这些物质对人体并无明显的不良反应，故重用柿蒂安全而有效。

刀豆

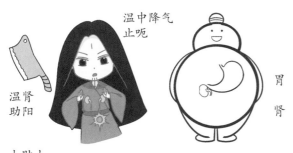

刀豆 ☯⚫ 温/甘→刀豆弯弯形似肾→温肾助阳

温中降气止呃

温肾助阳

胃

肾

小贴士：
煎服，6~9g。

【名医按语】

来源：豆科植物刀豆的干燥成熟种子。

主治：①虚寒呃逆，呕吐。②肾虚腰痛。

【名医经验】

杨文瑞经验：用丁香柿蒂汤、启膈散等方治疗呃逆，甚少显效，因而改用刀豆壳30g，分心木9g，煎汤，分多次频频饮服，效果甚佳。《医林纂要》称刀豆壳可"和中……止呃逆"。分心木系胡桃之木质隔膜，又称胡桃夹、胡桃隔，原为固肾涩精之药，但《本草再新》称其有"健脾固肾"作用。两药合用，既能和中下气以治标，又能健脾固肾以治本，标本兼治，药简而力专，服后呃逆自止。

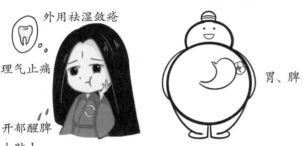

甘松

甘松 ☯ ☺☺☺ 温/辛甘 → 甘入脾→开郁醒脾
松→放松→气畅→理气止痛

外用祛湿敛疮

理气止痛

开郁醒脾

胃、脾

小贴士：
煎服，3~6g。
外用适量，或泡汤含漱，或煎汤洗脚，或研末敷患处。

【名医按语】

　　来源：败酱科植物甘松的干燥根及根茎。

　　主治：①脘腹闷胀、疼痛。②思虑伤脾，不思饮食。③湿脚气。④单用泡汤漱口，可治牙痛。

【名医经验】

　　黄俊山经验：其认为睡眠与肝脾调和有着密切的联系。许多失眠患者多因肝郁失疏，肝木乘脾土，脾胃运化功能失司，气血生成不足，心神失养，加之气机郁滞，气血失和，心神不宁而引起。而甘松能理气开郁，调气机，畅情志，使肝气正常疏泄，有利于脾的运化；又能调理脾胃，醒脾健脾。脾之健运，反过来又有利于肝气的条达。气机调畅，气血生化之源功能正常发挥，阴阳平和，魂归其舍，神魂安宁。

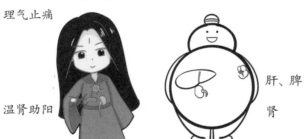

九香虫

九香虫 ☯ ☺ 温/咸 → 九香虫，温肾龙（阳）

理气止痛

温肾助阳

肝、脾
肾

小贴士：
煎服，3~9g。入丸、散剂服，0.6~1.2g。

【名医按语】

　　来源：蝽科昆虫九香虫的干燥体。

　　主治：①胃寒胀痛，肝胃气痛。②肾虚阳痿，腰膝酸痛。

【名医经验】

　　孙自学经验：其通过长期临床实践，总结出阳痿的病机为本虚标实，其中以脾肾亏虚、肝失疏泄为本，以气滞、血瘀、湿热为标，治法有培补脾肾、疏肝理气、活血化瘀、清利湿热等，临床疗效显著。孙自学通过查阅历代文献记载及对临床运用的观察，认为九香虫是治疗阳痿之专药，总结其功效为温肾助阳、疏肝行气、宽膈止痛、安神定志，在诊治各类阳痿临床遣方用药之时常佐以九香虫，屡起沉疴，常获佳效。孙自学建议，临证时九香虫多炒用，因在煎煮过程中可充分将其有效成分析出，故将其作为佐助药、佐制药、反佐药，配伍于治疗不同证型阳痿的方剂之中，而起到不同之功效。

娑罗子

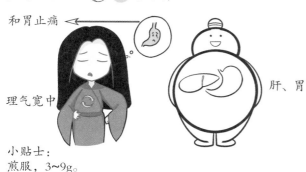

娑罗子 ☯ ◐ 温/甘

和胃止痛 ←

理气宽中

小贴士：
煎服，3~9g。

肝、胃

【名医按语】

来源：七叶树科植物七叶树、浙江七叶树或天师栗的干燥成熟种子。

主治：肝胃气滞，胸腹胀闷，胃脘疼痛。

【名医经验】

李新钟经验：其自拟娑罗饮治疗胃脘痛，基本方由娑罗子10g，预知子12g，生白芍15g，柴胡、枳壳各6g，薄荷（后下）、生甘草各5g组成。方中娑罗子甘温平和，为治疗胃脘痛之妙药，据《本草纲目拾遗》记载，其具有"平胃通络"之功，民间用单味即可取效；配以预知子甘寒无毒，能疏肝利气、活血止痛，既可调娑罗子之温性，又能活血通络。两药相伍，气血兼顾而以理气为主，气为血之帅，气行则血行，血行则气无涩滞，疼痛自已，用为主药。柴胡、白芍、枳壳、甘草即仲景四逆散，能疏肝和胃、理气止痛，以为辅药。更用薄荷一味，以为佐使。薄荷馥郁芬芳，疏泄宣通是其所长，且不耗伤阴液，《本草新编》称其"不特善解风邪，尤善解忧郁。用香附以解郁，不若用薄荷解郁更神也"，逍遥散中用之即是此意。全方以理气宣郁、缓肝调中为宗旨。如肝郁化火，可合左金丸；胃阴受伤，可合益胃汤；脾运不健，可合四君子汤；寒邪凝滞，可合良附丸；湿热中阻，可合藿朴夏苓汤；夹有瘀血，可合失笑散。

第九章

消食药

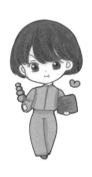

消食药

  凡以消化食积为主要功效，常用以治疗饮食积滞的药物，称为消食药。

  消食药多味甘性平，主归脾、胃二经，具有消食化积，以及健胃和中之功，使食积得消，食滞得化，脾胃之气得以恢复。此外，部分消食药又兼有行气、活血、祛痰等功效。

  消食药主治宿食停留，饮食不消所致的脘腹胀满，嗳腐吞酸，恶心呕吐，不思饮食，大便失常等，以及脾胃虚弱，消化不良。

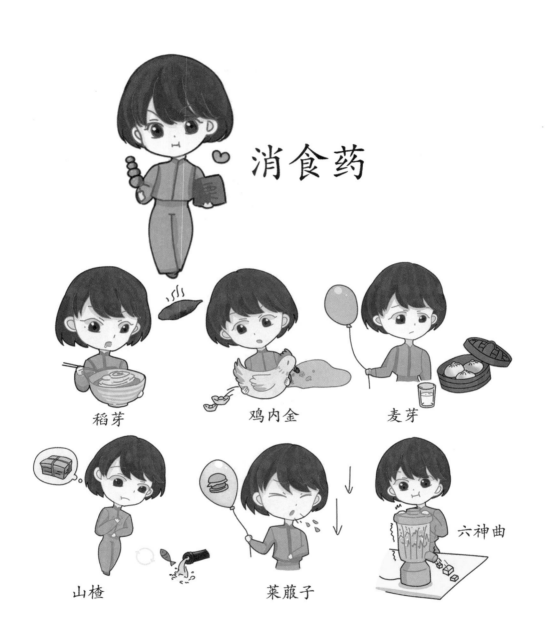

消食药

稻芽　　　鸡内金　　　麦芽

山楂　　　莱菔子　　　六神曲

山楂

山楂 ☯ 😊 ☺ 微温/甘酸 →楂→渣→把食物变成渣→利消化

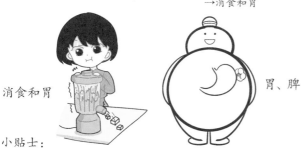

消食化积
化浊降脂

行气散瘀

肝、胃、脾

小贴士：
煎服，9~12g，大剂量可用至30g。
生山楂——散瘀；炒山楂——消食；焦山楂、山楂炭——止泻痢。
消化油腻肉食积滞之要药。

【名医按语】

来源：蔷薇科植物山里红或山楂的干燥成熟果实。

主治：①肉食积滞，胃脘胀满。②泻痢腹痛，疝气疼痛。③血瘀经闭，产后瘀阻，心腹刺痛，胸痹心痛。④冠心病，高血压，高脂血症。

【名医经验】

卢秉久经验：在脂肪肝的治疗过程中，卢秉久教授喜用山楂与泽泻配伍，常用剂量为各20g。其自创代茶饮（组成：山楂20g，泽泻20g，大黄10g，黄芪50g）强调了大黄、山楂、泽泻、黄芪的用药比例为1∶2∶2∶5，临床收效良好，尤其适用于脂肪肝伴有实证便秘者。

六神曲

六神曲 ☯ 😣 ☺ 温/甘辛 →听了神曲胃口大开→消食和胃

消食和胃

胃、脾

小贴士：
煎服，6~15g。炒焦——消食。
适用于外感表证兼食积腹泻。

【名医按语】

来源：辣蓼、青蒿、杏仁等药加入面粉混合后经发酵而成的曲剂。

主治：①饮食积滞，食滞兼外感者。②丸剂中有金石、贝壳类药物者，可用本药糊丸以助消化。

【名医经验】

全小林经验：六神曲、半夏曲和红曲是全小林院士治疗高脂血症的常用配伍。他认为，临床辨治高脂血症应抓住脾虚不运，邪实结聚的核心病机，标本兼顾；治疗时当辛开苦降，消膏降浊，调和脾胃寒热。在临床用量方面，六神曲常用剂量为9~15g，以健脾和胃、消导调中；半夏曲常用剂量为9~15g，以通泄消导、燥湿化痰而协助病理产物排出体外；红曲作为降血脂的靶药，其临床用量为3~15g，以健脾燥湿、消膏降浊。现代药理研究表明，以上3味药可提高胃肠动力，调节肠道菌群，降低总胆固醇、甘油三酯、低密度脂蛋白胆固醇水平。

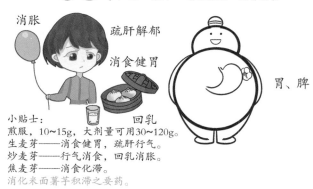

麦芽

麦芽 平/甘→麦子→吃进胃里→健胃消食

消胀
疏肝解郁
消食健胃
回乳
胃、脾

小贴士：
煎服，10~15g，大剂量可用30~120g。
生麦芽——消食健胃，疏肝行气
炒麦芽——行气消食，回乳消胀
焦麦芽——消食化滞。
消化米面薯芋积滞之要药。

【名医按语】

来源：禾本科植物大麦的成熟果实经发芽干燥的炮制加工品。

主治：①食积不化，脘腹胀满，脾虚食少。②乳汁郁积，断乳，乳房胀痛。③肝气郁滞或肝胃不和之胁痛、脘腹痛等。

【名医经验】

郭诚杰经验：其对麦芽的炮制、用量、煎服多有讲究，在组方配伍中，如疏肝理气、清泻肝胆、利湿退黄宜用生品，催乳最宜生炒同用，回乳则需炒制且剂量宜大，消食则宜中等剂量而炒用，临床屡屡收效。

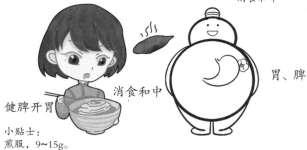

稻芽

稻芽 温/甘→稻子→吃进胃里→健脾开胃 消食和中

健脾开胃
消食和中
胃、脾

小贴士：
煎服，9~15g。
生用——中和力强；炒用——消食效佳。
善于消米面薯芋类食积。

【名医按语】

来源：禾本科植物稻的成熟果实经发芽干燥的炮制加工品。

主治：食积不消，腹胀口臭，脾胃虚弱，不饥食少。

【名医经验】

尤建良经验：焦麦芽甘平，归脾、胃经，可行气消食，健脾开胃，回乳消胀，疏肝解郁；焦稻芽甘平，归脾、胃经，可消食和中，健脾开胃。《本草纲目》记载，"但有积者能消化，无积而久服，则消人元气也，不可不知"，"消导米面诸果食积"。两者相须为用，能增强健脾开胃，消食和中之功效。胃癌患者，尤其是中晚期胃癌患者，易损伤中焦脾胃，造成脾胃功能失调，中焦失和，气血不足，此时重在调补后天之本。尤建良认为，醒脾开胃是治疗胃癌的首要任务，临证常选用焦麦芽10g，焦稻芽10g，微微调控，以防虚不受补。现代药理研究证实，焦稻芽和焦麦芽均含有多种消化酶，对胃酸、胃蛋白酶的分泌也有促进作用。

莱菔子

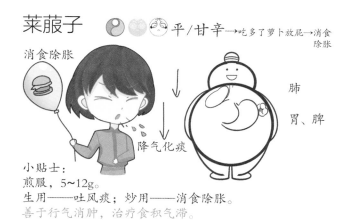

莱菔子 ☯ 🌙 😝 平/甘辛→吃多了萝卜放屁→消食除胀

消食除胀

肺
胃、脾

降气化痰

小贴士：
煎服，5~12g。
生用——吐风痰；炒用——消食除胀。
善于行气消肿，治疗食积气滞。

【名医按语】

来源：十字花科植物萝卜的干燥成熟种子。

主治：①食积气滞，脘腹胀痛，大便秘结，积滞泻痢。②咳喘痰多。

【名医经验】

何晓晖经验：用莱菔子治疗老年人便秘，气虚者伍与黄芪、白术、党参等；血虚者伍与当归、何首乌、熟地黄等；阴虚者伍与生地黄、玄参、白芍等；阳虚者伍与肉苁蓉、核桃肉等。但应注意，泄泻属虚证者，不用或少用之，因其有泻下通便作用；嘈杂、胃灼热、易饥者，不用或少用之，因其有消食助运之功。

鸡内金

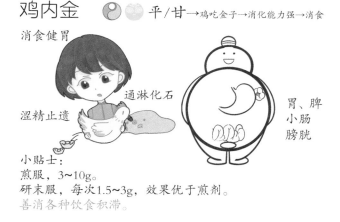

鸡内金 ☯ 😝 平/甘→鸡吃金子→消化能力强→消食

消食健胃

通淋化石

涩精止遗

胃、脾
小肠
膀胱

小贴士：
煎服，3~10g。
研末服，每次1.5~3g，效果优于煎剂。
善消各种饮食积滞。

【名医按语】

来源：雉科动物家鸡的干燥砂囊内壁。

主治：①饮食积滞，呕吐泻痢，小儿疳积。②肾虚遗精、遗尿。③砂石淋证，胆胀胁痛。

【名医经验】

张锡纯经验：生鸡内金能化瘀血，又不伤气分，对癥瘕、经闭而体弱者，鸡内金较三棱、莪术更为适宜。另外，鸡内金性主降，如脾胃受伤，饮食停滞而反胃吐食，宜用之；胃不和而肝血亏虚，阴虚不能潜阳，兼见肝火上升而致不寐者，鸡内金可和胃降逆，引热下行；肝气郁兼胃气上逆，或冲气上逆兼奔豚，或气上冲脑之头痛等证也可用生鸡内金。反之，凡大气下陷或咳嗽吐血等证，又忌用鸡内金，以避其降气、活血之弊。

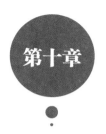

第十章

驱虫药

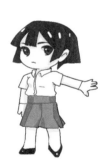

驱虫药

凡以驱除或杀灭人体内寄生虫为主要功效，治疗虫证为主的药物，称为驱虫药。

本类药物多入脾、胃、大肠经，部分药物具有一定的毒性，对人体内的寄生虫，特别是肠道寄生虫有毒杀或麻痹作用，促使其排出体外，故主要用于肠道寄生虫病，如蛔虫病、蛲虫病、绦虫病、钩虫病、姜片虫病等。此类寄生虫病患者常可出现绕脐腹痛，不思饮食或多食善饥，嗜食异物，肛门瘙痒等症状；迁延日久，可出现形体消瘦，面色萎黄，甚或周身浮肿等。但也有部分患者无明显症状，只在检查大便时才被发现。凡此，均当服用驱虫药物，以求根治。部分驱虫药物对机体其他部位的寄生虫病，如血吸虫病、阴道滴虫病等，亦有抑杀作用。此外，某些驱虫药物兼有行气、消积、止痒等作用，对食积气滞、小儿疳积、疥癣瘙痒等病证，亦有疗效。

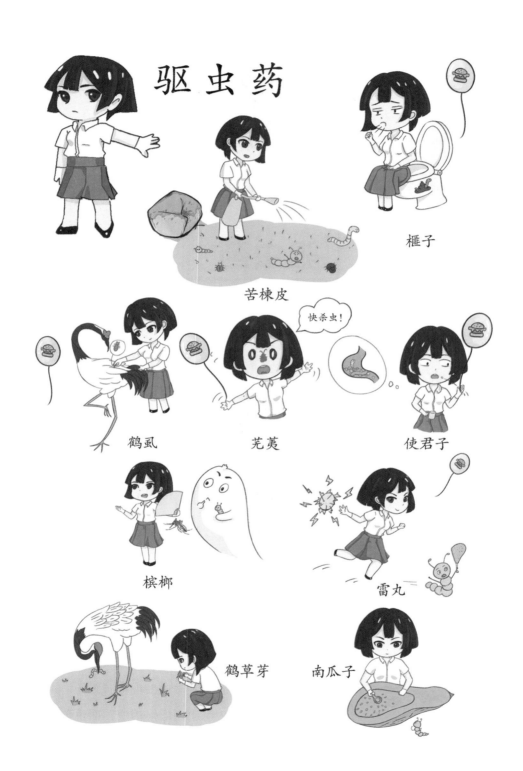

驱虫药

使君子

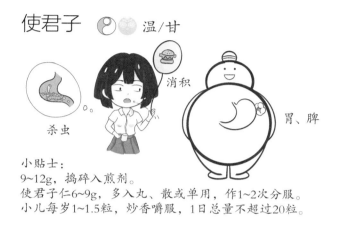

使君子 温/甘

杀虫

消积

胃、脾

小贴士：
9~12g，捣碎入煎剂。
使君子仁6~9g，多入丸、散或单用，作1~2次分服。
小儿每岁1~1.5粒，炒香嚼服，1日总量不超过20粒。

【名医按语】

来源：使君子科植物使君子的干燥成熟果实。

主治：①蛔虫病，蛲虫病，虫积腹痛。②小儿疳积。

【名医经验】

陈树人经验：使君子去壳、炒熟，小儿每日用量3~15粒，成人每日用量15~30粒。服用方法：饭前半小时，将使君子仁咬碎、吞服（不可囫囵吞）。根据上述剂量，每日3次分服，连续服用15天为1个疗程。隔1个月，需继续服用1个疗程。效果测定：服完第一个疗程，症状即减轻或消失。服完第二个疗程，症状即可消失。

雷丸

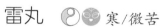

雷丸 寒/微苦

消积

杀虫

胃
大肠

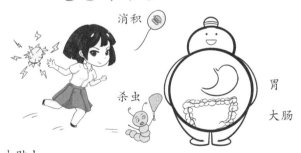

小贴士：
研粉服或入丸、散，15~21g。

【名医按语】

来源：白蘑科真菌雷丸的干燥菌核。

主治：①绦虫病，钩虫病，蛔虫病，虫积腹痛。②小儿疳积。

【名医经验】

郭炜经验：雷丸苦能降泄，寒能清热，功擅杀虫，又可消积，为历代治疗虫积腹痛，小儿疳积之良药。该品驱杀绦虫，作用显著；用于治疗钩虫病、蛔虫病，亦有功效。用其治疗虫积诸证，常与槟榔、牵牛子、木香等配伍；治疗小儿疳积，每与使君子、胡黄连、白术同用；若治脑囊虫病，可与半夏、茯苓、白芥子配用。唯本品加热则效失，故不宜入煎剂。内服一般研粉服，15~21g，1次5~7g，饭后用温开水调服，每日3次，连服3天；或入丸剂。无虫积者禁服，有虫积而脾胃虚寒者慎服。临床应用雷丸时，除用于治疗绦虫病、钩虫病、蛔虫病、虫积腹痛、小儿疳积诸证外，还可配伍他药治疗斑秃、小细胞肺癌（广泛期）等诸多疾病，值得借鉴和推广。

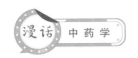

槟榔

槟榔 温/苦辛→彬彬有礼的郎→浩然正气
（截疟、消积）
行云流水
（行气、利水）

行气

截疟　杀虫

消积　利水　　　胃　大肠

小贴士：
煎服，3~10g，驱绦虫、姜片虫30~60g。

【名医按语】

来源：棕榈科植物槟榔的干燥成熟种子。

主治：①绦虫病，蛔虫病，姜片虫病，虫积腹痛。②积滞泻痢，里急后重（焦槟榔）。③水肿，脚气肿痛。④疟疾。

【名医经验】

仝小林经验：糖尿病患者早期大多有嗜食肥甘厚味的习惯，郁热内阻脾胃，多表现为中焦胃肠实热证。糖尿病早中期的核心病机是中满内热，以热态为主，胃肠实热证是其主要证型，口干渴、口苦口臭、大便干结为症状靶，血糖升高为指标靶，治法以泄热除满、行气通腑为主。其创治疗糖尿病的经验小方"通腑饮"，全方由生大黄、黄连、焦槟榔3味组成，态靶同调，方简效著。方中生大黄为泄热导滞通腑的要药，临床常用量为3~15g；黄连为苦寒之最，善清中焦郁热，又是确有疗效的降糖靶药，临床常用量为15~30g；槟榔行气消积，临床常用量为6~15g。

榧子

榧子 平/甘→榧（润肺）子（止咳）

润肺
止咳

润肠通便　　杀虫
消积　　　肺　胃　大肠

小贴士：
煎服，9~15g。
宜炒熟嚼服，1次用15g。

【名医按语】

来源：红豆杉科植物榧的干燥成熟种子。

主治：①钩虫病，蛔虫病，绦虫病，虫积腹痛。②小儿疳积。③肠燥便秘。④肺燥咳嗽。

【名医经验】

王效政经验：用榧子乌梅汤加减治疗胆道蛔虫病患者17例，收到了较好疗效。17例患者都有典型的阵发性绞痛史，剑突下右方有明显压痛，恶心呕吐，有的呕出过蛔虫，大便虫卵检查均为阳性，后经服榧子乌梅汤2~5剂而愈。17例患者中，有2例同时用了其他药物。榧子乌梅汤方药组成：榧子30g，川椒30g，生姜30g，甘草30g，延胡索15g，川楝子15g，槟榔15g，乌梅30g，加水500mL，文火煎至250mL左右。服法：每剂药早晚各煎1次，得头汁、二汁各250mL左右。成人每汁分3次服，小儿服量酌减。每次服药前，先服温水加醋50~70mL，小儿酌减。

鹤虱

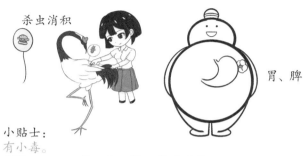

鹤虱 ☯☺😣 平/苦辛 →帮鹤抓虫虱 →杀虫

杀虫消积

胃、脾

小贴士：
有小毒。
煎服，3~9g。或入丸、散。外用适量。

【名医按语】

来源：菊科植物天名精或伞形科植物野胡萝卜的干燥成熟果实。

主治：①蛔虫病，蛲虫病，绦虫病，虫积腹痛。②小儿疳积。

【名医经验】

艾儒棣经验：其根据《证治准绳》中"虫由湿热蕴蒸而生，观之月中有雨，则禾节生虫，其理明矣"之言，进一步提出"染触含灵之毒，聚而成疮，溃而为疡"。故在治疗顽固性瘙痒、久治不愈之湿疹、溃疡、酒渣鼻时，常加用鹤虱、百部两味药。若患者瘙痒较重，另外可根据主要病机，加用苦参清热燥湿止痒，或地肤子祛风止痒，或珍珠母、龙骨重镇安神，以达止痒之目的。

芜荑

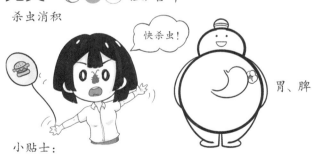

芜荑 ☯☺😠 温/苦辛

杀虫消积

快杀虫！

胃、脾

小贴士：
煎服，3~10g。
入丸、散，每次2~3g。外用适量，研末调敷。

【名医按语】

来源：榆科植物大果榆果实的加工品。

主治：①虫积腹痛。②小儿疳积。

【名医经验】

姚芳经验：食积性腹泻是非感染性腹泻中最常见的一种类型。西医治疗该病多以液体疗法、口服微生态制剂和胃肠黏膜保护剂为主；中医则用健脾化积方药内服，疗效满意。但因患儿惧痛畏苦难以接受输液、服药，故用药物敷脐的中医传统外治疗法解决了小儿服药困难、药物吸收差等问题，该法日益受到儿科医生的重视。姚芳等观察芜荑消积膏敷脐治疗小儿食积性腹泻的临床疗效，发现芜荑消积膏敷脐能明显改善小儿食积性腹泻的临床症状，与口服药配合使用可明显提高疗效，并且使用方便，值得临床推广。

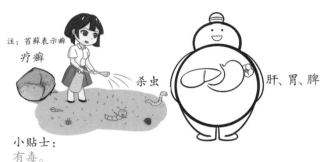

苦楝皮

寒/苦→经过苦练，皮肤能防虫癣

注：苦藓表示癣
疔癣

杀虫

肝、胃、脾

小贴士：
有毒。
煎服，3~6g。外用适量，研末，用猪脂调敷患处。

【名医按语】

来源：楝科植物川楝或楝的干燥树皮和根皮。

主治：①蛔虫病，蛲虫病，虫积腹痛。②疥癣瘙痒。

【名医经验】

郭文强经验：其在民间验方单味花椒煎剂的基础上制得花椒苦楝皮醋，外用治疗疥疮患者6例，疗效显著。该法克服了传统药物不良反应大或污染衣被的缺点。药物制备：取花椒50g，苦楝皮75g，加水2000mL，武火快煎20分钟左右，将煎剂连同药渣倒入容器内，另加山西陈醋100mL，贮存备用，上述为1剂药液量。一般临床用药8天后，瘙痒症状即可显著减轻或消失；用药10日并配合煮沸消毒衣物及日光曝晒被褥等措施，疗效更加显著，值得临床推广使用。

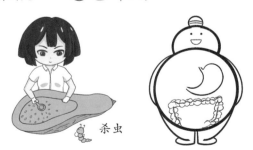

南瓜子

平/甘

杀虫

胃
大肠

小贴士：
研粉，60~120g，冷开水调服。

【名医按语】

来源：葫芦科植物南瓜的种子。

主治：①绦虫病。②血吸虫病。

【名医经验】

玉志文经验：其治疗1例绦虫病患者，先将生南瓜子（去壳）150g，于清晨空腹1次嚼服。两小时后，再用槟榔70g，水煎半小时至200mL，一次性服完。再取大黄100g，用刚煮沸的开水250mL浸泡两小时，在服槟榔煎剂后半小时一次性服完。5~6小时后，大便、绦虫一同排出。

鹤草芽

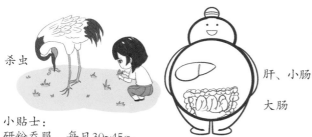

鹤草芽 ⊗⊗⊗ 凉/苦涩→鹤食虫→杀虫

杀虫

肝、小肠

大肠

小贴士：
研粉吞服，每日30~45g。
小儿0.7~0.8g/kg，每日1次，早起空腹服。
外用适量。

【名医按语】

　　来源：蔷薇科植物龙芽草（即仙鹤草）的干燥冬芽。

　　主治：绦虫病。

【名医经验】

　　邵树昌经验：阴痒是男女阴部瘙痒之疾，临床可见于阴囊湿疹、滴虫性阴道炎、外阴阴道假丝酵母菌病及淋病等疾病中。中医学认为，其病因皆为肝郁湿热，风邪外袭及里，一般采用内服药物效果不太显著。邵树昌临床验证，采用鹤草芽汤煎后熏洗疗法，疗效颇佳。方法：将鲜鹤草芽250g左右用水适量煎数滚，趁热贮于盆内，熏下身；待稍温时，滤渣后洗外阴。洗前，夏季加鲜紫花地丁汁30mL，冬季加2枚猪胆（取汁）。

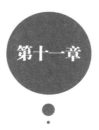

第十一章

止血药

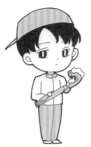
凉血止血药

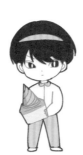
化瘀止血药

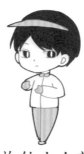
收敛止血药

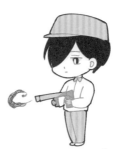
温经止血药

凡以制止体内外出血为主要功效，主要用以治疗各种出血病证的药物，称为止血药。

止血药入血分。因心主血、肝藏血、脾统血，故本类药物以归心、肝、脾经为主，尤以归心、肝二经者为多。

止血药均具有止血作用，因其药性有寒、温、散、敛之异，故本章药物的功效分别有凉血止血、温经止血、化瘀止血、收敛止血之别。根据止血药的药性和功效不同，本章药物也相应地分为凉血止血药、温经止血药、化瘀止血药和收敛止血药4类。

凉血止血药

★ 总述 ★

本类药物性属寒凉，味多甘苦，入血分，能止血兼清血热，适用于血热妄行所致的各种出血证。

本类药物以止血为主要功效，虽有凉血之功，但清热作用并不强，故在治疗血热出血病证时，常需与清热凉血药同用。若治血热夹瘀之出血，当配伍化瘀止血药，或配伍少量的活血化瘀药。

本类药物均为寒凉之品，原则上不宜用于虚寒性出血；又因其寒凉易于凉遏留瘀，故不宜过量久服。

★ 用药经验 ★

徐治国经验：凉血止血药指既有凉血作用，又有止血作用的止血药。因"血得寒则凝"，故凉血有助于止血。其代表药物如大蓟、槐花等。

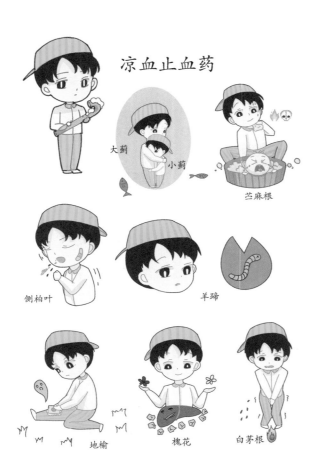

凉血止血药

大蓟　小蓟　苎麻根　侧柏叶　羊蹄　地榆　槐花　白茅根

大蓟

【名医按语】

来源：菊科植物蓟的干燥地上部分。

主治：①衄血，吐血，尿血，便血，崩漏，外伤出血。②痈肿疮毒。

【名医经验】

陈晨经验：在历代本草文献中，大蓟的四气属性演变主要是一个由温到凉的过程。唐宋时期，医籍普遍记载大蓟性温，唯《日华子诸家本草》提及大蓟性凉，可治疗肠痈。本草文献载大蓟功效一般突出"养精保血"的特点，可补可养，大蓟的止血功能也是因为其能"养"、能"保"，故当时大多医家认为大蓟当性温。至明清时期，渐有医家认为大蓟"凉而能行，行而能补"，性凉而可凉血、解毒、消肿，是以大蓟"性凉说"得到越来越多的支持。

小蓟

【名医按语】

来源：菊科植物刺儿菜的干燥地上部分。

主治：①衄血，吐血，尿血，血淋，便血，崩漏，外伤出血。②痈肿疮毒。

【名医经验】

王绍洁经验：叶天士有云，"入血就恐耗血动血，直须凉血散血"。王绍洁教授认为，治疗小儿过敏性紫癜之血热伤络证应以凉血止血为主，清热养阴为辅，同时活血化瘀并行，应用小蓟饮子加减进行治疗，并根据患儿的临证表现，加减化裁。

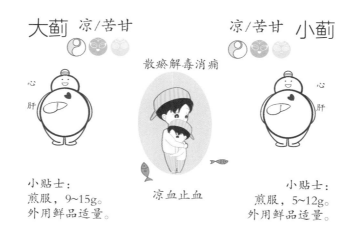

大蓟 凉/苦甘　心 肝

散瘀解毒消痈

凉血止血

凉/苦甘 小蓟　心 肝

小贴士：
煎服，9~15g。
外用鲜品适量。

小贴士：
煎服，5~12g。
外用鲜品适量。

157

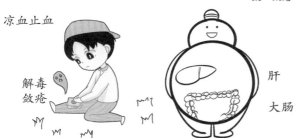

地榆 微寒/苦酸涩→留有余地→留→敛→敛疮

凉血止血

解毒敛疮

小贴士：
煎服，9~15g。外用适量，研末涂敷患处。

【名医按语】

来源：蔷薇科植物地榆或长叶地榆的干燥根。

主治：①便血，痔血，血痢，崩漏。②水火烫伤，湿疹，疮疡痈肿。

【名医经验】

李振华经验：产后恶露不绝多因气虚血瘀，产后元气受损、耗血伤津，气不行则血不利，致瘀血内阻胞宫，治疗宜补益气血，活血止血，常用地榆凉血摄血，地榆入血分，止血而不留瘀，配伍黄芪、党参、当归、白芍等益气摄血、养血活血，地榆用量为15g。鼓胀大便潜血者，常用地榆炭配伍三七、蒲黄等止血，地榆炭用量为12g。哮喘咯血者，常用地榆炭配伍白茅根、桔梗、生石膏等清热凉血止血，地榆炭用量为9g。

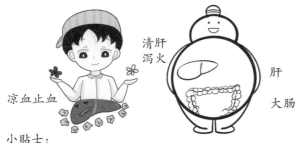

槐花 微寒/苦

清肝泻火

凉血止血

小贴士：
煎服，5~10g。外用适量。
炒炭用——止血；生用——清热泻火。

【名医按语】

来源：豆科植物槐的干燥花及花蕾。

主治：①便血，痔血，血痢，崩漏，吐血，衄血。②肝热目赤，头痛眩晕。

【名医经验】

康永强经验：其运用单味槐花汤治疗青少年鼻衄16例。鉴于青少年在生理、病理上的表现以易实不易虚、易火不易寒为主要特征，决定了其鼻衄病机主要为肺火、胃火、肝火旺盛，治法均以清其火为要。依照病情轻重，选用单味槐花每次15~30g不等，治疗3~6天，水煎分服，每日2次，每次200mL。然有少数青少年为肝肾阴虚而相火妄动所致鼻衄者，亦可用槐花治疗，因槐花除泻火之外还有坚肾水的作用。气血亏虚不符合青少年生理、病理特征，故不在讨论范围之内。其所治疗鼻衄患者16例，其中男11例，女5例。治疗周期3~8天，治愈率100%，随访半年均未见复发，均未见不良反应发生。

侧柏叶

侧柏叶 寒/苦涩

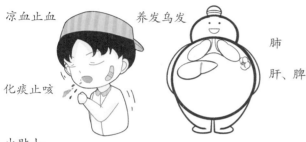

凉血止血

养发乌发

化痰止咳

肺
肝、脾

小贴士：
煎服，6~12g。外用适量。

【名医按语】
来源：柏科植物侧柏的干燥枝梢及叶。
主治：①吐血，衄血，咯血，便血，崩漏下血。②肺热咳嗽。③血热脱发，须发早白。

【名医经验】
全小林经验：肾性血尿是肾病科常见疾病，多见于急慢性肾小球肾炎、IgA 肾病、隐匿性肾小球肾炎、过敏性紫癜性肾炎、狼疮性肾炎等疾病中，这些疾病常反复发作，缠绵不愈，最终可进展为慢性肾衰竭。全小林院士认为，此类疾病属脏腑风湿病的范畴，其发病往往为感受风寒湿，邪伏肾络所致，而见血尿者则多兼湿、热、瘀等病理产物。其临床常在扶正透邪的基础上，加用仙鹤草、侧柏叶、小蓟 3 味药针对症靶治疗。仙鹤草收敛止血兼可补虚，侧柏叶祛风止血兼能散瘀，小蓟善清血分热而凉血，三者配伍，恰合肾性血尿的病机特点，能针对性减少尿中红细胞数量。3 药临床用量均为 15 ~ 30g。

白茅根

白茅根 寒/甘

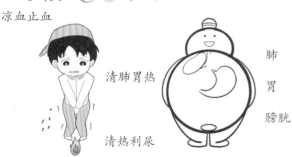

凉血止血

清肺胃热

清热利尿

肺
胃
膀胱

小贴士：
煎服，9~30g。

【名医按语】
来源：禾本科植物白茅的干燥根茎。
主治：①血热吐血，衄血，尿血。②水肿尿少，热淋涩痛，湿热黄疸。③胃热呕吐，肺热咳喘，热病烦渴。

【名医经验】
郭杏林经验：通过搜集古代医籍及现代医家临证经验，其总结出白茅根具有以下特点。白茅根临床用量为 1.59 ~ 300g，常用剂量为 30 ~ 60g。根据疾病、证型、症状的不同，选用的剂量也不同，如清心凉血，交通心肾治疗耳鸣、耳聋等，白茅根的常用剂量为 10g；清热凉血治疗银屑病、发热等，常用剂量为 10 ~ 60g；清热利尿治疗肾炎、慢性肾衰、前列腺炎等，常用剂量为 6.33 ~ 90g；凉血止血治疗鼻衄、白血病、再生障碍性贫血等，常用剂量为 2.11 ~ 300g；清热降气治疗呕逆等，常用剂量为 1.59g。根据疾病、证型、症状的不同，配伍也有相应差异，如发挥清心凉血，交通心肾作用时常配伍生地黄、淡竹叶；发挥清热凉血作用时常配伍生地黄、牡丹皮；发挥清热利尿作用时常配伍茵陈、小蓟等；发挥凉血止血作用时常配伍生地黄、小蓟等；发挥清热降气作用时常配伍陈皮等。

苎麻根

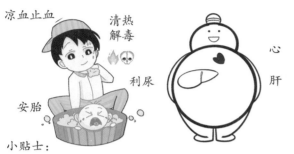

苎麻根 ☯ ⊙ 寒/甘

凉血止血

清热解毒 🔥👃

利尿

安胎

小贴士：
煎服，10~30g。
外用适量，煎汤外洗，或鲜品捣敷。

心 肝

【名医按语】

来源：荨麻科植物苎麻的干燥根和根茎。

主治：①血热出血。②胎动不安，胎漏下血。③痈肿疮毒。④湿热下注，小便淋沥不畅。

【名医经验】

张引大经验：其使用鲜苎麻根治疗桡骨茎突狭窄性腱鞘炎14例（其中6例治疗1次即愈，7例治疗2次痊愈，1例随访不明），取得了较满意的效果。方法：挑选鲜苎麻肥胖肉质样的根捣烂成泥，晚上外敷于肿痛的腱鞘上，用布包扎固定，第二天去掉。如未愈，可于第二晚再敷1次。白天不必敷药，仍可照常工作。此法仅用于桡骨茎突狭窄性腱鞘炎急性期；对慢性期和其他部位腱鞘炎的疗效有待进一步观察；对肌肉、肌腱及其他组织损伤（如压、扭、撞伤）已做试验，证明无效。

羊蹄

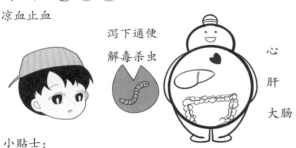

羊蹄 ☯ ⊙ 寒/苦涩

凉血止血

泻下通便

解毒杀虫

小贴士：
煎服，10~15g。外用适量。

心 肝 大肠

【名医按语】

来源：蓼科植物羊蹄或尼泊尔酸模的干燥根。

主治：①血热出血。②疥癣，疮疡，烧烫伤。③热结便秘。

【名医经验】

李玉芬经验：手癣在我国的发病率较高。双手长期浸水或摩擦受伤、接触洗涤剂或溶剂等是手癣感染的重要原因。手癣的致病菌90%为红色毛癣菌。手癣治疗不及时可继发急性淋巴管炎、蜂窝织炎等。李玉芬等用羊蹄联合食醋治疗手癣。方法：先将新鲜羊蹄洗净，取50~100g捣成汁，加适量食醋调匀，涂于患处；或取干品30g研成末，食醋18g调匀，浸泡5~6小时后涂于患处，每次30分钟，每日2次。羊蹄味苦、涩，性寒，具有凉血止血、解毒杀虫、泻下通便等功效。羊蹄中所含的羊蹄酊对多种革兰阳性菌、革兰阴性菌及致病真菌有一定抑制作用；所含的酸模素对红色毛癣菌及发癣菌有抑制作用。食醋对多种真菌有较强的杀菌能力。据有关文献报道，真菌分别在稀释10倍和100倍的醋、醋酸溶液中会停止繁殖，浸泡20分钟后可导致真菌死亡。羊蹄和食醋联合应用，加强了药物的协同杀菌作用，且无不良反应，安全可靠。

化瘀止血药

★ 总述 ★

本类药物既能止血，又能化瘀，有止血而不留瘀的特点，主治瘀血内阻，血不循经之出血病证。若随证配伍，也可用于治疗其他各种出血证。此外，部分药物尚能消肿、止痛，还可用于治疗跌打损伤、心腹瘀阻疼痛、经闭等病证。

本类药物具有行散之性，对于出血而无瘀者及孕妇宜慎用。

★ 用药经验 ★

徐治国经验：活血化瘀是指促进血液循环，使瘀血消散；止血是指促进血液凝固，使出血停止。这两种作用看似相反，但将这两类药物运用于瘀血出血证，则显示出它们的协同作用。因为，活血化瘀作用可以祛除出血之病因，使止血作用更好地发挥其效力。临床应用化瘀止血药时，还可以通过炮制、配伍和采用不同的服法充分发挥或抑制其化瘀或止血的某一方面的作用。例如，蒲黄炒炭可以增强止血效力并抑制或消除其活血化瘀作用。又如三七粉用酒冲服，取其活血化瘀之功；用米饮冲服，则取其止血之功。化瘀止血药若与活血祛瘀药配伍，则主要取其化瘀之效；若与止血药配伍，则主要取其止血之效。

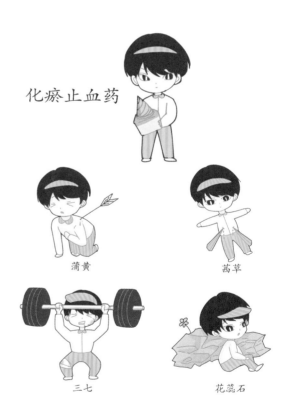

化瘀止血药

蒲黄

茜草

三七

花蕊石

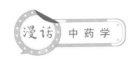

三七

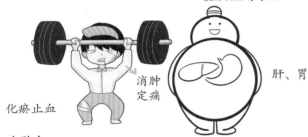

三七 温/甘微苦→三七→散奇
→散瘀化瘀有奇效

化瘀止血　消肿定痛　肝、胃

小贴士:
煎服，3~9g。多研末吞服，每次1~3g。外用适量。
止血不留瘀，化瘀不伤正。

【名医按语】

来源：五加科植物三七的干燥根和根茎。

主治：①咯血，吐血，衄血，便血，崩漏，外伤出血。②胸腹刺痛，跌打损伤，瘀血肿痛。③虚损劳伤。

【名医经验】

全小林经验：痔病是国内肛肠疾病中发病率较高的病种。气血失调是痔病形成的基础，湿热下注、气滞血瘀是其核心病机，辨证论治时强调察因重果，调态治靶。针对痔病湿热、气滞、血瘀互结之态，全小林院士以人参芦、槐角、三七行益气升提、清降泄热、止血化瘀之效，态靶同调。临床常用剂量为人参芦 6~15g，槐角 9~15g，三七 1.5~3g。

茜草

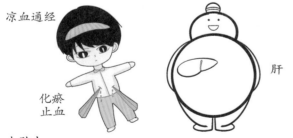

茜草 寒/苦→又名血见愁→凉血通经、化瘀止血

凉血通经　化瘀止血　肝

小贴士:
煎服，6~10g。炒炭——止血；生用或酒炒——活血。

【名医按语】

来源：茜草科植物茜草的干燥根及根茎。

主治：①吐血，衄血，崩漏，外伤出血。②血瘀经闭，跌打损伤，风湿痹痛。

【名医经验】

冯松杰经验：白细胞减少症多由先天禀赋不足，后天失养，素体亏损，或外感病邪，或久病误治，或气滞血瘀，或由药物所伤而致，使用大剂量茜草治疗本病疗效显著。根据病情轻重加用茜草 30~60g，或以茜草为主随症加减，疗效显著。对于轻中度白细胞减少症患者，冯松杰一般用茜草 30g，后定期复查血常规，多数患者白细胞渐升，若效果不理想可增至60g，以增强升白细胞的效果，往往收效显著。

蒲黄

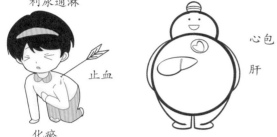

蒲黄 ☯ ◑ 平/甘

利尿通淋

止血

化瘀

心包
肝

小贴士：
煎服，5~10g，包煎。外用适量。

【名医按语】

来源：香蒲科植物水烛香蒲、东方香蒲或同属植物的干燥花粉。

主治：①吐血，衄血，咯血，崩漏，外伤出血。②经闭痛经，胸腹刺痛，跌仆肿痛。③血淋涩痛。

【名医经验】

全小林经验："离经之血便为瘀"，临床上瘀血阻络为糖尿病眼底出血的常见证型。根据其瘀血阻络、气血不通的核心病机，全小林院士提出以活血化瘀、疏通血脉为主要作用的小方。方中蒲黄、三七、仙鹤草3药合用，活血不破血，止血不留瘀，临床反馈良好。现代研究显示，3药均有促进凝血的作用。

花蕊石

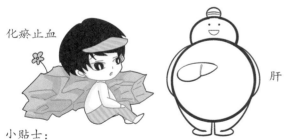

花蕊石 ☯ ◕ ◑ 平/酸涩 → 花 → 化瘀止血

化瘀止血

肝

小贴士：
煎服，4.5~9g，打碎先煎。
研末服，每次1~1.5g。外用适量，研末外掺或调敷。

【名医按语】

来源：变质岩类岩石蛇纹大理岩。

主治：①咯血，吐血，外伤出血。②跌仆伤痛。

【名医经验】

张恩树经验：花蕊石又名花乳石、白云石。其味酸、涩，性平，无毒，归肝经，具有化瘀、止血等功效，主治吐血、衄血、便血、崩漏、妇血晕、胞衣不下、金疮出血等。《本草纲目》记载花蕊石，其功专于止血，能使血化为水，酸以收之也。而又能下死胎，落胞衣，除恶血，恶血化则胎与胞无阻滞之患矣。李东垣所谓胎衣不出，涩剂可以下之，故赤石脂亦能下胞胎，与此同义。葛可久治吐血出升斗，有花蕊石散；《太平惠民和剂局方》治诸血及损伤金疮胎产，有花蕊石散，皆云能化血为水。则此石之功，盖非寻常草木之比也。

收敛止血药

★ 总述 ★

本类药物大多味涩，或为炭类，或质黏，故能收敛止血，广泛用于各种出血病证而无瘀滞者。因其性收涩，有留瘀恋邪之弊，故临证每多与化瘀止血药或活血化瘀药同用。对于出血有瘀或出血初期邪实者，当慎用之。

★ 用药经验 ★

项翠华经验：收涩止血药除应用于大出血的急救外，常与其他方法配合使用，如气火上逆宜与清热药同用，气虚不摄宜与补气药同用，血热妄行宜与凉血药同用，阴虚热迫宜与养阴药同用，血虚不止宜与补血药同用，气寒不固宜与祛寒药同用。但瘀血未清，则不宜随便使用收涩药，以免留瘀为患。

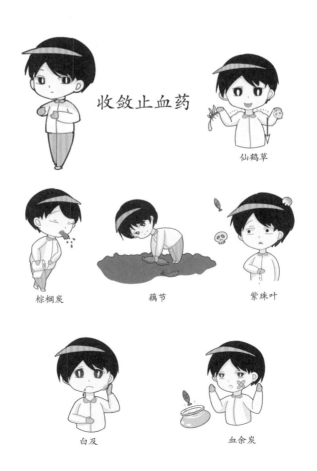

收敛止血药

仙鹤草

棕榈炭　　　　　藕节　　　　　紫珠叶

白及　　　　　　　血余炭

白及

白及 ☯🌑🌑🌑🌑 微寒/苦甘涩 →及→肌
→消肿生肌

收敛止血　消肿生肌

肺　肝、胃

小贴士：
煎服，6~15g。研末服，3~6g。外用适量。

【名医按语】

来源：兰科植物白及的干燥块茎。

主治：①咯血，吐血，外伤出血。②痈肿疮疡，手足皲裂，水火烫伤。③肺痈。

【名医经验】

全小林经验：慢性糜烂性胃炎是临床常见脾胃病。全小林院士认为，该病多由嗜食肥甘厚味所致，临床多见胃痛、胃热、口干喜凉饮，嗜酒者、幽门螺杆菌阳性者多见。蒲公英、山药、白及3味药组成的小方在清热抗炎的同时又能护胃，抑制幽门螺杆菌，促进黏膜修复，态靶同调治疗本病。蒲公英常用量为15~45g，怀山药常用量为15~30g，白及常用量为9~15g。

仙鹤草

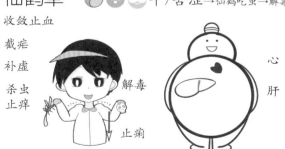

仙鹤草 ☯🌑🌑🌑 平/苦涩 →仙鹤吃虫→解毒杀虫

收敛止血
截疟
补虚
杀虫止痒
解毒
止痢

心 肝

小贴士：
煎服，6~12g。外用适量。

【名医按语】

来源：蔷薇科植物龙芽草的干燥地上部分。

主治：①咯血，吐血，崩漏下血。②血痢，久泻久痢。③疟疾寒热。④脱力劳伤。⑤痈肿疮毒。⑥阴痒带下。

【名医经验】

毕超然经验：通过搜集古代医籍及现代医家临证经验，其总结出仙鹤草具有以下特点。仙鹤草的临床用量多为10~120g（鲜品用至200g）。结合病种、证型、症状选择仙鹤草最佳剂量，如发挥补虚止汗、复脉止血作用时，常配伍黄芪、大枣、龙眼肉、三七粉等以治疗糖尿病、汗证、期前收缩、血证等，用量为10~120g；发挥涩肠止痢、解毒止痛作用时，常配伍马齿苋、龙葵、半枝莲、白花蛇舌草、白英等以治疗肠炎、痢疾、癌病等，用量为30~120g（鲜品用至200g）。

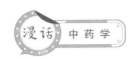

紫珠叶

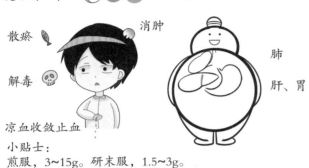

紫珠叶 凉/苦涩

散瘀　消肿

解毒

肺

肝、胃

凉血收敛止血

小贴士：
煎服，3~15g。研末服，1.5~3g。
外用适量，鲜者30~60g，捣烂敷患处。

【名医按语】

来源：马鞭草科植物杜虹花干燥叶。

主治：①衄血，咯血，吐血，便血，崩漏，外伤出血。②水火烫伤，热毒疮疡。

【名医经验】

厦门市中医院经验：临床观察证实，民间治创伤草药紫珠叶是一种疗效相当可靠的止血药。该院用紫珠叶粉和紫珠叶水煎代茶治疗7例肝硬化食管静脉曲张破裂出血，获得了极好的效果。7例中除1例服药后第二日早晨停止呕血外，其他6例服药后呕血立即停止。便血一般在服药2~4次后可停止。其他如血压、脉搏、血红蛋白水平、红细胞计数等指标，在服药后也都迅速得到改善。

棕榈炭

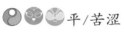

棕榈炭 平/苦涩

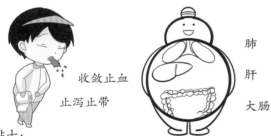

收敛止血

止泻止带

肺

肝

大肠

小贴士：
煎服，3~9g。
研末服，1~1.5g。

【名医按语】

来源：棕榈科植物棕榈的干燥叶柄。

主治：①吐血，衄血，尿血，便血，崩漏。②久泻久痢，妇人带下。

【名医经验】

杜鑫经验：棕榈炭性平，味苦、涩，归肝、肺、大肠经，功能收敛止血。《本草从新》载其"苦能泄热，涩可收脱，烧黑能止血……治吐衄崩带"。杜鑫善用张锡纯《医学衷中参西录》中的固冲汤治疗脾虚型崩漏。该病主要症状为月经淋漓不止，量多如注，色淡，无血块，面色㿠白，或手足不温，或带下量多清稀，舌质淡，苔薄白，脉弱或沉细。棕榈炭长于收敛止血，可助固冲汤中其他诸药共奏健脾益气、固冲摄血之效。

血余炭

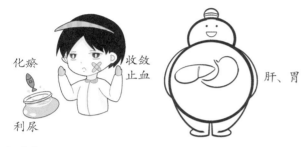

血余炭 平/苦

化瘀
收敛止血
利尿
肝、胃

小贴士：
煎服，5~10g。

【名医按语】

来源：人发制成的炭化物。

主治：①吐血，咯血，衄血，血淋，尿血，便血，崩漏，外伤出血。②小便不利。

【名医经验】

李琼经验：其采用局部围刺法配合外敷血余炭对53例带状疱疹患者进行治疗，总有效率为85%。该法起效快，治疗后皮疹完全消退，临床症状亦消失，且无疼痛后遗症，治愈率高，尤其是对于肝郁化火型，有效率高达100%。局部围刺法：用规格为（0.3~0.5）mm×（2.5~5）mm的一次性针灸针，每次选择5~10穴，沿皮损周围完好皮肤处平刺进针，针刺方向向皮损中心，得气后留针30分钟，连续10次为1个疗程。外敷血余炭：取血余炭2~5g，加入适量的麻油调成糊状，针刺毕，将血余炭均匀涂抹在皮损部位，每天3次，1天为1个疗程。

藕节

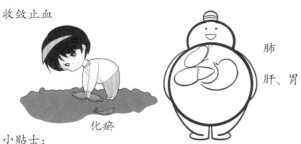

藕节 平/甘涩

收敛止血
肺
肝、胃
化瘀

小贴士：
煎服，9~15g。
鲜品30~60g，可生用、捣汁或煮食。外用适量。

【名医按语】

来源：睡莲科植物莲的干燥根茎节部。

主治：吐血，咯血，衄血，尿血，崩漏。

【名医经验】

周汉光经验：鼻衄属中医"血证"范畴，是血液不循常道上溢于鼻窍。藕节味涩，归肝、胃、肺经，有收敛止血之功，临证用之得当不仅可减少出血，而且有增强机体免疫功能的作用。用本品单药内服外敷方法（取藕节鲜品50g，捣汁外敷患儿前额和后颈约20分钟。再用藕节干品盐炒适量煎汤，取液口服，1日3次，或代茶饮用）治疗鼻衄，疗效肯定。

温经止血药

★ 总述 ★

本类药物性属温热，善于温里散寒，能温脾阳，固冲脉而统摄血液，具有温经止血之效，适用于脾不统血，冲脉失固之虚寒性出血病证。

★ 用药经验 ★

徐治国经验："血得热则行"，温经止血药性温，具有行血作用，似与止血作用相反，然而将温经止血药用于阳虚不能摄血，寒邪凝结经络郁滞，以致血不归经而造成的出血之证，则显示出"温经"与"止血"的协同作用。因为，温阳可以摄血，温阳可以散寒通络，祛除经络之瘀滞凝涩，消除出血的病因，扭转出血的病机。如此，可以使其自身固有的止血作用更好地发挥效力。

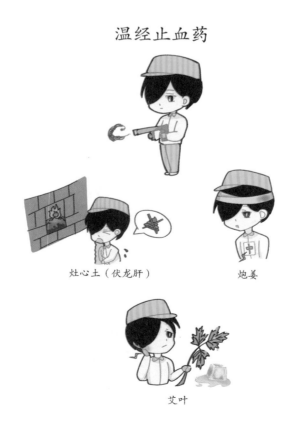

温经止血药

灶心土（伏龙肝）　　炮姜

艾叶

艾叶

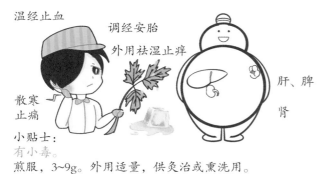

艾叶 温/辛苦→艾→艾灸→散寒止痛

温经止血

调经安胎

外用祛湿止痒

散寒止痛

肝、脾、肾

小贴士：
有小毒。
煎服，3~9g。外用适量，供灸治或熏洗用。
炒炭用——温经止血；生用——其他作用。

【名医按语】

来源：菊科植物艾的干燥叶。

主治：①吐血，衄血，崩漏，月经过多。②少腹冷痛，经寒不调，宫冷不孕，脘腹冷痛。③胎动不安，胎漏下血。④皮肤瘙痒。

【名医经验】

马旭经验：通过搜集古代医籍及现代医家临证经验，其总结出艾叶具有以下特点。艾叶的临床汤剂用量为5~41.4g，常用剂量为6~30g，丸剂用量多为1.6~10g，外用剂量为30~300g。结合病种、证型、症状选择其最佳剂量，如温阳散寒、活血调经治疗痛经、不孕症等，汤剂用量为5~41.4g，丸剂用量为1.6~10g；温阳散寒、行气化湿治疗炎症性肠病等，用量为6~10g；温阳除湿治疗风湿性关节炎、牛皮癣，外用剂量为30~300g；散寒除湿、补气养血治疗风湿性心脏病，用量为6~12g。为发挥其最佳功效，常根据病种、证型及症状，配伍相应中药。如发挥温阳散寒、活血调经作用时常配伍肉桂、香附、阿胶等；发挥温阳散寒、行气化湿作用时常配伍砂仁、小茴香等；发挥温阳除湿作用时常配伍陈皮等；发挥散寒除湿、补气养血作用时常配伍西洋参、白术等。

炮姜

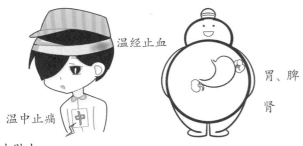

炮姜 热/辛→浴血奋战经炮火→温经止血

温经止血

胃、脾、肾

温中止痛

小贴士：
煎服，3~9g。

【名医按语】

来源：姜科植物姜的干燥根茎的炮制加工品。

主治：①阳虚失血，吐衄崩漏。②腹痛吐泻，脾胃虚寒。

【名医经验】

雷根平经验：干姜与炮姜均性温，干姜性守，炮姜性散。雷根平常于理中丸中用大剂量干姜（15~30g）治中焦虚寒之胃凉、胃痛及呃逆诸证。如部分中焦虚寒患者虽无明显寒象，但只要自诉胃中不喜凉食或食凉食后胃中胀满疼痛不适，即可使用干姜；若见下焦阳气不足之腹痛，则用炮姜（10~15g）；中下焦皆寒者，可两者同用，或伍以附子成附子理中汤之法。若兼有少阳枢机不利或化热者，可予柴胡桂枝干姜汤，重用干姜则效如桴鼓。

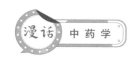
灶心土（伏龙肝）

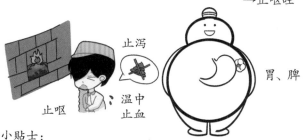

灶心土（伏龙肝）　☯☺温／辛→土→吐
　　　　　　　　　　　　　　→止呕吐

止泻　止呕　温中止血　胃、脾

小贴士：
煎服，15～30g。布包，先煎；
或60～120g，煎汤代水。

【名医按语】

来源：烧木柴或杂草的土灶内底部中心的焦黄土块。

主治：①虚寒性出血。②胃寒呕吐。③脾虚久泻。

【名医经验】

王欢经验：通过搜集古代医籍及现代医家临床经验，其总结出灶心土具有以下特点。灶心土临床汤剂用量为4.14～800g，常用剂量为10～30g，煎汤代水剂量为60～120g，丸、散剂常用剂量为1.44～2.5g。根据疾病、证型、症状寻求最佳用量，如行气通便治疗消化系统疾病（如小儿便秘），用量为10g；调理中气、降逆止咳、升降气机治疗消化系统疾病（如胆汁反流性胃炎）、呼吸系统疾病（如咳嗽）等，用量为10～30g（汤剂）、2.5g（丸剂）；温中燥湿止泻治疗消化系统疾病（如小儿泄泻）、内分泌系统疾病（如糖尿病胃肠功能紊乱）等，用量为10～300g（未说明服用时长及配伍注意事项）；温胃止呕治疗消化系统疾病（如小儿呕吐、妊娠呃逆等），用量为10～300g（未说明服用时长及配伍注意事项）；温中摄血治疗消化系统疾病（如便血、十二指肠球部溃疡出血等），用量为10～300g（未说明服用时长及配伍注意事项）；温经止血治疗妇科疾病（如经间期出血、崩漏等），用量为4.14～500g（未说明服用时长及配伍注意事项）；平肝降火、降气止血治疗呼吸系统疾病（如肺癌并发咯血），用量为800g。根据疾病、证型及症状，配伍相应中药，如发挥行气通便作用时常配伍甘草；发挥调理中气、降逆止咳、升降气机作用时常配伍木香、大黄等；发挥温中燥湿止泻作用时常配伍肉豆蔻、诃子、肉桂等；发挥温胃止呕作用时常配伍柴胡、藿香等；发挥温中摄血作用时常配伍肉桂、白术、大黄等；发挥温经止血作用时常单用或配伍赤石脂、肉桂、干地黄等；发挥平肝降火、降气止血作用时常单用。

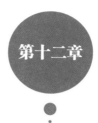

第十二章

活血化瘀药

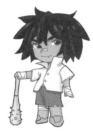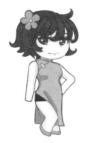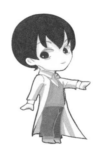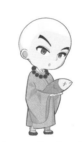

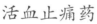

活血止痛药　　活血调经药　　活血疗伤药　　破血消癥药

凡以通利血脉、消散瘀血为主要功效，用以治疗瘀血证的药物，称为活血化瘀药，又称活血祛瘀药，简称活血药或化瘀药。其中，活血化瘀作用较为峻烈者，则称破血药或逐瘀药。

本类药物味多辛、苦，性多偏温，主归肝、心经，均入血分，善于走散通行，可使血脉畅通，瘀滞消散，从而祛除体内的瘀血。此即《素问·阴阳应象大论》所谓"血实宜决之"。部分药物偏于寒凉，兼能凉血、清热，对瘀滞而兼血热者较为适宜。

活血化瘀药以活血化瘀为主要功用，并通过活血化瘀这一基本作用，又可产生止痛、调经、通经、利痹、消肿、疗伤、消痈、消癥等多种功效，适用于瘀血所致的多种病证，主治范围遍及内、妇、外、伤等临床各科。如内科的胸、胁、脘、腹、头部诸痛，体内癥瘕痞块，中风后半身不遂、肢体麻木及关节痹痛等；妇科的经闭、痛经、月经不调、产后腹痛；外科的疮痈肿痛；伤科的跌打损伤、瘀肿疼痛等。

活血化瘀药按其作用特点和主治不同，分为活血止痛药、活血调经药、活血疗伤药、破血消癥药4类。

活血止痛药

★ 总述 ★

本类药物多味辛，辛散善行，既能活血化瘀，且多兼有行气之功，又有较好的止痛作用，主治血瘀气滞诸痛证，如头痛、胸胁痛、心腹痛、痛经、产后腹痛、痹痛、跌打损伤瘀肿痛，以及疮痈肿痛等，同时也可用于其他瘀血证。

★ 用药经验 ★

沈绍功经验：其根据"沈氏女科"的用药经验，将活血止痛药分为行气活血、活血化瘀、化瘀剔络3个级别。

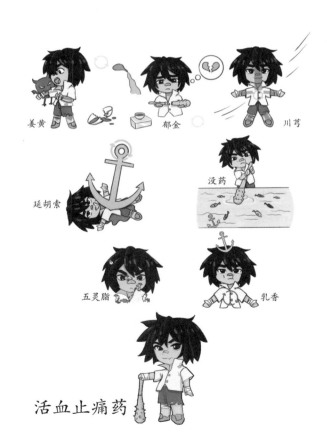

川芎

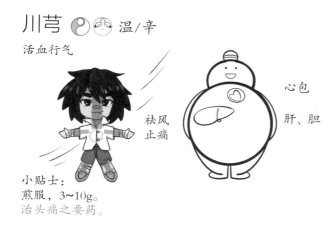

川芎 温/辛

活血行气

祛风
止痛

心包
肝、胆

小贴士：
煎服，3~10g。
治头痛之要药。

【名医按语】

来源：伞形科植物川芎的干燥根茎。

主治：①血瘀气滞，胸痹心痛，胸胁刺痛，跌仆肿痛，月经不调，经闭痛经，癥瘕积聚。②头痛，风湿痹痛。

【名医经验】

张培经验：通过整理古代医籍及现代医家临证经验，其总结出川芎具有以下特点。川芎临床常用剂量为3~100g。结合疾病、证型、症状选择川芎最佳剂量，如发挥活血行气功效，治疗妇科病、心脑血管疾病、内分泌疾病、痿证等，川芎用量为3~100g；发挥祛风止痛功效，治疗感冒、头痛、眩晕等，用量为5~60g。根据疾病、证型及症状，配伍相应中药，如活血行气常配伍当归、红花、柴胡等，祛风止痛常配伍天麻、白芷、葛根等。

延胡索

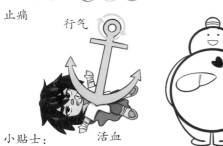

延胡索 温/辛苦

止痛

行气

活血

肝、脾、心

小贴士：
煎服，3~10g。研末吞服，每次1.5~3g。
醋制——增强止痛作用。
专治一身上下诸痛。

【名医按语】

来源：罂粟科多年生植物延胡索的干燥块茎。

主治：气血瘀滞，胸胁、脘腹疼痛，胸痹心痛，经闭痛经，产后瘀阻，跌仆肿痛。

【名医经验】

池晓玲经验：疏泄失常是胁痛主要病因；肝失疏泄，脉络失和为其基本病机。故调治肝脏疏泄功能是治疗胁痛的关键。池晓玲临证善用延胡索－三棱－莪术药对（常用量：延胡索15g，三棱5g，莪术10g），能够直达病所，使行气、活血、止痛之力大彰，屡起沉疴。

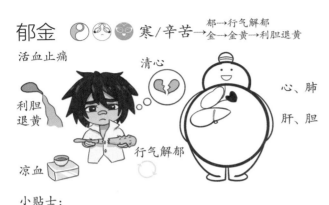

郁金 寒/辛苦 →郁→行气解郁
→金→金黄→利胆退黄

活血止痛
清心
心、肺
肝、胆
利胆退黄
行气解郁
凉血

小贴士：
煎服，3~10g。

【名医按语】

来源：姜科植物温郁金、姜黄、广西莪术或蓬莪术的干燥块根。

主治：气滞血瘀，胸胁刺痛，胸痹心痛，月经不调，经闭痛经，乳房胀痛。

【名医经验】

孙浩经验：郁金为传统的活血化瘀药，临床多以其活血凉血、利湿退黄功效，来治疗胸胁疼痛、肝胆湿热等病证。但孙浩在进行恰当配伍后，还使郁金拥有了更多的用途。郁金配紫苏，可发表消痰治咳嗽；郁金配贝母，可降气化痰治哮喘；郁金配茯神，可养心安神治失眠；郁金配橘核，可行气散结治乳癖。

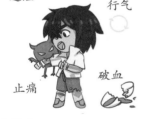

姜黄 温/辛苦 →长江黄河→奔腾→破血行气通经

通经
行气
破血
止痛
肝、脾

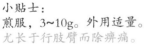

小贴士：
煎服，3~10g。外用适量。
尤长于行肢臂而除痹痛。

【名医按语】

来源：姜科植物姜黄的干燥根茎。

主治：①气滞血瘀，胸胁刺痛，胸痹心痛，痛经经闭，癥瘕，跌仆肿痛。②风湿肩臂疼痛。

【名医经验】

熊继柏经验：颈椎病为临床多发病，其中以神经根型颈椎病为主，其属中医"颈痹"范畴。中医治病，常先辨其病证，再选方用药，病证与方药相互对应，才能做到方证合拍。针对神经根型颈椎病之颈胀、头痛、上肢肩臂痛等症状，熊老常用葛根姜黄散进行辨治。该方由葛根、片姜黄、威灵仙3药组成，能够有效缓解此类病证。葛根功善解肌发表，生津舒筋，为君药，能发挥解痉缓急，活血通痹之功。片姜黄为臣药，其循经入于肩背，具有行气活血止痛之功；威灵仙走窜之力强，具有祛风除湿，通络止痛之功，其在方中以佐使为用。诸药共奏解肌祛风除湿，活血通络止痛之功，祛除在外之风寒湿热之邪，在内之气滞、血瘀、痰湿，使经脉通，颈项之痹痛得以缓解。

乳香

乳香 温/辛苦

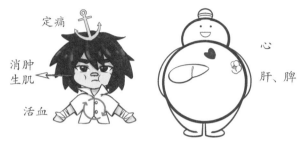

定痛
消肿生肌
活血
心 肝、脾

小贴士：
煎汤或入丸、散剂，3~5g。外用适量，研末调敷。

【名医按语】

来源：橄榄科植物乳香树及同属植物树皮渗出的树脂。

主治：①跌打损伤，疮疡痈肿。②气滞血瘀，胸痹心痛，胃脘疼痛，痛经经闭，产后瘀阻，癥瘕腹痛，风湿痹痛，筋脉拘挛。

【名医经验】

张锡纯经验：《医学衷中参西录》载方约200首，其中与乳香、没药相关方药多达20余首，可见其对乳香、没药的运用确有独到见解。张锡纯认为，乳香味淡，气香，善窜，可透窍理气；没药味辛、微酸，气味淡薄，擅长于化瘀理血。两者性皆微温，并用则可达到宣通脏腑、流通经络的功效，故凡是胁、腹、心、胃、关节、肢体诸痛皆可治。

没药

没药 平/辛苦

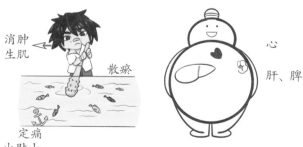

消肿生肌
散瘀
定痛
心 肝、脾

小贴士：
煎服，3~5g。炮制去油。多入丸、散剂。

【名医按语】

来源：橄榄科植物地丁树或哈地丁树的干燥树脂。

主治：①跌打损伤，疮疡痈肿。②气滞血瘀，胸痹心痛，胃脘疼痛，痛经经闭，产后瘀阻，癥瘕腹痛，风湿痹痛，筋脉拘挛。

【名医经验】

连秀娜经验：用没药粉临床治疗68例冠心病患者（有典型的临床症状；其中50%的患者心电图检查示ST段降低，T波倒置，为临床确诊者）。结果表明，心前区不适及疼痛消失或减轻者67例，活动后呼吸困难消失者42例。故该法有明显的临床效果。

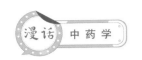

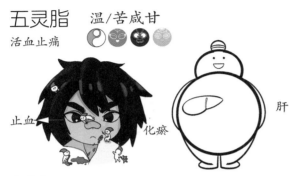

五灵脂 温/苦咸甘

活血止痛

止血

化瘀

肝

小贴士：

煎服，3~10g，包煎。或入丸、散剂服。

【名医按语】

来源：鼯鼠科动物复齿鼯鼠的干燥粪便。

主治：①瘀血阻滞诸痛证（胸痹心痛，脘腹胁痛，痛经经闭，产后瘀滞腹痛，骨折肿痛）。②瘀血阻滞出血证。

附1：降香

来源：豆科植物降香檀树干和根的干燥心材。

性味：温，辛。

归经：归肝、脾经。

功效：化瘀止血，理气止痛。

主治：①肝郁胁痛，胸痹刺痛，跌仆伤痛。②吐血，衄血，外伤出血。③秽浊内阻，呕吐腹痛。

用法用量：煎服，9~15g，后下。外用适量，研细末敷患处。

附2：银杏叶

来源：银杏科植物银杏的干燥叶。

性味：平，甘、苦、涩。

归经：归心、肺经。

功效：活血化瘀，通络止痛，敛肺平喘，化浊降脂。

主治：①瘀血阻络，胸痹心痛。②中风偏瘫。③肺虚咳喘。④高脂血症。

用法用量：煎服，9~12g。有实邪者忌用。

第二节

活血调经药

★ 总述 ★

本类药物大多辛散苦泄，具有活血祛瘀之功，尤善通畅血脉而调经，主治妇女月经不调、痛经、经闭及产后瘀滞腹痛等妇科经产瘀滞证，亦可用于瘀血疼痛、癥瘕、跌打损伤，以及痈疮肿毒等。

★ 用药经验 ★

孟安琪经验：不孕症之病因除先天性缺陷者，即螺、纹、鼓、角、脉外，大多数都与肾虚、血虚、肝郁、痰湿、血瘀，或天癸、冲任、胞宫的功能失调，或脏腑气血不和密切相关。孟教授认为，月经不调是妇女不孕的重要原因，正如朱丹溪云，"求子之道，莫如调经"，《宋氏女科撮要·求嗣门》曰，"妇人之道，始于求子，求子之法，莫先调经"。所以，孟教授认为治疗不孕，要抓住"月事以时下"这一关键，以为种子之要诀。

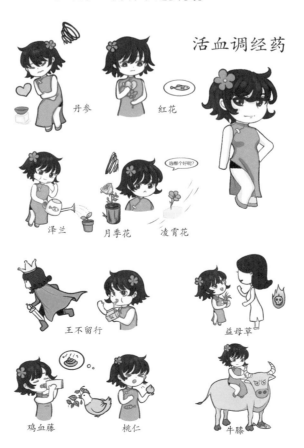

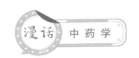

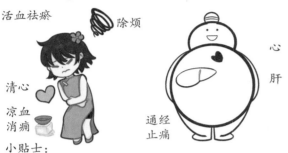

丹参 ☯🌱微寒/苦 →丹→红→血→活血化瘀，通经止痛

活血祛瘀　　　除烦

清心
凉血
消痈

心
肝

通经
止痛

小贴士：
煎服，10～15g。酒炙——活血祛瘀。
活血而不伤正。

【名医按语】

　　来源：唇形科植物丹参的干燥根和根茎。

　　主治：①月经不调，闭经，痛经，产后瘀滞腹痛。②血瘀心痛，脘腹疼痛，癥瘕积聚，跌打损伤，热痹疼痛。③疮痈肿毒。④热病烦躁神昏，心悸失眠。

【名医经验】

　　全小林经验：肝硬化属于中医学"肝积""积聚"范畴。全小林院士认为，该病少见单纯虚证，以虚实夹杂者居多，核心病机为瘀阻血络，瘀血贯穿肝硬化整个病变过程，故治疗应把握病情主要矛盾，以活血通络、软坚散结为总则。丹参、赤芍、醋鳖甲3味药组成的方剂是全小林院士治疗肝硬化的有效基础小方，其具有攻补兼施、标本兼顾的优势。入煎剂时，丹参常用剂量为15～30g，赤芍常用剂量为15～90g，醋鳖甲常用剂量为30～45g。

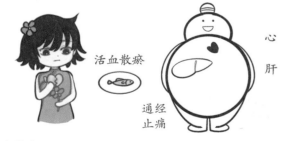

红花 ☯😈温/辛 →红→血→活血通经

活血散瘀

心
肝

通经
止痛

小贴士：
煎服，3～10g。

【名医按语】

　　来源：菊科植物红花的干燥花。

　　主治：①瘀血阻滞，月经不调，经闭痛经，产后瘀滞腹痛。②癥瘕积聚。③胸痹心痛，脘腹胁痛。④跌打损伤，疮疡肿毒。⑤瘀滞斑疹色暗。⑥回乳，瘀阻头痛，眩晕，中风偏瘫，喉痹，目赤肿痛。

【名医经验】

　　韩冰经验：在妇科疾病治疗中运用活血化瘀法有活血下血与活血消融之分。在活血化瘀药中，桃仁、红花、三棱、莪术4味药均有活血化瘀止痛之效，均可以用于治疗妇科疾病之瘀血证。但是桃仁、红花两味药之活血化瘀功效以下血为主，是为下法；而三棱、莪术两味药之活血化瘀功效以消融为主，可内消瘀结，是为消法。因此，临床上应辨证、辨病施药，以提高疗效。

泽兰

泽兰 微温/苦辛

活血调经

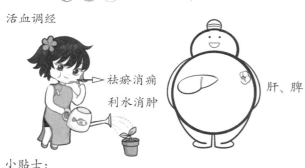

祛瘀消痈
利水消肿

肝、脾

小贴士：
煎服，6~12g。

【名医按语】

来源：唇形科植物毛叶地瓜儿苗的干燥地上部分。

主治：①血瘀月经不调，经闭痛经，产后瘀滞腹痛。②跌打损伤，瘀肿疼痛，疮痈肿毒。③水肿，腹水。

【名医经验】

马青经验：瘀血是导致和加重肾源性水肿的重要病理因素。瘀血阻滞，三焦气化不利，水道受阻，水液外溢肌肤可发为水肿，此即所谓血不利则化为水。化瘀利水是肾源性水肿常用治法。泽兰苦辛，微温，归肝、脾经，有活血祛瘀、利水消肿之效，临床在治疗肾源性水肿时多选而用之，且常配伍泽泻、当归、川芎、益母草、大黄、佩兰、白术、黄芪、楮实子等以增其效。

益母草

益母草 微寒/苦辛 →孟母三迁→ 迁血（活血通经）
迁水（利尿消肿）
迁热（清热解毒）

活血调经

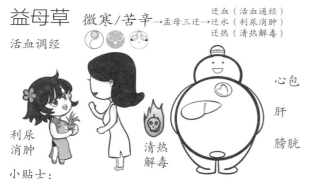

利尿
消肿

清热
解毒

心包
肝
膀胱

小贴士：
煎服，9~10g，鲜品12~40g。
外用适量，研粉，或鲜品捣烂敷，或水煎洗患处。

【名医按语】

来源：唇形科植物益母草的新鲜或干燥地上部分。

主治：①血滞经闭、痛经、经行不畅，产后恶露不尽，瘀滞腹痛。②水肿，小便不利。③跌打损伤，疮痈肿毒。④皮肤痒疹。

【名医经验】

仝小林经验：《中国药典》记载，黄芪临床应用剂量为9～30g，当归临床应用剂量为6～12g，益母草临床应用剂量为9～30g。中医治病用药，应因证施量、随症施量，掌握好剂量进而精准打靶是制胜关键。在以气、血、水同调为核心的小方中，仝小林院士运用黄芪的常用剂量为15～30g，当归的常用剂量为9～15g，益母草的常用剂量为15～30g，疗效明确，且未见不良反应。益母草用量小于30g，以活血为主；30g以上，破血之力显著，如在尚未绝经的女性中使用，应关注经量，以防崩漏。同时，还要根据患者实际情况，若气滞明显，胸胁胀痛较甚者，可配伍香附调气；食欲较差，大便不调者，可配伍人参、白术调脾胃；肾阳不足，怕冷明显者，可配伍淫羊藿补肾温阳；若合并高血压，可配伍茺蔚子、车前子利水降压。

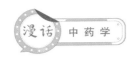

王不留行

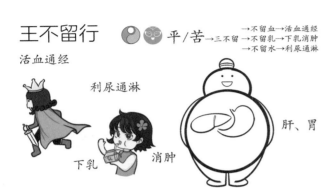

王不留行 ☯ ⊙⊙ 平/苦 →三不留 →不留血→活血通经
→不留乳→下乳消肿
→不留水→利尿通淋

活血通经

利尿通淋

下乳 消肿

肝、胃

小贴士：
煎服，5~10g。

【名医按语】

来源：石竹科植物麦蓝菜的干燥成熟种子。

主治：①血瘀经闭，痛经，难产。②产后乳汁不下，乳痈肿痛。③热淋，血淋，石淋。

【名医经验】

高艳奎经验：通过搜集古代医籍及现代医家临证经验，其总结出王不留行具有以下特点。王不留行的临床用量为 10 ~ 60g。根据疾病、证型及症状的不同，而选择不同剂量的王不留行。如发挥活血通经功效，用于治疗不孕症、多囊卵巢综合征、甲状腺增生、乳腺增生、子宫肌瘤、盆腔炎、附件炎、产后缺乳、痛经等，王不留行的用量为 10 ~ 60g；发挥行水通淋功效，用于治疗泌尿系统疾病时，其用量为 10 ~ 20g。根据所治疗疾病的不同，王不留行有不同的配伍方式，如用于活血化瘀，常配伍川牛膝、当归、莪术等；用于行水通淋，常配伍金钱草、茯苓、石韦等。

牛膝

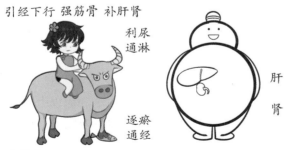

牛膝 ☯ ⊙⊙⊙ ⊛ 平/苦甘酸

引经下行 强筋骨 补肝肾
利尿通淋

逐瘀通经

肝
肾

小贴士：
煎服，5~12g。

【名医按语】

来源：苋科植物牛膝（怀牛膝）的干燥根。

主治：①瘀血阻滞之经闭、痛经、胞衣不下。②跌打伤痛。③腰膝酸痛，下肢痿软。④淋证，水肿，小便不利。⑤头痛，眩晕，牙痛，口舌生疮，吐血，衄血。

【名医经验】

李永平经验：复发性阿弗他溃疡具有复发性、周期性、自愈性等特征，临床发病率较高，病情迁延缠绵且无根治方法，属中医"口疮""口糜""口疡""口破""口疳"等范畴，主要病邪为火。火有虚实之分，该病主要病机为火热上炎。怀牛膝具有"引火下行"之功，可用于复发性阿弗他溃疡的治疗。李永平采用民间验方怀牛膝油涂擦治疗火热上炎型复发性阿弗他溃疡，临床疗效良好。

鸡血藤

鸡血藤 ☯●●● 温/苦甘

鸡→老母鸡→补血→活血调经止痛
藤→舒筋活络

调经止痛

补血

活血

舒筋活络

肝 肾

小贴士：
煎服，9～15g，大剂量可至30g。或熬膏服。

【名医按语】

来源：豆科植物密花豆的干燥藤茎。

主治：①月经不调，痛经，闭经。②风湿痹痛，手足麻木，肢体瘫痪，血虚萎黄。

【名医经验】

全小林经验：糖尿病周围神经病变的主要病机是气虚血瘀，益气活血通脉是其主要治则。全小林院士常用黄芪、川桂枝、鸡血藤3味药组成的小方治疗该病。方中黄芪益气行滞通痹，补经络之气，用量多为24～45g；川桂枝温经散寒止痛，用量为9～30g（以15g居多）；鸡血藤活血养血，舒筋活络止痛，用量常为15～45g，多为30g。

桃仁

桃仁 ☯●●● 平/苦甘

活血祛瘀

润肠通便

止咳平喘

心 肝 大肠

小贴士：
有小毒。
煎服，5～10g。

【名医按语】

来源：蔷薇科植物桃或山桃的干燥成熟种子。

主治：①瘀血阻滞之经闭痛经，产后腹痛，癥瘕痞块，跌仆损伤。②肺痈，肠痈。③肠燥便秘。④咳嗽气喘。

【名医经验】

全小林经验：随着社会生活方式的不断改变，过食寒凉冷饮成为现代人生活的常态。寒湿直中中焦，脾胃则首当其冲，先受其害。寒湿中阻，脾胃气机运行不畅，日久气耗阴伤而成瘀。全小林院士提出，临床治疗此类疾病既要追根溯源，抓住寒湿之始动因素，又要活血化瘀，从瘀论治。针对该病病机，全小林院士将由桂枝、茯苓、桃仁3味药组成的小方定为治疗寒湿瘀的基础方。方中桂枝能化气而消其本寒；茯苓能渗脾湿；桃仁能破恶血、消积癥。诸药合用，"调其寒温，扶其正气"，共奏散寒除湿、活血消癥之效。临床常用剂量：桂枝9～15g，茯苓9～30g，桃仁9～15g。此方较安全，未见不良反应报道。

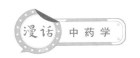

月季花

凌霄花

【名医按语】

来源：蔷薇科植物月季的干燥花。

主治：①气滞血瘀之月经不调、痛经、闭经及胸胁胀痛。②跌打损伤，瘀肿疼痛，痈疽肿毒，瘰疬。

【名医经验】

尤昭玲经验：其将月季花广泛应用于治疗痛经、排卵障碍、子宫内膜息肉、黄体功能不全引起的经期延长、经前出血、卵泡量多、乳房肿块、高催乳素血症、外阴白斑、脱发等疾病。月季花虽与玫瑰花作用相似，然其质更轻、气更清，在发散肝气时更轻飘，更容易促进卵子的排出。

【名医按语】

来源：紫葳科植物凌霄或美洲凌霄的干燥花。

主治：①血滞经闭，月经不调，癥瘕，产后乳肿，跌打损伤。②风疹发红，皮肤瘙痒，痤疮。

【名医经验】

班秀文经验：经多年临床实践，其认为凌霄花凉散之功较强，属于药性平稳的凉开散瘀热物，用之得当，对于瘀热内作的各种妇科疾病及皮肤科疾病效果良好，尤其是对瘀热型之癥瘕、输卵管阻塞、产后乳痈、妇人面部黄褐斑、月经不调等效果显著。

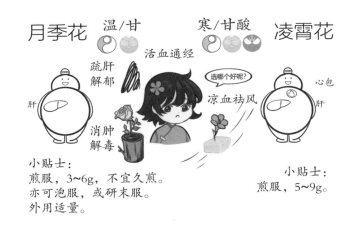

182

活血疗伤药

★ 总述 ★

本类药物具有苦泄辛散之性，主归心肝血分，善于活血化瘀，消肿止痛。部分药物兼有续筋接骨或止血生肌敛疮功效，主要适用于跌打损伤、瘀肿疼痛、骨折筋损、金疮出血等伤科病证。其中，多数药物也可用于其他血瘀病证。

★ 用药经验 ★

孙响波经验：自然铜、马钱子、骨碎补、苏木、三七、血竭、川续断、延胡索、刘寄奴为伤科要药，味多辛、苦，性多温，多归肝、脾、肾经，多具活血祛瘀、散结消肿、通经活络、续筋接骨、强筋健骨、续折疗伤之功。

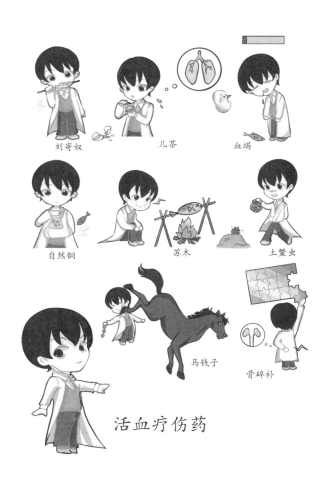

刘寄奴　　　儿茶　　　血竭

自然铜　　　苏木　　　土鳖虫

马钱子　　骨碎补

活血疗伤药

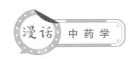

土鳖虫

土鳖虫 ☯☠ 寒/咸

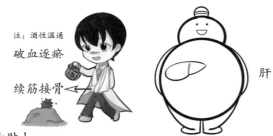

注：酒性温通
破血逐瘀
续筋接骨
肝

小贴士：
有小毒。
煎服，3~10g。
研末服，1~1.5g，以黄酒送服为佳。外用适量。

【名医按语】

来源：鳖蠊科昆虫地鳖或冀地鳖的雌虫干燥体。

主治：①跌打损伤，筋伤骨折，瘀肿疼痛。②血瘀经闭，产后瘀滞腹痛，积聚痞块。

【名医经验】

李士懋经验：土鳖虫主血证，归肝经。李士懋认为其活血祛瘀、攻坚破积，能使凝滞之血流通，旧血得去则新血复生，而起到祛瘀生新之用。久病则血伤入络，宜缓攻之。土鳖虫善治久病血瘀，除癥瘕积聚，尤善于治疗瘀血导致的疼痛。《本草经集注》云："主治……血积癥瘕，破坚，下血闭。"可见除治疗癥瘕积聚外，土鳖虫对于瘀血导致的月经闭止亦有佳效。张志远称其为"活血通闭先锋"。

自然铜

自然铜 ☯☠ 平/辛→用了自然铜自然不痛→散瘀止痛

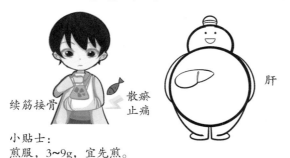

续筋接骨 散瘀止痛
肝

小贴士：
煎服，3~9g，宜先煎。
多入丸、散服；或醋淬研末服，每次0.3g。外用适量。

【名医按语】

来源：硫化物类矿物黄铁矿族黄铁矿，主含二硫化铁。

主治：跌打损伤，骨折筋断，瘀肿疼痛。

【名医经验】

盛红枫经验：其应用自然铜合方治疗骨折术后。对于股骨干骨折术后骨不连脾肾两虚夹瘀证患者，在二次固定并植骨的基础上，口服自然铜合方和碳酸钙 D_3 片比单纯口服碳酸钙 D_3 片，在调节骨代谢、增加骨密度、促进骨折愈合方面更有优势，且两者对患者肝肾功能的影响相当。

马钱子

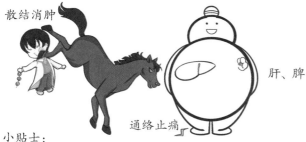

马钱子 ☯🎭 温/苦 →拿一串钱被马踢了→似经络上有肿块 通络止痛，散结消肿

散结消肿

通络止痛

肝、脾

小贴士：
有大毒。
0.3~0.6g，炮制后入丸、散用。外用适量。

【名医按语】

来源：马钱科植物马钱的成熟种子。

主治：①跌打损伤，骨折肿痛。②痈疽疮毒，咽喉肿痛。③风湿顽痹，麻木瘫痪。

【名医经验】

朱良春经验：马钱子味道甚苦，能开胃气而促饮食，又能宣脉络而胜颓废。所以，朱良春常用马钱子治疗筋肉损伤、腰腿疼痛、坐骨神经痛、风湿性关节炎、类风湿关节炎等病。以上疾病均归属于"痹证"范畴。临床上，痹证分为四大类，即风寒湿痹、风湿热痹、虚痹和顽痹。治疗上，前两者应以祛邪为主，虚痹应以扶正为要，而顽痹应正邪兼顾。

刘寄奴

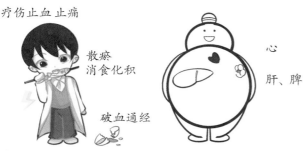

刘寄奴 ☯🎭 温/苦

疗伤止血止痛

散瘀消食化积

破血通经

心、肝、脾

小贴士：
煎服，3~10g。外用适量，研末外撒或调敷。

【名医按语】

来源：菊科植物奇蒿或白苞蒿的干燥地上部分。

主治：①跌打损伤，瘀滞肿痛，外伤出血。②血瘀经闭，产后瘀滞腹痛。③食积腹痛，赤白痢疾。

【名医经验】

常占杰经验：其临证时，重用刘寄奴治疗各型黄疸，退黄作用显著。刘寄奴味苦，性温，归心、肝、脾经，温散善走，活血散瘀，破血通经，且本品气味芳香，既能醒脾开胃，又能消食化积，与鸡内金、炒白术同用，可改善疲乏、不欲饮食的症状。黄疸病理因素总与湿邪相关，故治法当从利湿退黄。除此之外，瘀血因素于黄疸证治中颇为重要，故《伤寒论》有云："此为瘀热在里，身必发黄。"关幼波先生亦提出"治黄必治血，血行黄易却"的治疗思路。常教授多重用刘寄奴（60g以上），该法疗效确切，至今无不良反应报道。

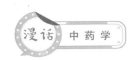

骨碎补

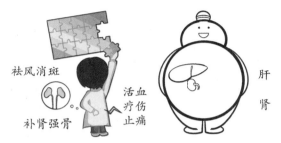

骨碎补 ☯☺ 温/苦→骨头碎了要修补→补肾强骨

祛风消斑
补肾强骨
活血疗伤止痛
肝肾

小贴士：
煎服，3~9g。外用适量。

【名医按语】

来源：水龙骨科植物槲蕨的干燥根茎。

主治：①跌打损伤，筋骨损伤。②肾虚腰痛、脚弱，耳鸣耳聋，牙齿松动，久泻。③斑秃，白癜风。

【名医经验】

全小林经验：原发性骨质疏松症腰痛的核心病机为肾精亏虚，治法当以补肾强骨为主。全小林院士精裁由补骨脂、骨碎补、杜仲3味药组成的小方，以补肾强骨止痛，临床效果满意。现代研究显示，3味药均有改善骨质疏松的作用。

苏木

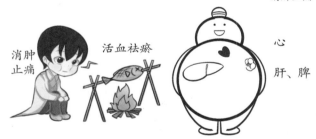

苏木 ☯☺☺ 平/甘咸→从麻木中苏醒→活血化瘀消肿止痛

消肿止痛
活血祛瘀
心肝、脾

小贴士：
煎服，3~9g。外用适量。

【名医按语】

来源：豆科植物苏木的干燥心材。

主治：①跌打损伤，骨折筋伤，瘀滞肿痛。②血滞经闭，产后瘀阻腹痛，痛经，心腹刺痛，痈肿疮毒。

【名医经验】

徐志瑛经验：慢性阻塞性肺疾病属中医"肺胀""咳嗽""喘证""痰饮"等范畴。徐志瑛教授认为，慢性阻塞性肺疾病多因久病肺气虚所致，气虚基础上逐渐发展为气阴两虚为其本，痰瘀交阻、气机升降失常贯穿疾病始终为其标。故在辨证施治时应围绕"痰、瘀、虚、热"4个方面，投以清热化痰、宣肺止咳之品。对于此病，徐师常喜用苏木配川芎、桃仁等活血化瘀之品，以达理气宣肺之效。

血竭

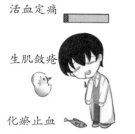

血竭 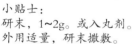 平/甘咸→血量耗尽需升级→生肌敛疮

活血定痛

生肌敛疮

化瘀止血

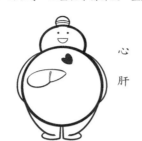
心
肝

小贴士：
研末，1~2g。或入丸剂。
外用适量，研末撒敷。

【名医按语】

来源：棕榈科植物麒麟竭果实渗出的树脂经加工制成。

主治：①跌打损伤，瘀滞心腹疼痛。②外伤出血。③疮疡不敛。

【名医经验】

丁彩飞经验：用夏枯草、血竭配伍治疗妇人瘀证所致的崩漏、痛经，以及妇人癥瘕疾病，对于提高受孕率疗效确切。丁彩飞认为，血竭化瘀之中兼具止血、活血及补血功效，凡是妇人血病有瘀积者都可以用血竭。且该品对妇人血虚、出血不止有较好疗效。

儿茶

儿茶 微寒/苦涩

活血止痛
止血生肌

清肺
化痰

收湿敛疮

肺、心

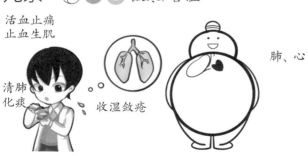

小贴士：
煎服，1~3g，包煎。多入丸、散服。外用适量。

【名医按语】

来源：豆科植物儿茶的去皮枝、干的干燥煎膏。

主治：①跌打伤痛，出血。②疮疡不敛，湿疹，湿疮，牙疳，下疳，痔疮。③肺热咳嗽。

【名医经验】

于永娜经验：口腔溃疡，又称口疮，是发生在口腔黏膜上的浅表性溃疡，大小可从米粒至黄豆大，成圆形或卵圆形，溃疡面多凹陷，周围充血，可因接触刺激性食物而引发疼痛，一般1~2周可以自愈，发作期间疼痛剧烈，给患者身心带来痛苦。于永娜用儿茶粉局部涂擦治疗口腔溃疡60例，总有效率95%，疗效优于常用药冰硼散。

第四节

破血消癥药

★ 总述 ★

本类药物味多辛苦，兼有咸味，以虫类药居多，主归肝经血分，大多药性峻猛，能破血逐瘀、消癥散积，主治瘀滞程度较重的癥瘕积聚，亦可用于血瘀经闭、瘀肿疼痛、偏瘫等病。

★ 用药经验 ★

倪雯婷经验：破血消癥药属于活血化瘀药的一种，其效力峻猛。现代研究证实，其抗肿瘤作用明显，且进一步研究发现，破血消癥类中药及其有效成分对肿瘤转移具有明显的抑制作用。其抗肿瘤转移实质与影响肿瘤有氧糖酵解的能量代谢密切相关。阐明这一机制可为破血消癥药的临床抗肿瘤及肿瘤转移的应用提供理论指导。

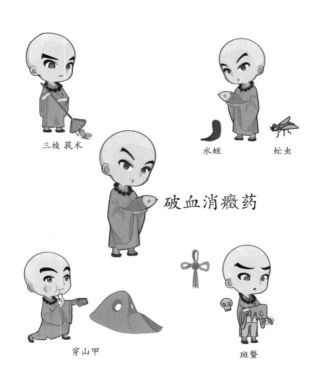

三棱 莪术

水蛭　虻虫

破血消癥药

穿山甲

斑蝥

莪术

【名医按语】

　　来源：姜科植物蓬莪术、广西莪术或温郁金的干燥根茎。

　　主治：①癥瘕积聚，经闭，胸痹心痛。②食积脘腹胀痛。③跌打损伤。

三棱

【名医按语】

　　来源：黑三棱科植物黑三棱的干燥块茎。

　　主治：①癥瘕积聚，经闭，胸痹心痛。②食积脘腹胀痛。③跌打损伤。

【名医经验】

　　仝小林经验：仝小林院士提出"新病机十九条"，认为"诸脏纤化，久病久痛，皆属于络脉""诸结癖瘤，菱形发病，皆属于郁"等，且提到运用三棱破血行气，消积止痛，配伍莪术、三七等活血化瘀之品治疗脏器纤维化及"女性三联"（甲状腺结节、乳腺结节、子宫肌瘤）疾病。治疗代偿期肝硬化时，常运用三棱配伍三七、莪术、水蛭等破血逐瘀通络之品，以破气行瘀，三棱常用剂量为30～60g。治疗反复发作性坏死性淋巴结炎，常运用三棱破血消癥，配伍生石膏、芦根、赤芍等清气凉营之品，加强气营两清退热之力，三棱常用剂量为3g。以活血通络扶正健脾法治疗肝硬化后肝癌时，其中三棱可破积散结，同时配伍黄芪、太子参、茯苓等益气健脾之品，以加强益气通络之效，三棱常用剂量为3g。

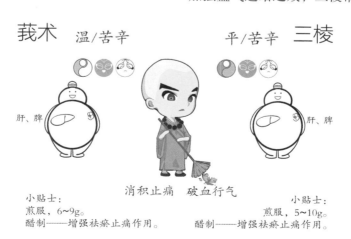

莪术　温/苦辛　　　　平/苦辛　三棱

肝、脾　　　　　　　　　　　　　肝、脾

消积止痛　破血行气

小贴士：　　　　　　　　　　　　小贴士：
煎服，6~9g。　　　　　　　　　煎服，5~10g。
醋制——增强祛瘀止痛作用。　　　醋制——增强祛瘀止痛作用。

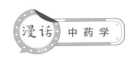

水蛭

虻虫

【名医按语】

来源：水蛭科动物蚂蟥、水蛭或柳叶蚂蟥的干燥全体。

主治：①血瘀经闭，癥瘕积聚。②中风偏瘫，跌打损伤，瘀滞心腹疼痛。

【名医按语】

来源：虻科昆虫复带虻等的雌虫体。

主治：①血瘀经闭，癥瘕积聚。②跌打损伤，瘀滞肿痛。

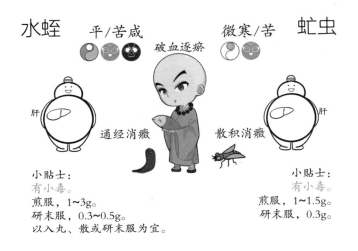

水蛭　平/苦咸　破血逐瘀　微寒/苦　虻虫

肝　通经消癥　散积消癥　肝

小贴士：
有小毒。
煎服，1~3g。
研末服，0.3~0.5g。
以入丸、散或研末服为宜。

小贴士：
有小毒。
煎服，1~1.5g。
研末服，0.3g。

穿山甲

穿山甲 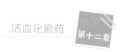 微寒/咸

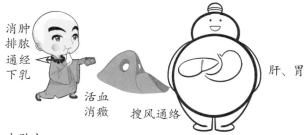

消肿
排脓
通经
下乳

活血
消癥

搜风通络

肝、胃

小贴士：
煎服，5~10g，一般炮制后用。
研末服，1~1.5g。

【名医按语】

　　来源：鲮鲤科动物穿山甲的鳞甲。

　　主治：①癥瘕，血滞经闭。②风湿痹痛，中风瘫痪，麻木拘挛。③乳汁不下。④痈肿疮毒，瘰疬。

【名医经验】

　　李斯文经验：阳虚是湿重，阴虚乃热重。无论是白血病、再生障碍性贫血，还是骨髓增生异常综合征、血小板减少，均在整个病程中始终贯穿着湿、热、毒、虚的表现。阴虚、阳虚是互相转化的，不管是补肾阳，还是补肾阴，都应当坚持清热解毒。但在选方用药上，要选能直接入骨髓的药物，这样效果才最好，如牛黄、石菖蒲、土茯苓等几十种药物均能达骨髓。李斯文多采用穿山甲以除湿、清热、解毒、补虚，通过改变体内，尤其是骨髓内的小环境，而达到消除病毒，根治血液病之目的。其治疗核心是"寓清于补"，使邪祛正自复。这为中医药治疗血液病提供了新思路。

斑蝥

斑蝥 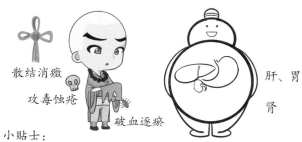 热/辛

散结消癥

攻毒蚀疮

破血逐瘀

肝、胃
肾

小贴士：
有大毒。
0.03g~0.06g，炮制后多入丸、散用。
外用适量，研末或浸酒醋，或制油膏涂敷患处。

【名医按语】

　　来源：芫菁科昆虫南方大斑蝥或黄黑小斑蝥的干燥体。

　　主治：①癥瘕，瘀滞经闭。②痈疽恶疮，顽癣，瘰疬。③外敷可发疱，治面瘫、风湿痹痛等。

【名医经验】

　　郭廷赞经验：其用家传斑蝥半夏油治牛皮癣。方法：斑蝥15g，生半夏30g，共研极细粉末，加香油适量调成稠糊状，贮瓶备用。用时先把患部用温水擦洗数遍，把鳞屑清除干净，使创面有点状出血为宜，然后用斑蝥半夏油均匀地摊敷在患部，约为5分硬币厚，每日1次。用药3次后显效。

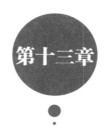

第十三章

化痰止咳平喘药

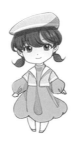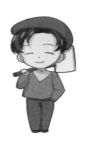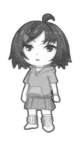

温化寒痰药　清化热痰药　止咳平喘药

　　凡以祛痰或消痰为主要功效，用以治疗痰证的药物，称为化痰药；以减轻或制止咳嗽、喘息为主要功效，用以治疗咳喘的药物，称为止咳平喘药。

　　化痰药每兼止咳平喘之效，而止咳平喘药也常兼化痰之功，且痰、咳、喘三者在病机上密切关联，在病证上相互兼杂，故将化痰药与止咳平喘药合并为一章，并根据其药性和功效主治不同而分为温化寒痰药、清化热痰药与止咳平喘药三节介绍。

温化寒痰药

★ 总述 ★

本类药物味多辛苦，性多温燥，主归肺、脾、肝经。辛能行散，苦燥降泄，温可祛寒，故本类药物以温肺祛寒、燥湿化痰为主要功效，部分药物兼有利气降逆、消痞散结、消肿止痛等功效。

温化寒痰药主治寒痰证和湿痰证，如寒痰、湿痰阻肺之咳嗽气喘、痰多色白、苔腻，痰蒙清阳之眩晕，痰湿阻滞所致肢体麻木、阴疽流注、瘿瘤、瘰疬、疮痈肿毒等病证。为了提高临床疗效，在临床运用时，本类药常与温散寒邪，燥湿健脾药物配伍。

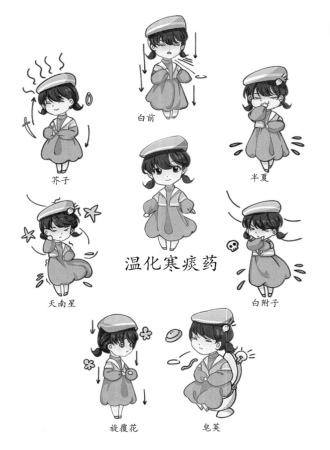

芥子

白前

半夏

天南星

温化寒痰药

白附子

旋覆花

皂荚

★ 用药经验 ★

王璐经验：咳嗽既是一种独立的病证，又可作为单独一个症状见于感冒、哮喘、慢性阻塞性肺疾病等多种急慢性肺系疾病过程中。临床上，若咳嗽持续超过8周即可诊断为慢性咳嗽，这常常是以肺、脾、肾三脏之脏阳衰冷为本，寒邪及痰饮为标。因此，临床常用温化之法来发越阳气，开其腠理，通调水道，达到治病求本的目的。此法最早源于《黄帝内经》，确立于《金匮要略》，代表方剂如小青龙汤、射干麻黄汤、苓甘五味姜辛汤等。目前此法已得到不少医家的认可，并被实践于临床。

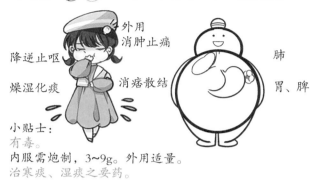

半夏

半夏 ☯☺☺ 温/辛→半夏泻心汤→消痞散结

外用
消肿止痛

降逆止呕

燥湿化痰   消痞散结

肺
胃、脾

小贴士：
有毒。
内服需炮制，3~9g。外用适量。
治寒痰、湿痰之要药。

【名医按语】
来源：天南星科植物半夏的干燥块茎。
主治：①湿痰寒痰，咳喘痰多，痰饮眩悸，风痰眩晕，痰厥头痛。②呕吐反胃。③心下痞，结胸，梅核气。④瘰疬，痰核，痈疽肿毒，毒蛇咬伤。

【名医经验】
仝小林经验：半夏药用历史悠久，首载于《神农本草经》，活用于《伤寒杂病论》。仝小林院士善用半夏配伍治疗糖尿病、代谢综合征、失眠、呕吐、面部痤疮等病证，临床效佳。仝小林院士认为，半夏用量6~15g，可和胃；15~30g，可止呕；30~60g，可安眠。对于痰浊深重或急危重症，则更应加大半夏剂量。当然，还需考虑患者病势，随证施量。当病情缓解时，亦应中病即止、中病即减，或改用丸、散、膏、丹善后调理，不可一味强调大剂量。

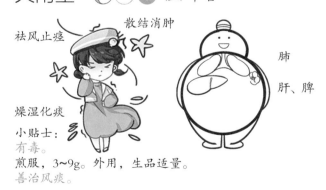

天南星

天南星 ☯☺☺ 温/辛苦

散结消肿

祛风止痉

燥湿化痰

肺
肝、脾

小贴士：
有毒。
煎服，3~9g。外用，生品适量。
善治风痰。

【名医按语】
来源：天南星科植物天南星、异叶天南星或东北天南星的干燥块茎。
主治：①湿痰，寒痰。②风痰眩晕，中风痰壅，口眼㖞斜，癫痫，惊风，破伤风。③痈疽肿痛，蛇虫咬伤。

【名医经验】
张学华经验：制天南星苦温辛燥，善治经络风痰、顽痰，因开泄走窜力强，故血虚、阴虚者及孕妇忌用。胆南星寒凉，可涤痰热，开心窍。生天南星有毒，一般作外用敷贴，以消肿定痛，通经透络。

附：胆南星
来源：制天南星的细粉与牛、羊或猪胆汁经加工而成，或为生天南星细粉与牛、羊或猪胆汁经发酵而成。
性味：凉，苦、微辛。
归经：归肺、肝、脾经。
功效：清热化痰，息风定惊。
主治：①中风，癫痫，惊风，头风眩晕。②痰火喘咳。
用法用量：煎服，3~6g。

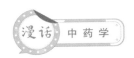
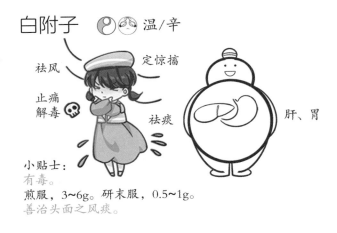

白附子

白附子 ☯ ☺☺ 温/辛

祛风
止痛
解毒
定惊搐
祛痰

肝、胃

小贴士：
有毒。
煎服，3~6g。研末服，0.5~1g。
善治头面之风痰。

【名医按语】

来源：天南星科植物独角莲的干燥块茎。

主治：①中风痰壅，口眼㖞斜，惊风癫痫，语言謇涩，破伤风。②痰厥头痛，眩晕，偏正头痛。③瘰疬痰核，毒蛇咬伤。

【名医经验】

黄映经验：银屑病多由风湿热毒，蕴郁肌肤；或血虚风燥，肌肤失养；或情感抑郁，化热生风而致。在治疗方面，除调节情志外，还需祛风解毒、泄热散结。黄映选用白附子、白花蛇各20g，白蒺藜、白芍药、白僵蚕各40g，共研细末，制成"五白散"，每次服6g，日2次，坚持服用3个月，常可获效。服药期间，忌饮酒，少食海鲜，避免情绪紧张或抑郁，保证足够的睡眠，有助于痊愈。

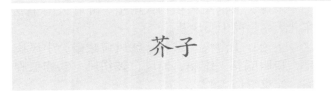

芥子

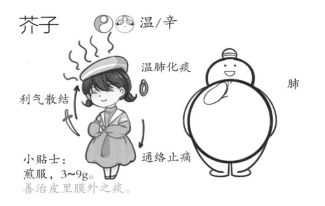

芥子 ☯ ☺☺ 温/辛

利气散结
温肺化痰
通络止痛

肺

小贴士：
煎服，3~9g。
善治皮里膜外之痰。

【名医按语】

来源：十字花科植物白芥或芥的干燥成熟种子（前者习称"白芥子"，后者习称"黄芥子"）。

主治：①寒痰喘咳，悬饮，胸胁胀痛。②阴疽流注，痰滞经络，关节麻木疼痛，痰湿肿毒。

【名医经验】

朱良春经验：《本草经疏》言白芥子，"能搜剔内外痰结及胸膈寒痰、冷涎壅塞者"。朱老指出："白芥子含有脂肪、白芥子苷、苦杏仁酶等成分，除作为祛痰平喘咳之剂（如三子养亲汤）外，对机体组织中不正常的渗出物之吸收尤有殊功。"朱老曾用由白芥子、甘遂、大戟组成的古方控涎丹（又名子龙丸）治疗慢性淋巴结炎、湿性胸膜炎、胸腔积液、腹水、气管炎或肺炎痰涎壅盛者，以及瘰疬、流注等，有较好疗效。近年来，其又用白芥子为主药，治疗各种结节病，取得良效。

旋覆花

旋覆花

微温/辛苦咸 → "诸花皆升，旋覆独降" → 降肺且降胃

降气消痰
降逆止呕
利水

肺
脾、胃
大肠

小贴士：
煎服，3~9g，包煎。

【名医按语】

来源：菊科植物旋覆花或欧亚旋覆花的干燥头状花序。

主治：①风寒咳嗽，咳喘痰多，痰饮蓄结，胸膈痞满。②噫气呕吐，心下痞硬。③气血不和之胸胁疼痛。

【名医经验】

周平安经验：俗谓"诸花皆升，旋覆独降"。周平安教授认为，旋覆花具有升与降的双向调节作用。轻扬升散，是诸花的共性，旋覆花也不例外；而降逆软坚，则又是旋覆花的独特个性。用其轻灵之性，散结气，通血脉，行痰水，凡因肝郁、气滞、血瘀而致的胸脘痞满、痰饮水停、两胁胀痛诸证，皆可配用；用其降逆之性，主治胃气上逆，呕吐噫气，心下痞硬，可消内伏痰浊。周平安教授认为，旋覆花不唯降胃之逆气，凡人体当降不降之气，均可用其降之；当升不升，当宣不宣者，亦可用之，此其独到之见也。

白前

白前

微温/辛苦

降气
止咳
祛痰

肺

小贴士：
煎服，3~10g。或入丸、散。
治咳嗽降气之要药。

【名医按语】

来源：萝摩科植物柳叶白前或芫花叶白前的干燥根茎及根。

主治：肺气壅实，咳嗽痰多，胸满气喘。

【名医经验】

王盈蕴经验：通过搜集古代医籍及现代医家临证经验，其总结出白前具有以下临床特点。白前临床用量为3~69g，常用量为8~30g。结合病种、证型、症状选择其最佳剂量，如发挥祛痰降气、止咳平喘作用治疗咳嗽、哮喘等，用量为3~30g；发挥肃降肺气作用治疗代谢综合征、淋巴瘤引起的胸腹水等，用量为9~69g。根据病种、证型及症状，配伍相应中药。如用于祛痰降气、止咳平喘常配伍桔梗、紫菀、紫苏子、杏仁、葶苈子、百部、浙贝母、半夏、前胡、桑白皮等；用于肃降肺气常配伍杏仁、桔梗、紫菀等。

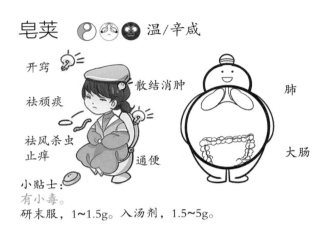

皂荚 温/辛咸

开窍
祛顽痰
散结消肿
祛风杀虫
止痒
通便
肺
大肠

小贴士：
有小毒。
研末服，1~1.5g。入汤剂，1.5~5g。

【名医按语】

来源：豆科植物皂荚的干燥成熟果实和不育果实。

主治：①顽痰阻肺，咳喘痰多。②中风口噤，关窍不通，痰厥，癫痫，喉痹痰盛。③疮肿未溃。④便秘。⑤皮癣。

【名医经验】

李晶晶经验：皂荚丸列于《金匮要略·肺痿肺痈咳嗽上气病脉证治第七》，功能祛顽痰、肃肺气，主咳逆上气，时时吐浊。前贤王旭高师其立意，改皂荚丸剂型为平和简便之方，食皂荚汁浸透晒干之大枣，配汤剂互为裨益。经方大家曹颖甫遵仲景护胃之旨，或取枣膏汤，或取易得之物红糖，冲水送服皂荚；又或以黑枣包煎皂荚，以疗痰浊壅肺。

清化热痰药

★ 总述 ★

本类药物多属苦寒之品，以清化热痰为主要功效，主治热痰证，如痰热交结，壅滞于肺，咳嗽气喘，痰黄质稠者，也可用于治疗与痰热有关的癫痫、中风、惊厥等病证。

部分药物甘寒而润，兼有润燥化痰功效，可用治咳嗽痰少、质黏难咳，唇舌干燥之燥痰证。部分药物性味咸寒，兼能软坚散结，可用治痰气凝结之瘿瘤、痰火郁结之瘰疬等病证。临床应用时，尚需根据具体病证，与清热泻火、养阴润肺等药配伍。

★ 用药经验 ★

张延丞经验：魏晋时期著作《名医别录》记载了诸多治疗热痰的药物，其中列举的大多沿用至今，如柴胡主除诸痰热结实、黄芩主治痰热、淡竹叶主治胸中痰热、松萝主治痰热、半夏主消散心腹胸中痰热等。隋代巢元方所著《诸病源候论》为痰证理论的奠基之作。巢氏广纳众家之长，总结了仲景师及先贤理论，并将其分门归类，更提出单列"热痰候"这一分类。《诸病源候论》言，"热痰者……上焦生热，热气与痰水相搏，聚而不散，故令身体虚热……头面吸吸而热，故云热痰也"，首次指出热痰的成因。

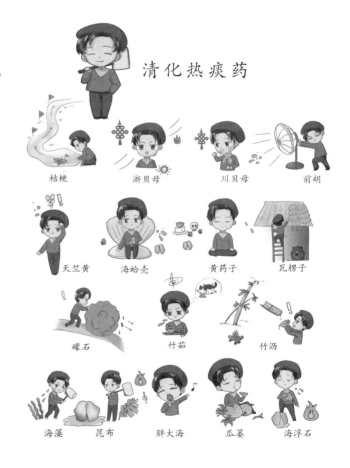

清化热痰药

桔梗　　　浙贝母　　　川贝母　　　前胡

天竺黄　　海蛤壳　　　黄药子　　　瓦楞子

礞石　　　　竹茹　　　　竹沥

海藻　　昆布　　胖大海　　瓜蒌　　海浮石

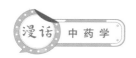

川贝母

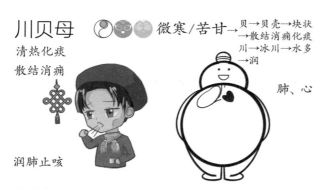

川贝母 微寒/苦甘 →贝→贝壳→块状
→散结消痈化痰
川→冰川→水多
→润

清热化痰
散结消痈
润肺止咳

肺、心

小贴士：
煎服，3~10g。研末冲服，每次1~2g。

【名医按语】

来源：百合科植物川贝母、暗紫贝母、甘肃贝母、梭砂贝母、太白贝母或瓦布贝母的干燥鳞茎。

主治：①虚劳咳嗽，肺热燥咳。②瘰疬，乳痈，肺痈。

【名医经验】

樊俐慧经验：通过搜集古代医籍及现代医家临证经验，其总结出川贝母具有以下量效特点。川贝母临床用量多为3~30g。结合病种、证型、症状选择其最佳剂量，如发挥清热润肺作用，治疗呼吸系统疾病，用量为3~15g；发挥化痰止咳作用，治疗咳喘、发热等，用量为5~12g；发挥散结消痈作用，治疗肺痈、肺癌、乳腺癌等，用量为4.5~30g。为发挥其最佳功效，常根据病种、证型及症状，配伍相应中药。如用于清热润肺，常配伍瓜蒌、桔梗、桑白皮；用于化痰止咳，常配伍甜杏仁、沙参、麦冬；用于散结消痈，常配伍桔梗、冬瓜子、丹参等。

浙贝母

浙贝母 寒/苦 →贝→贝壳→块状→散结消痈化痰

化痰止咳

清热
散结
消痈
解毒

肺、心

小贴士：
煎服，5~10g。

【名医按语】

来源：百合科植物浙贝母的干燥鳞茎。

主治：①风热咳嗽，痰火咳嗽。②瘰疬，瘿瘤，乳痈，疮毒，肺痈。

【名医经验】

樊俐慧经验：通过搜集古代医籍及现代医家临证经验，其总结出浙贝母具有以下量效特点。浙贝母临床用量多为3.7~30g。结合病种、证型、症状选择其最佳剂量，如发挥清热化痰作用，治疗表证、呼吸系统疾病、耳鼻咽喉病等，用量为3.7~12g；发挥解毒散结通络作用，治疗脾胃病、癌性疼痛、痹证、慢性阻塞性肺疾病等，用量为10~30g；发挥消痈作用，治疗皮肤病、妇科疾病、内分泌及代谢疾病等，用量为6~30g。为发挥其最佳功效，常根据病种、证型及症状，配伍相应中药。如用于清热化痰，常配伍桑叶、薄荷叶、陈皮；用于解毒散结通络，常配伍玄参、生地黄、瓜蒌；用于消痈，常配伍薏苡仁、法半夏、鱼腥草等。

前胡

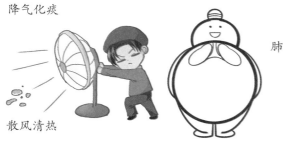

前胡 微寒/苦辛→前→下潜→降气化痰
　　　　　　　　胡→呼→有风→散风清热

降气化痰

散风清热

肺

小贴士：
煎服，3~10g。或入丸、散。

【名医按语】

来源：伞形科植物白花前胡或紫花前胡的干燥根。

主治：①痰热咳喘，咳痰黄稠。②风热咳嗽痰多。

【名医经验】

仝小林经验：前胡、紫苏子、葶苈子等药组成的小方为仝小林院士所创之前百苏苈汤。临床上，该方对于治疗上焦肺气郁闭之劲咳、郁咳，有着良好的效果。外感四时寒热之邪、风寒袭肺，或痰热壅肺，或内伤饮停心肺，均易阻滞气机，肺之宣发肃降不利，肺气上逆，常变生为劲咳、郁咳。此类咳嗽经一般的化痰止咳之法，疗效欠佳，缠绵数日，久治难愈。其治疗关键在于恢复肺脏正常的宣发肃降功能。前百苏苈汤中前胡、百部宣肺，以止咳缓嗽为主；紫苏子、葶苈子降气，以化痰蠲饮为要。两药对一升一降，既能通调肺气以治本，又兼祛邪止痉（支气管痉挛）以治标。临床上，前胡常用剂量为9~30g，以15g为多（根据咳嗽频率及剧烈程度选择合适剂量）；百部常用剂量为15~30g。紫苏子与葶苈子则依据咳嗽以痰为主或以饮为主来化裁使用，紫苏子化痰，常用剂量为9~15g；葶苈子化饮，常用剂量为15~30g。

礞石

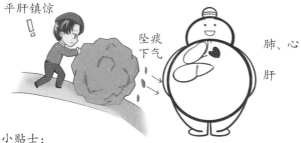

礞石 平/咸甘→礞石滚痰丸→坠痰下气

平肝镇惊

坠痰下气

肺、心肝

小贴士：
煎服，10~15g，宜打碎布包先煎。
入丸、散，3~6g。

【名医按语】

来源：变质岩类黑云母片岩或绿泥石化云母碳酸盐片岩，或变质岩类蛭石片岩或水黑云母片岩。

主治：①顽痰胶结，咳逆喘急。②癫痫发狂，惊风抽搐，烦躁胸闷。

【名医经验】

罗世杰经验：罗世杰教授善用礞石，尤其在治疗痰湿蕴肺型小儿肺炎痰喘夹积，喘促难卧时。选用礞石合二陈汤助二陈运脾化湿之力，祛除生痰之源；礞石合三子养亲汤助三子降气平喘之力，清理贮痰之器，能在短期内迅速改善症状，相比较以往单纯使用清热化痰或化痰平喘方剂，临床使用效果更佳。

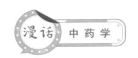

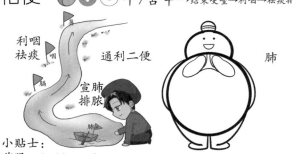

桔梗

桔梗 平/苦辛→结束哽噎→利咽→祛痰排脓

利咽祛痰　　通利二便　　肺

宣肺排脓

小贴士：
煎服，3~10g。
其用有四：止咽痛，兼除鼻塞；利膈气，仍治肺痈；
一为诸药之舟楫；一为肺部之引经。

【名医按语】
　　来源：桔梗科植物桔梗干燥根。
　　主治：①咳嗽痰多，胸闷不畅。②咽喉肿痛，失音。③肺痈吐脓。④癃闭，便秘。

【名医经验】
　　郭志华经验：心衰的主要病机可以大致概括为"虚""瘀""水"，其中以气虚为本，三者互为因果，相互影响。因此，"益气（阳）、活血、利水法"即为治疗心衰的根本大法。而桔梗在益气、活血、利水等方面均有良好作用，且桔梗入肺经，可载药上行，直达病所。仲圣《伤寒论》以白散方治疗寒实结胸，其中以桔梗开提气血，利膈宽胸，如此使上焦气机畅达，起到益气活血的作用；桑菊饮、杏苏散两首名方均出自《温病条辨》，桑菊饮中以桔梗宣肺益气，杏苏散内桔梗尚具有担当佐使之功，如此引药入肺经，进一步起到宣肺益气之功；《医学心悟》中"治诸般咳嗽"的止嗽散，亦用桔梗开肺之门户，宣通肺系；《太平惠民和剂局方》中治疗脾虚泄泻的名方参苓白术散，其以桔梗为佐药，宣肺益气利水，且载药上行，成培土以生金之力；出自《校注妇人良方》的用于治疗阴虚心神不宁所致失眠的名方天王补心丹，以桔梗为使药，载药力上行使之缓留于上部心经；《医林改错》中治疗胸中血瘀证的血府逐瘀汤，用桔梗宣肺益气，且能载药入于胸中，调畅胸中之气血。

胖大海

胖大海 寒/甘

清热润肺

利咽开音　　润肠通便

肺

大肠

小贴士：
2~3枚，沸水泡服或煎服。

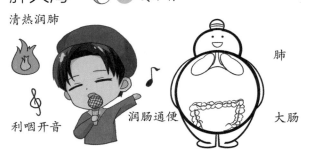

【名医按语】
　　来源：梧桐科植物胖大海的干燥成熟种子。
　　主治：①肺热声哑，咽喉疼痛，咳嗽。②燥热便秘，头痛目赤。

瓜蒌

瓜蒌 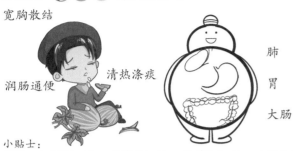 寒/微苦甘

宽胸散结

清热涤痰

润肠通便

肺
胃
大肠

小贴士：
煎服，全瓜蒌9~15g；瓜蒌皮6~10g；瓜蒌仁9~15g，打碎入煎。
瓜蒌皮——清热化痰、宽胸理气；瓜蒌仁——润燥化痰、润肠通便；全瓜蒌——兼有两者功效。

【名医按语】

来源：葫芦科植物栝楼或双边栝楼的干燥成熟果实。

主治：①痰热咳喘。②胸痹，结胸。③肺痈，肠痈，乳痈。④肠燥便秘。

【名医经验】

张志远经验：将瓜蒌整体功效归纳为"开结滞""滋肺、利胃肠"两个方面。"开结滞"是指瓜蒌通过驱逐停痰、热毒、积食等开发气机怫郁；"滋肺、利胃肠"是指瓜蒌甘润，可祛燥生津，濡养肺与胃肠。临床上，其主张运用瓜蒌全果，认为大剂量使用，疗效更好且无不良反应，多用瓜蒌治疗上中二焦多种疾患，如胸痹、悬饮、咳嗽、乳痈等。

竹茹

竹茹 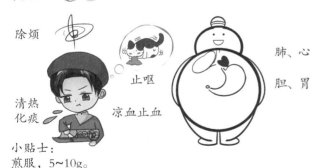 微寒/甘→如果在竹林里→心静→除烦止呕

除烦

止呕

清热
化痰

凉血止血

肺、心
胆、胃

小贴士：
煎服，5~10g。
生用——清化热痰；姜汁炙用——止呕。

【名医按语】

来源：禾本科植物青竿竹、大头典竹或淡竹的茎竿的干燥中间层。

主治：①肺热咳嗽，胆火夹痰，惊悸不宁，心烦失眠。②胃热呕吐，妊娠恶阻，胎动不安。③血热吐血、衄血、尿血、崩漏。④中风痰迷，舌强不语。

【名医经验】

吴东伟经验：呕吐一病，尤其是久病、重病患者，汤食不欲进，更拒药石，用方须避恶臭、芳香、味重之品，且需少量呷服，不拘时拘量，但进一匙药，便取一分效，使胃气渐复，痰浊腐食渐祛，无碍中激惹之虞。竹茹炮制多用姜汁，可缓其性且助止呕。《药品化义》曰："竹茹，体轻，轻可去实；性凉，凉能去热；味苦，苦能降下。专清热痰，为宁神开郁佳品。主治胃热噎膈，胃虚干呕，热呃咳逆，痰热恶心，酒伤呕吐，痰涎酸水，惊悸怔忡，心烦躁乱，睡卧不宁。此皆胆胃热痰之证，悉能奏效。"《本草经疏》言："胃寒呕吐及感寒夹食作吐忌用。"

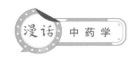
竹沥

竹沥 ☯ 寒/甘

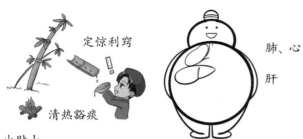

定惊利窍

清热豁痰

肺、心、肝

小贴士：
内服30～50mL，宜冲服。
不能久藏，可熬膏为竹沥膏瓶贮。

【名医按语】

来源：禾本科植物新鲜的淡竹和青竿竹等竹竿经火烤灼而流出的淡黄色澄清液汁。

主治：①痰热咳喘。②中风痰迷，惊痫癫狂。

【名医经验】

蒋宝素经验：《金匮钩玄》有云，"竹沥滑痰，非姜汁不能行经络也"，并提出"治痰……气虚少食，用竹沥"。竹沥能开经络、行血气，对于血虚有痰之中风，蒋师宗丹溪治痰之说，喜用四物汤合姜汁、竹沥。

天竺黄

天竺黄 ☯ 寒/甘

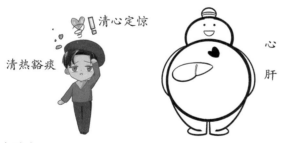

清心定惊

清热豁痰

心、肝

小贴士：
煎服，3～9g。研末冲服，每次0.6～1g。

【名医按语】

来源：禾本科植物青皮竹或华思劳竹等竿内分泌液干燥后的块状物。

主治：小儿痰热惊风，中风痰迷，癫痫，抽搐，夜啼，热病神昏。

【名医经验】

侯一鸣经验：其观察天竺黄散灌肠治疗小儿夜啼（心经积热证）的临床疗效时发现，天竺黄散保留灌肠法治疗小儿夜啼（心经积热证）有显著的临床疗效；天竺黄散保留灌肠法对于患心经积热证夜啼患儿夜间啼哭次数、入睡时间、夜间睡眠时间、夜醒次数及心经积热证的改善情况均优于口服琥珀抱龙丸；天竺黄散保留灌肠治疗过程中未出现不良反应，方药及灌肠法治疗小儿夜啼安全有效。

海蛤壳

海蛤壳 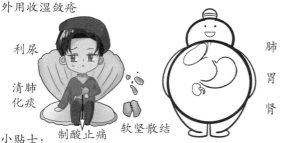 寒/苦咸 →壳→坚硬→软坚散结
　　　　　　　　　　　　　形似碗→装水→收湿

外用收湿敛疮

利尿

清肺
化痰

制酸止痛　软坚散结

肺
胃
肾

小贴士：
煎服，6~15g，先煎（海蛤粉包煎）。外用适量。
生用——清热化痰；煅用——制酸收敛。

【名医按语】
　　来源：帘蛤科动物文蛤或青蛤的贝壳。
　　主治：①肺热咳喘，痰火咳喘，胸胁疼痛，痰中带血。②瘿瘤，瘰疬，痰核。③水气浮肿，小便不利，胃痛反酸。④湿疹，烫伤。

【名医经验】
　　邓中甲经验：患有肿瘤的患者，无论是虚证、实证，还是虚实夹杂证，都有不同程度阴虚火旺的表现，如五心烦热、少寐、咽干、潮热、舌质红或红绛、脉细数等，这些都是由于肿瘤的形成，无论是气郁、热毒，还是瘀血、痰凝所致，久之均可郁而化火，火热燔灼，使阴分受损。养阴软坚法正是针对肿瘤这一病理机制而采用的相应治疗方法。海蛤壳清热利水，瓦楞子消痰化瘀，两者皆咸平走肾，均是这一治法的代表药物。两药质重味厚，性善下趋，导痰湿从下窍泄，故用治阴虚致郁而化火之肿瘤，甚为相合。

海浮石

海浮石 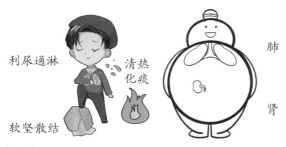 寒/咸→石头→硬→软坚散结

利尿通淋　清热化痰

软坚散结

肺

肾

小贴士：
煎服，10~15g，打碎先煎。

【名医按语】
　　来源：胞孔科动物脊突苔虫或瘤苔虫的骨骼，俗称石花；或火山喷出的岩浆形成的多孔状石块，又称浮海石。
　　主治：①痰热咳喘。②瘰疬，瘿瘤。③血淋，石淋。

【名医经验】
　　赵洪岳经验：其认为胸部屏伤（俗称"岔气""闪气"）属中医内伤。因为本病虽为外力所致，但气闭胸内，故属内伤。此多因推车、挑担、搬运重物或在举重、跳跃、爬高、跳舞时，突然屏气用力，气闭则血滞，气血突然壅滞于胸内，不得消散，经络受阻，不通则痛而致；治疗当开散胸中闭气。海浮石咸寒入肺经，可清肺化痰，软坚散结，用以治疗痰热咳嗽、喘息、痰黄稠难咳及瘰疬、结核，临床治疗"岔气"鲜闻。《医宗必读》云："海浮石，乃水沫结成，体质轻飘，肺之象也。"海浮石，虽名为石，但其质轻虚，能开宣肺气，散胸中闭气，因而能治疗气闭胸内的胸部屏伤，且治疗时间短，服药后无不良反应发生。

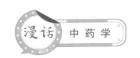

瓦楞子

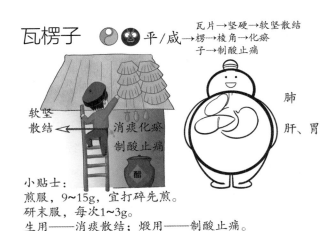

瓦楞子 ☯ 🎭 平/咸

瓦片→坚硬→软坚散结
楞→棱角→化瘀
子→制酸止痛

软坚散结 ← 消痰化瘀 制酸止痛 醋

肺 肝、胃

小贴士：
煎服，9～15g，宜打碎先煎。
研末服，每次1～3g。
生用——消痰散结；煅用——制酸止痛。

【名医按语】

来源：蚶科动物毛蚶、泥蚶或魁蚶的贝壳。

主治：①顽痰胶结，黏稠难咳。②瘿瘤，瘰疬。③癥瘕痞块。④胃痛泛酸。

【名医经验】

仝小林经验：反酸是消化系统疾病中的常见症状。中医学认为，呕吐与反酸均以中焦气机升降失常，胃失和降，气机上逆为核心病机，中医药在其治疗方面有独特优势。仝小林院士认为，治疗反酸时需把握关键，态靶同调。小半夏汤中清半夏配伍生姜降逆化痰、和胃止呕，调态；煅瓦楞子制酸止痛，打靶，治疗反酸可取得良效。临床常用剂量为清半夏6～45g，生姜15～30g，煅瓦楞子9～15g。

黄药子

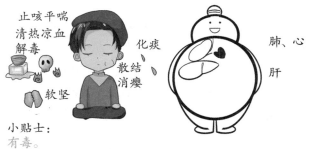

黄药子 ☯ 🎭 寒/苦

止咳平喘
清热凉血
解毒

化痰
散结消瘿
软坚

肺、心 肝

小贴士：
有毒。
煎服，5～15g。研末服，1～2g。
外用适量，鲜品捣敷，或研末调敷，或磨汁外涂。

【名医按语】

来源：薯蓣科植物黄独的干燥块茎。

主治：①瘿瘤。②疮疡肿毒，咽喉肿痛，毒蛇咬伤。

【名医经验】

仝小林经验：甲状腺功能亢进症是临床常见病，中医药在改善此类患者临床症状及甲状腺功能等方面具有一定的优势。甲状腺功能亢进症的核心病机是肝火旺盛，痰核凝结。中医治疗该病治则为苦寒清热收敛；治法以清肝解毒、敛肝保肝为主，佐以散结消肿。夏枯草、黄药子、五味子组成的小方是治疗该病态靶同调的药物，一能清肝火，二能散结消肿，三能敛肝保肝。临床常用剂量分别为夏枯草30～120g，黄药子9～15g，五味子9～30g。

海藻

【名医按语】

来源：马尾藻科植物海蒿子或羊栖菜的干燥藻体。

主治：①瘿瘤，瘰疬，睾丸肿痛。②痰饮水肿。

【名医经验】

张西俭经验：海藻 – 甘草为中药配伍"十八反"禁忌药对之一，常被认为可能对人体产生不良反应而较少应用于临床。张西俭教授根据多年临床经验，反其道而行之，临证治疗肺癌时着眼于痰毒结滞，常用海藻 – 甘草药对祛痰、散结、解毒而不伤正，临床治疗过程中未见明显不良反应。海藻 – 甘草为治疗浊毒型肺癌常用的化痰散结解毒药对，处方中两者剂量之比多为 3：1，用量通常为海藻 30g、甘草 10g，或海藻 15g、甘草 5g。张教授诊治的诸多肺癌患者中，海藻用量较大，多为 15g 或 30g，虽较常规剂量 6～12g 大，但确是治疗肺癌痰毒结滞的特色剂量。海藻与甘草用量 3：1 的比例更为其特色配伍，且疗效确切。

昆布

【名医按语】

来源：海带科植物海带或翅藻科植物昆布的干燥叶状体。

主治：同海藻，常与海藻相须而用。

【名医经验】

禤国维经验：禤教授在治疗痤疮，尤其是伴有囊肿结节久聚不散巨大者时，喜用昆布配伍海藻。《名医别录》载昆布味咸，性寒，无毒，"主十二种水肿，瘿瘤聚结气，瘘疮"。咸以软坚散结，寒以清热散结。现代药理研究表明，昆布有抗菌作用，能抑制微生物生长繁殖，从而可抑制皮脂腺囊肿的继发感染。

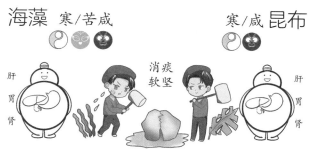

海藻 寒/苦咸

寒/咸 昆布

消痰软坚

肝胃肾

肝胃肾

利水消肿

小贴士：
煎服，6～12g。

小贴士：
煎服，6～12g。

止咳平喘药

★ 总述 ★

　　本类药物主归肺经，味有辛、苦、甘等不同，性有寒温之异，质地有润燥之别，其止咳平喘之机制亦各有不同，大体可归纳为宣肺、清肺、润肺、降肺、敛肺及化痰等。

　　本类药物的功效或偏于止咳，或偏于平喘，或兼而有之，主治咳喘。而咳喘之证，当分外感内伤、寒热虚实，是故临床使用本类药物应审证求因，随证选用，并配伍相应药物。外感表证、麻疹初起所见咳嗽，当以疏解宣散为主，少佐止咳药，不能单投止咳药，更不得过早使用敛肺止咳药。个别麻醉镇咳定喘药，因易成瘾、恋邪，故用之当慎。

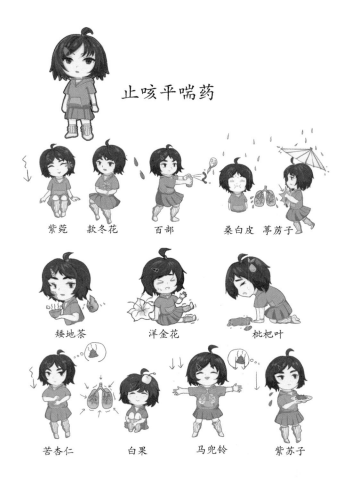

止咳平喘药

紫菀　　款冬花　　　百部　　　桑白皮　葶苈子

矮地茶　　　　洋金花　　　　枇杷叶

苦杏仁　　　白果　　　马兜铃　　　紫苏子

★ 用药经验 ★

　　张学义经验：患病个体之间有寒热虚实的体质差异，咳喘病又常因风寒燥火引起，内外相感常使咳喘病的病机呈现出复杂的寒热错杂之象。这就要求我们在掌握止咳平喘药各自特点的基础上，还应谨守病机，将辛温和苦寒两大类止咳平喘药相互配合使用，才能收到立竿见影的疗效。若病机单一，就集中若干个同类药物一鼓作气而平定之。

苦杏仁

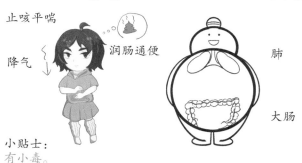

苦杏仁 微温/苦→仁→油润→润肠通便

止咳平喘

降气

润肠通便

肺

大肠

小贴士：
有小毒。
煎服，5~10g。生品入煎剂宜后下。

【名医按语】

来源：蔷薇科植物山杏、西伯利亚杏、东北杏或杏的干燥成熟种子。

主治：①咳嗽气喘，胸满痰多。②肠燥便秘。③湿温初起及暑温夹湿之湿重于热证。④外用可治蛲虫病、外阴瘙痒。

【名医经验】

韦宇经验：通过整理古代医籍及现代医家临床经验，其总结出苦杏仁具有以下特点。苦杏仁汤剂用量多为3.7~30g。根据疾病、证型、症状寻求最佳用量，如发挥降气平喘作用，治疗呼吸系统疾病（如咳喘、慢性阻塞性肺疾病、肺纤维化等），用量为5~25.9g；发挥轻宣肺气作用，治疗眩晕、暑温、湿痹、荨麻疹、过敏性紫癜、耳鼻喉科疾病，用量为3.7~30g；发挥消食润肠作用，治疗食积、便秘，用量为5~12g。根据疾病、证型及症状，配伍相应中药。如用于降气平喘，常配伍麻黄、厚朴等；用于轻宣肺气，常配伍麻黄、金银花、淡豆豉等；用于消食和胃等，常配伍火麻仁、香豆豉、陈皮；用于杀虫，治诸疮疥、消肿，多外用、单用。

紫苏子

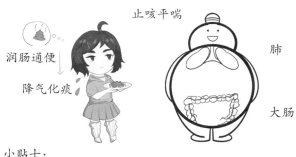

紫苏子 温/辛

止咳平喘

润肠通便

降气化痰

肺

大肠

小贴士：
煎服，3~10g。

【名医按语】

来源：唇形科植物紫苏的干燥成熟果实。

主治：①痰壅气逆，咳喘痰多。②肠燥便秘。

【名医经验】

张骠经验：苦杏仁与紫苏子，两者一苦一辛，虽以降气为主，却降中有升，肺肠合治，宣降肺气兼畅通腑气，可达到"一窍通诸窍皆通，大关通而百关尽通"的效果，助人体气机调达，津液布散，从而痰化、咳止、喘平。两药配伍，可用于治疗外感风寒、痰涎壅肺、肺气上逆之胸膈满闷、咳喘，以及伴有大便不通等病证。张骠教授在治疗小儿咳嗽时，常在辨证基础上加入该对药。如治疗小儿支气管炎、支气管肺炎以痰湿为主者，善用杏苏二陈汤（组成：苦杏仁、紫苏子、半夏、陈皮、茯苓、炙甘草）加减治疗，获效满意。

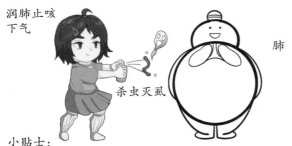

百部 微温/苦甘

润肺止咳
下气

杀虫灭虱

小贴士：
煎服，3～9g。外用适量，水煎或酒浸。
蜜炙——久咳虚嗽。

肺

【名医按语】

来源：百部科植物直立百部、蔓生百部或对叶百部的干燥块根。

主治：①新久咳嗽，百日咳，肺痨咳嗽。②蛲虫病，阴道滴虫，头虱，体虱，疥癣。

【名医经验】

朱良春经验：支气管扩张以素体不强，久咳迁延，脾虚失运，肺虚及肾，肺肾脾虚为本，治疗宜清化痰热，肃降肺气，宣肺止咳，同时佐以化瘀通络。朱教授常用百部配伍百合、白及、煅花蕊石等。其中百部止咯血，百合益气养阴，白及、煅花蕊石止血治标救急，百部多用15g。此外，支气管哮喘乃痰伏于肺，遇感而发，痰随气升，气因痰阻，肺失肃降，痰气搏击所致的发作性痰鸣气喘疾患，应根据已发、未发序贯论治。朱教授常用百部配伍甜杏仁、大贝母等。百部润肺止咳化痰，甜杏仁、大贝母化痰止咳、清肺热，百部多用15g。

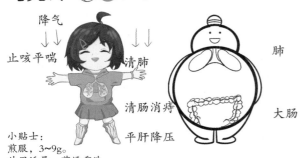

马兜铃 微寒/苦

降气

止咳平喘   清肺

清肠消痔

平肝降压

小贴士：
煎服，3～9g。
外用适量，煎汤熏洗。
一般生用；肺虚久咳者蜜炙用。

肺

大肠

【名医按语】

来源：马兜铃科植物北马兜铃或马兜铃的干燥成熟果实。

主治：①肺热咳喘，痰中带血。②肠热痔血，痔疮肿痛。③肝阳上亢之高血压。

紫菀

【名医按语】

来源：菊科植物紫菀的干燥根和根茎。

主治：劳嗽咯血，新久咳嗽，喘咳痰多。

【名医经验】

刘尚义经验：其认为癌性便秘病机一方面在于肺失宣发，气机失调，津液不能下输滋润大肠；另一方面在于上窍不开，气机不得周流，推动无权，故下窍闭塞不通。基于此理论，刘教授临床上多用开宣肺气之品——紫菀，依其轻清之性，宣发肺气启其上孔，则下孔自然流动。紫菀，性温味苦，苦能降气达下，辛可益肺，宣通壅滞，使上窍开而下窍亦泻。因其上可宣通肺气，下可运津液润肠，且蜜制过后其润下功效倍加。决明子则性微寒，味咸、甘、苦，归肝、大肠经，有润肠通便之功，可治肠燥便秘。其可泻下降浊，通过对肠道的濡润作用使粪便排出。刘教授用蜜紫菀及炒决明子药对，一上一下，一温一凉，阴阳平衡，来达到缓泻通便的作用，且从疾病本身出发，在改善症状的同时顾及抗肿瘤。

款冬花

【名医按语】

来源：菊科植物款冬的干燥花蕾。

主治：新久咳嗽，劳嗽咯血，喘咳痰多。

【名医经验】

朱思宇经验：通过搜集古代医籍及现代医家临床经验，其总结出款冬花具有以下特点。款冬花用量多为6～41.4g。根据疾病、证型、症状寻求最佳用量，如发挥润肺化痰、下气止咳作用，治疗咳嗽、支气管哮喘、慢性阻塞性肺疾病、中晚期非小细胞肺癌等呼吸系统疾病，干燥综合征等免疫系统疾病，用量为6～41.4g；发挥化痰下气作用，治疗慢性胃炎等消化系统疾病，用量为20g。根据疾病、证型及症状，配伍相应中药，如用于润肺化痰，常配伍炙百合、炙紫菀、黄芪；用于下气止咳，常配伍贝母、白果、射干等。

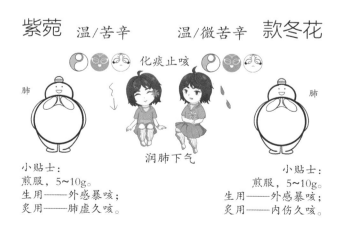

紫菀 温/苦辛   温/微苦辛 款冬花

化痰止咳

润肺下气

肺

小贴士：
煎服，5~10g。
生用——外感暴咳；
炙用——肺虚久咳。

肺

小贴士：
煎服，5~10g。
生用——外感暴咳；
炙用——内伤久咳。

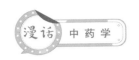

枇杷叶

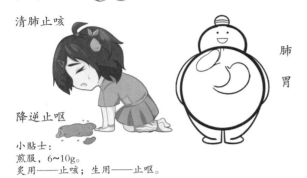

枇杷叶 ☯ ⊙⊙ 微寒/苦

清肺止咳

降逆止呕

小贴士：
煎服，6~10g。
炙用——止咳；生用——止呕。

肺
胃

【名医按语】

来源：蔷薇科植物枇杷的干燥叶。

主治：①肺热咳嗽，气逆喘急。②胃热呕吐，哕逆，烦热口渴。

【名医经验】

王柏康经验：小儿急性肾小球肾炎水肿是在正虚的基础上，由风、寒、湿、热、疮毒等因素诱发的。该病病机为湿热内结，肺气不降，三焦决渎失司。叶天士所创枇杷叶煎可肃肺化气，行水消肿。此方性质平和，施之于小儿最相宜，发汗不峻而不伤上焦之阳，泻下不峻而不伤中焦之气，利尿不峻而不易耗下焦之阴，久服无碍。王柏康用枇杷叶煎加短程西药对症处理小儿急性肾小球肾炎，在提高治愈率、改善预后等方面均优于单一治疗方法。

白果

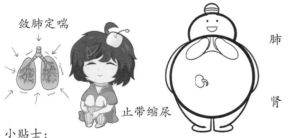

白果 ☯ ⊙⊙⊙⊙ 平/苦甘涩 白→白带→止带缩尿
白→通肺→敛肺定喘

敛肺定喘

止带缩尿

小贴士：
有毒。
煎服，5~10g，捣碎。

肺
肾

【名医按语】

来源：银杏科植物银杏的干燥成熟种子。

主治：①哮喘痰嗽。②带下白浊，尿频遗尿。

【名医经验】

赵金娥经验：其治疗遗尿20例，疗效满意。方法：白果不超过20枚，煨熟后去皮、去芯，每晚1次，连续服用，10天为1个疗程，间歇1周。最长3个疗程治愈，最短1个疗程治愈，治愈后未再复发，服药期间未见不良反应。

桑白皮

【名医按语】

来源：桑科植物桑的干燥根皮。

主治：①肺热咳喘。②水肿胀满尿少，面目肌肤浮肿。③肝阳偏亢之高血压。④衄血，咯血。

【名医经验】

印会河经验：肺系疾病后期，症见咳吐白沫不爽，质轻而黏，此为"肺热叶焦，因而成痿"之肺痿，较之干咳无痰更为燥热。印教授喜用清燥救肺汤加桑白皮治疗肺痿，桑叶宣肺而又润肺，透邪外出，桑白皮清肺与上焦之热，降肺气，两药润肺清肺，桑白皮常用剂量为15g。桑叶配伍杏仁、黄芩治疗感冒发热及上呼吸道炎症明显者，桑叶配伍杏仁既有开散皮毛，微微发汗的作用，又因其性凉润，故有散热之效，宜用于清散表热。桑白皮配伍黄芩能清泄肺与上焦之热，用以治疗上呼吸道感染，桑白皮常用剂量为10～15g。

葶苈子

【名医按语】

来源：十字花科植物播娘蒿或独行菜的干燥成熟种子。

主治：①痰涎壅盛，喘咳痰多，喘息不得平卧。②水肿，悬饮，胸腹积水，小便不利。

【名医经验】

仝小林经验：肝硬化腹水与中医学中的"鼓胀""肝水"密切相关。仝小林院士根据多年临床经验，认为腹水作为本病的病理产物，乃有形之邪，为致病之标，是本病突出的特征。故治疗当以利水为先，其常将商陆、葶苈子、车前子3味药组成小方，该方功专利水，在消减腹水方面取得了一定效果。该方入煎剂常用剂量分别为商陆9～15g，葶苈子15～30g，车前子15～30g。

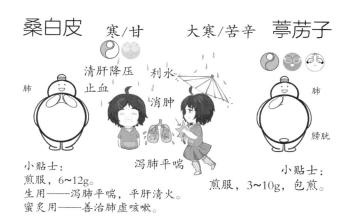

桑白皮　寒/甘　　　大寒/苦辛　葶苈子

清肝降压
止血　　利水　消肿
肺　　　　　　　　　肺
　　　　　　　　　　膀胱
泻肺平喘

小贴士：
煎服，6～12g。
生用——泻肺平喘，平肝清火。
蜜炙用——善治肺虚咳嗽。

小贴士：
煎服，3～10g，包煎。

矮地茶

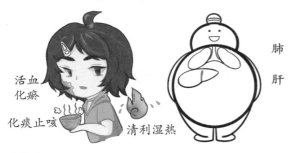

矮地茶 平/微苦辛

活血化瘀
化痰止咳
清利湿热

肺
肝

小贴士：
煎服，15~30g。

【名医按语】

来源：紫金牛科植物紫金牛的干燥全草。

主治：①喘咳气逆，痰多。②经闭瘀阻，风湿痹痛，跌打损伤。

【名医经验】

朱佳经验：反复咳喘导致肺脾不足，甚至肾气亏虚，故易伴见痰多、湿阻、气滞、血瘀。同时，痰湿阻滞气机则易生风，血虚、阴虚亦可生风，故反复发作的咳喘多兼夹风证，此风为内风而非感受外邪之外风。故治疗反复发作的咳喘，可随证加减使用化痰祛湿、行气活血及疏风解痉之药，同时要重视扶正固本之治，不可过于宣散，以免耗伤肺之气阴。矮地茶性平，微苦，无毒，归肝、肺二经，具有止咳化痰、利咽活血、祛风解毒、止血利水、利湿退黄等多种功效，正好切中反复咳喘的复杂病机。

洋金花

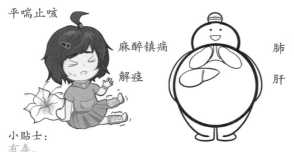

洋金花 温/辛

平喘止咳
麻醉镇痛
解痉

肺
肝

小贴士：
有毒。
内服，0.3~0.6g，宜入丸、散剂。
作卷烟吸，1日量不超过1.5g。
外用适量，煎汤洗或研末外敷。

【名医按语】

来源：茄科植物白花曼陀罗的干燥花。

主治：①哮喘咳嗽。②脘腹冷痛，风湿痹痛。③麻醉。④癫痫，小儿慢惊风。

【名医经验】

魏东华经验：某些地区将曼陀罗花当作洋金花使用，许多参考书也认为曼陀罗花即洋金花。但据分析，曼陀罗花中的主要成分为莨菪碱，少量为东莨菪碱，东莨菪碱的含量在0.1%以下，而白曼陀罗花和毛曼陀罗花中的成分以东莨菪碱为主，在开花期和凋谢期其含量均超过0.3%，而莨菪碱的含量较少。因《中国药典》中规定洋金花含生物碱的量以东莨菪碱计算，且不得少于0.3%，故魏东华认为曼陀罗的花不宜作正品洋金花使用。

安神药

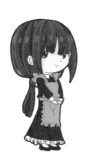
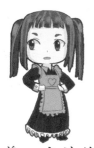

重镇安神药　　养心安神药

　　凡以安定神志为主要功效，治疗心神不宁病证的药物，称安神药。

　　本类药物性味多甘寒或甘平。心藏神，肝藏魂，故安神药大多归心、肝二经，具有镇惊安神或养心安神之效，体现了《素问·至真要大论》所谓"惊者平之"的治疗原则。本类药物主要用治心神不宁、烦躁易怒、心悸怔忡、失眠多梦等证，亦常用作惊风、癫狂等证的辅助用药。

　　部分安神药兼有清热解毒、平肝潜阳、纳气平喘、敛汗、润肠、祛痰等作用，又可用于治疗热毒疮肿、肝阳眩晕、自汗盗汗、肠燥便秘、痰多咳喘等证。根据安神药功效、主治之差异，一般将其分为重镇安神药与养心安神药两大类。

重镇安神药

★ 总述 ★

　　本类药物多为矿石、化石、介壳类药物，具有质重沉降之性。重者能镇，重可镇怯，故重镇安神药有镇惊安神、平肝潜阳等作用，主要用治阳气躁动、心火炽盛、痰火扰心、肝郁化火及惊吓等引起的心神不宁、烦躁易怒、心悸失眠，以及惊痫、癫狂、肝阳上亢等实证。

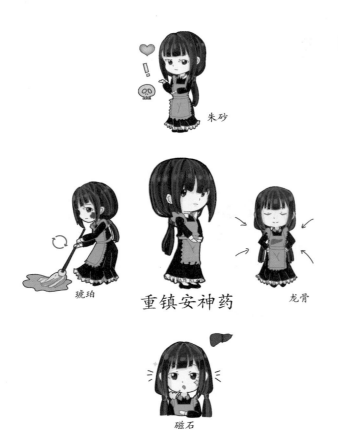

朱砂

琥珀　　重镇安神药　　龙骨

磁石

★ 用药经验 ★

　　汤琢成经验：重镇药多属质重矿石、贝壳之类，又多归于肝经，重则能镇，重可镇怯，故起到平肝息风、镇静安神、平肝潜阳、镇惊息风、止痒收敛等作用。再依据病因不同而随证配伍其他养血、祛风、胜湿、凉血等药物，以协同助效。如阴虚血少者，邪热侵扰，往往出现惊痫痉厥，则配伍养阴或补血药。一切皮肤病，皆因水湿内生，故加芳香化湿或利水燥湿药。湿热上壅则伍以清热解毒，凉血利湿药。瘀滞阻络，血瘀生风，则伍以活血祛风药。重镇药功用广泛，因过敏导致的一些疾病，均可配用之。

朱砂

朱砂 微寒/甘

安神
明目
清心
镇惊
解毒

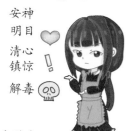

心

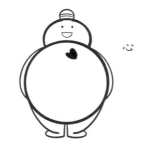

小贴士：
有毒。
内服，只宜入丸、散剂，每次0.1~0.5g。
不宜入煎剂。外用适量。

【名医按语】

来源：硫化物类矿物辰砂族辰砂，主含硫化汞。

主治：①心神不宁，心悸，失眠。②小儿惊风，癫痫发狂。③疮疡肿毒，咽喉肿痛，口舌生疮。④视物昏花。

【名医经验】

李花经验：游离汞和可溶性汞为朱砂中引起毒性反应的主要成分。朱砂在体内的半衰期很长，有很强的蓄积性，因此在临床应用时要注意朱砂的安全用量，不可多服、久服。《中国药典》规定朱砂药材含硫化汞的含量不得少于96%。成人朱砂内服量为每日0.1~0.5g。朱砂不能与含溴离子、氯离子、碘离子的药物或食物共同使用，如溴合剂、昆布、海藻等。同时应避免朱砂遇火，不采用朱砂伴其他药物同煎，应入丸、散生服，因加热会增加游离汞和可溶性汞的含量，从而加大毒性。采用水飞法炮制可减少可溶性汞和游离汞的含量。中药丸剂不宜采用朱砂包衣。不可用铝器研磨朱砂，以免形成毒性更强的铝汞齐。服用该化合物后可引起更严重的中毒反应。

磁石

磁石 寒/咸

镇惊安神

聪耳明目

纳气平喘

平肝潜阳

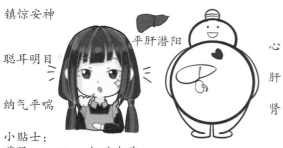

心
肝
肾

小贴士：
煎服，9~30g，打碎先煎。
醋淬后入丸、散，每次1~3g。

【名医按语】

来源：氧化物类矿物尖晶石族磁铁矿，主含四氧化三铁。

主治：①心神不宁，惊悸，失眠。②肝阳上亢，头晕目眩。③耳鸣耳聋，视物昏花。④肾虚气喘。

【名医经验】

张学文经验：一般金石药物皆质重而有毒，不可久服，唯磁石不同，其禀性中和，无猛悍之气，更有补肾益精之功。据其临床应用体会，磁石确有补益作用，这与该品磁性密切相关。结合近年来磁疗保健品日益兴起与发展，张学文认为磁疗保健原理与磁石补益作用是一致的。临床上，张教授善用磁石治疗疑难病，如高血压、失眠、耳鸣、耳聋、白内障、肾不纳气之虚喘、梅尼埃病、痫证、癫狂、围绝经期综合征等。

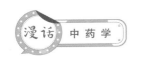

龙骨

龙骨 ☯〇〇〇 平/甘涩→骨头→重→向下→镇惊安神
平肝潜阳

镇惊安神
收敛固涩
平肝潜阳

心
肝
肾

小贴士：
煎服，15~30g，宜先煎。外用适量。
生用——镇惊平肝；煅用——收敛固涩、敛疮。

【名医按语】

来源：古代哺乳动物如三趾马类、犀类、鹿类、牛类、象类等骨骼的化石或象类门齿的化石。

主治：①心神不宁，心悸失眠，惊痫癫狂。②肝阳眩晕。③滑脱诸证（遗精、滑精、遗尿、尿频、崩漏、带下、自汗、盗汗等）。④湿疮痒疹，疮疡久溃不敛。

【名医经验】

张锡纯经验：张锡纯由"肝之取象为青龙"而悟，认为肝与龙骨有同气相求之应。且龙骨"为真阴真阳之气化合而成，所以能使人身之阴阳互根，气血相恋，神魂安泰而不飞越也"。因龙骨"入肝能安魂"，并能"收敛心气之耗散"，故而有良好的镇安精神的作用。张锡纯在治疗心虚怔忡、惊悸不眠及癫狂等精神情志病变时，常用及龙骨和牡蛎。如张氏在其所创之定心汤、安魂汤及调气养神汤中，均取龙骨镇安精神之良效。

琥珀

琥珀 ☯〇〇 平/甘

镇惊安神

活血
散瘀

利尿通淋

心
肝
膀胱

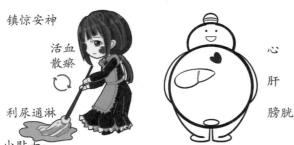

小贴士：
研末冲服，或入丸、散，每次1.5~3g。
外用适量。不入煎剂。忌火煅。

【名医按语】

来源：古松科松属植物的树脂埋藏地下经年久转化而成。

主治：①心神不宁，心悸失眠，惊风，癫痫。②痛经经闭，心腹刺痛，癥瘕积聚。③淋证，癃闭。

【名医经验】

任皎洁经验：琥珀味甘性平，入心、肝血分，能安神志、行血滞，具有镇惊安神、活血散瘀的功效。任皎洁采用院内制剂琥珀宁神丸治疗顽固性失眠，将酸枣仁、首乌藤、茯苓各30g，琥珀、远志、党参各20g，栀子、甘草各15g，混合、粉碎、过筛成细粉，与朱砂10g、羚羊角3g（细粉）混匀，以水泛丸，干燥装瓶，口服。其发现在120例患者中，治愈62例，显效48例，好转6例，无效4例，总有效率为96.7%。

养心安神药

★ 总述 ★

养心安神药多为植物种子、种仁类药物，性味多甘平，具有甘润滋养之性，故有滋养心肝、益阴补血等作用。能交通心肾的安神药，其性味多苦辛而温，主要适用于阴血不足、心脾两虚、心肾不交等导致的心悸怔忡、虚烦不眠、健忘多梦、遗精等虚证。部分药物兼有敛汗、止咳平喘、活血消肿等功效，又可用治自汗、盗汗、痰多咳喘、血瘀肿痛等证。

★ 用药经验 ★

康明经验：养心安神药是运用养心安神法，通过补养心之气血阴阳以育养心神，使神藏心安的一种药物。养心安神药以治虚、治本为主，同时收敛宁心以安神定志，适用于心气血阴阳虚损而致心神失养之证。

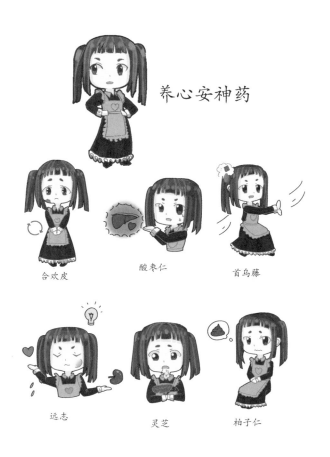

养心安神药

合欢皮　　酸枣仁　　首乌藤

远志　　灵芝　　柏子仁

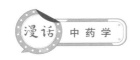

酸枣仁

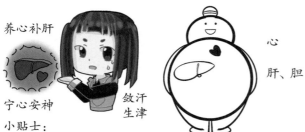

酸枣仁 ☯ 🌰 🀄 平/甘酸→ 酸→收→敛汗
酸→入肝→补肝

养心补肝

宁心安神

敛汗生津

心
肝、胆

小贴士：
煎服，10~15g。
研末吞服，每次1.5~3g。
炒酸枣仁有效成分易于煎出，可增强疗效。

【名医按语】

来源：鼠李科植物酸枣的干燥成熟种子。

主治：①心悸失眠。②自汗，盗汗。③津伤口渴。

【名医经验】

李济仁经验：不寐的治疗原则为补虚泻实，调整阴阳。根据《金匮要略》中"虚劳虚烦不得眠，酸枣仁汤主之"之言，国医大师李济仁治疗失眠多选用酸枣仁汤加减，重用酸枣仁（25~60g），常合交泰丸，配伍首乌藤、合欢花、合欢皮等，治疗血不上荣、阴虚火旺、心肾失交、心脾两虚等证型之失眠，亦可随证加减治疗实证失眠，效果良好。李老强调，不寐之治疗，重在用药和调护，应精辨证、调阴阳、理气血、辨脏腑、调营卫，同时结合日常调护，方无复发之虞。

柏子仁

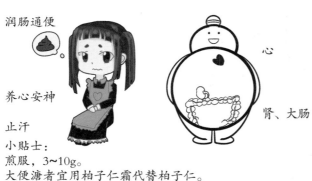

柏子仁 ☯ 🌰 平/甘→ 百子人→阖家欢乐→养心安神
仁→油润→润肠通便

润肠通便

养心安神

止汗

心

肾、大肠

小贴士：
煎服，3~10g。
大便溏者宜用柏子仁霜代替柏子仁。

【名医按语】

来源：柏科植物侧柏的干燥成熟种仁。

主治：①阴血不足，虚烦失眠，心悸怔忡。②肠燥便秘。③阴虚盗汗。

【名医经验】

陈丽文经验：其采用柏子仁丸治疗肾虚型月经过少30例。组方：柏子仁20g，牛膝15g，熟地黄20g，卷柏15g，泽兰15g，续断15g。服法：日1剂，水煎300mL，早晚各1次口服，每次月经结束之后开始服药，连服20天后停药，为1个疗程。连续服药观察3个疗程，结果表明痊愈14例，显效10例，有效5例，无效1例，总有效率为96.7%。

首乌藤

首乌藤 平/甘

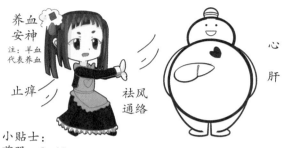

养血安神
注：羊血代表养血
止痒
祛风通络

心 肝

小贴士：
煎服，9~15g。
外用适量，煎水洗患处。

【名医按语】

来源：蓼科植物何首乌的干燥藤茎。

主治：①心神不宁，失眠多梦。②血虚身痛，风湿痹痛。③皮肤痒疹。

【名医经验】

郑玉娇经验：通过整理历代医家临证经验，其总结出首乌藤具有以下特点。该品临床用量为3~50g。结合具体疾病、证型及症状确定首乌藤的最佳剂量，如发挥养心安神作用治疗失眠、神经衰弱及其他睡眠障碍症状时，常用剂量为15~30g，最大可用至50g；发挥养血通络作用治疗各类慢性疑难性皮肤病及妇科疾病时，常用剂量为15~40g；发挥祛风通络作用治疗痹证、中风、高血压等肝风内扰者，常用剂量为15~30g。同时应根据疾病、证型及症状的不同特点配伍相应中药，如用首乌藤治疗失眠之心肝血虚或肝火上炎证，常配伍酸枣仁、合欢皮；治疗失眠之心肾不交证，常配伍龙骨、牡蛎；治疗失眠之心神不安证，常配伍远志、柏子仁。用首乌藤治疗皮肤病之血虚湿盛证，常配伍天仙藤、鸡血藤及钩藤；治疗皮肤病之肝肾亏虚证，常配伍生地黄、熟地黄。用首乌藤治疗妇科疾病之阴虚血瘀证，常配伍白芍、干地黄。用首乌藤治疗痹证、中风及高血压等病之肝风内扰证，常配伍鸡血藤、钩藤。

远志

远志 温/苦辛

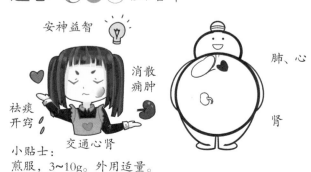

安神益智
消散痈肿
祛痰开窍
交通心肾

肺、心

肾

小贴士：
煎服，3~10g。外用适量。
炙用——化痰止咳。

【名医按语】

来源：远志科植物远志或卵叶远志的干燥根。

主治：①心肾不交引起的失眠多梦、心悸怔忡、健忘。②咳嗽痰多。③痈疽疮毒，乳房肿痛，喉痹。

【名医经验】

韩祖成经验：其在《丹溪心法》中运用"石菖蒲－远志"药对治疗惊悸、健忘、便浊等疾病的基础上扩展了该药对的治疗范围，并用该药对在痴呆的诊治中取得了理想的治疗效果。韩教授认为，痴呆的形成以内虚为主，其中以肾精亏虚、气血不足为本；痰浊、瘀血痹阻脑窍为标。石菖蒲、远志两药合用不仅可以醒神益智、交通心肾，还能化湿和胃、豁痰开窍。两药相须为用，正中痴呆病机，并且具有补而不留邪，攻而不伤正的特点。临床应用时常在辨证的基础上，或针对患者病机以药对为君药随证组方，或在主方的基础上随证加入药对和其他药物合煎，临床疗效显著。

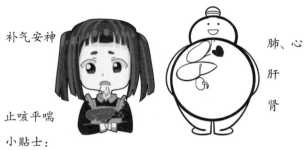

灵芝

灵芝 ☯⚇ 平/甘

补气安神

止咳平喘

小贴士：
煎服，6~12g。
研末吞服，1.5~3g。

肺、心、肝、肾

【名医按语】

来源：多孔菌科真菌赤芝或紫芝的干燥子实体。

主治：①心神不宁，失眠心悸。②咳喘痰多。③虚劳。

【名医经验】

占永良经验：其用灵芝散治疗老年失眠126例。用法用量：以灵芝120g，研末吞服，1次3g，1天2次，20日为1个疗程。结果表明：治愈92例，占73%；好转34例，占27%；总有效率为100%。药理研究证实，灵芝有镇静作用，可刺激造血系统，促进骨髓细胞增生，提高外周血白细胞数目及血红蛋白含量。另外，灵芝还有强心、抗心肌缺血、抑制血小板聚集、抗血栓形成、降血压、降血脂、抗动脉粥样硬化作用，还可保肝、抗溃疡、解毒、降血糖及抗辐射，且对人体免疫系统有双向调节作用。因此，灵芝散不仅可以治疗老年失眠，还可一举多得。

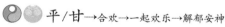

合欢皮

合欢皮 ☯⚇ 平/甘→合欢→一起欢乐→解郁安神

解郁安神

活血消肿

小贴士：
煎服，6~12g。
外用适量，研末调敷。

肺、心、肝

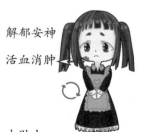
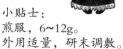
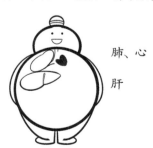

【名医按语】

来源：豆科植物合欢的干燥树皮。

主治：①心神不宁，忿怒忧郁，烦躁失眠。②跌打骨折，血瘀肿痛。③肺痈，疮痈肿毒。

【名医经验】

孙凤霞经验：其认为慢性乙型肝炎合并郁证患者以肝郁气滞为主要病机，主张运用解郁合欢汤加减治疗，基础方为合欢花、合欢皮、柴胡、当归、白芍、郁金、丹参、茯神。临床兼见肝郁脾虚证，以解郁合欢汤合参苓白术散加减治疗；临床兼见肝郁化热证，以解郁合欢汤加牡丹皮、栀子等清泄肝胃郁热药物治疗；临床兼见肝郁血瘀证，以解郁合欢汤加桃仁、川芎等活血通络药物治疗；临床兼见肝郁阴虚证，以解郁合欢汤合一贯煎加减治疗；临床兼见肝郁阳虚证，以解郁合欢汤合黄芪桂枝汤加减治疗；临床兼见肝郁夹湿者，以解郁合欢汤合羌活胜湿汤加减治疗。

第十五章

平肝息风药

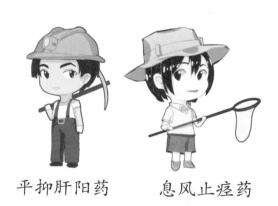

平抑肝阳药　　息风止痉药

凡以平肝潜阳或息风止痉为主要功效，治疗肝阳上亢或肝风内动病证的药物，称为平肝息风药。

本类药物均归肝经，多为动物药及矿物药，具有平肝潜阳，息风止痉的功效。部分药物以其质重、性寒、沉降之性，兼有镇惊安神、清肝明目、重镇降逆、凉血止血等功效。平肝息风药主要用治肝阳上亢，头晕目眩，肝风内动，痉挛抽搐。部分药物还可用治心神不宁，目赤肿痛，呕吐，呃逆，喘息，血热出血，以及风中经络，口眼㖞斜等。

根据药物功效、主治之差异，一般可将平肝息风药分为平抑肝阳药和息风止痉药两类。

平抑肝阳药

★ 总述 ★

本类药物多为质重之介类或矿石类药物，性偏寒凉，以平抑或潜镇肝阳为主要功效，主治肝阳上亢之头晕目眩、头痛耳鸣，以及肝火上攻之面红口苦、目赤肿痛、烦躁易怒等。此外，本类药物常与息风止痉药配伍，治疗肝风内动之痉挛、抽搐等。

★ 用药经验 ★

江华经验：高血压是临床常见病、多发病，是引起心血管疾病患者死亡的主要危险因素。中医药治疗高血压有一定的优势，可以改善患者症状、稳定血压、保护靶器官、减少并发症的发生。而肝阳上亢是高血压常见证型。平抑肝阳常用药对有钩藤－天麻、益母草－野菊花、川芎－天麻；临床常用成方如天麻钩藤饮、半夏白术天麻汤。

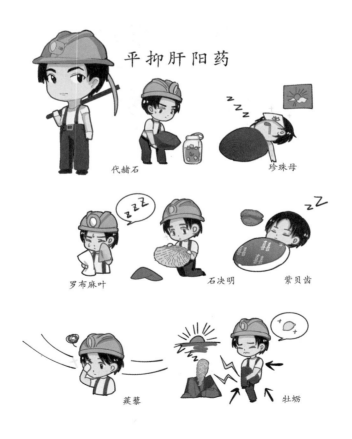

平抑肝阳药

代赭石　珍珠母

罗布麻叶　石决明　紫贝齿

蒺藜　牡蛎

珍珠母

珍珠母 ☯☺ 寒/咸

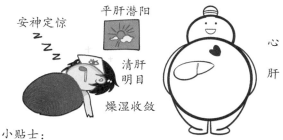

小贴士：
煎服，10~25g，先煎。
外用适量。

【名医按语】

来源：蚌科动物三角帆蚌、褶纹冠蚌或珍珠贝科动物马氏珍珠贝的贝壳。

主治：①肝阳上亢，头晕目眩。②惊悸失眠，心神不宁。③目赤翳障，视物昏花。④湿疮瘙痒或溃疡久不收口、口疮等症。

【名医经验】

李燕经验：其用自拟珍珠母眠安汤治疗失眠患者58例，疗效满意。药物组成：珍珠母60g，酸枣仁30g，白芍、丹参、郁金各15g，五味子、甘草各10g，黄连3~10g。加减：头晕、头痛加天麻12g、蒺藜15g；心烦、心慌加栀子15g、麦冬20g；痰湿加法半夏、远志各10g；气虚加党参、白术各15g；口干、五心烦热加生地黄30g、知母15g。用法：每天1剂，水煎3次，前两煎共取汁300mL，晚饭前及睡前1小时分服，第三煎取1000mL，睡前泡脚15~30分钟。1个月为1个疗程，服药期间停服其他药物。结果表明，该法总有效率为91.38%。

紫贝齿

紫贝齿 ☯☺ 平/咸→贝壳→重→下潜→潜阳定惊

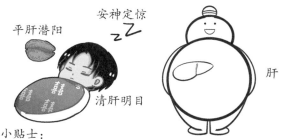

小贴士：
煎服，10~15g，先煎。
或研末入丸、散剂。

【名医按语】

来源：宝贝科动物蛇首眼球贝、山猫眼宝贝或阿纹绶贝等的贝壳。

主治：①肝阳上亢，头晕目眩。②惊悸失眠。③目赤翳障，目昏眼花。

【名医经验】

王新华经验：老年抑郁症与老年时期身体各器官逐渐发生功能性、器质性变化，出现一系列生理功能衰退现象有关。身体衰老引起的生活困难及其所产生的消极心理反应，以及负性生活事件及由其产生的心理压力是老年抑郁症最常见的诱因。王新华等应用贝齿蒺藜汤治疗老年抑郁症。方药组成：紫贝齿15g，蒺藜15g，黄芪30g，枸杞子20g，柴胡20g，酸枣仁30g，川芎15g，茯苓15g，栀子15g，甘草5g。用法：每日1剂，水煎2次，共约200mL，早饭前、晚饭后各服100mL。2~3个月为1个疗程。治疗期间忌生冷、辛辣食物。该试验共治疗老年抑郁症患者20例，总有效率为90%。

石决明

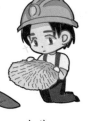

石决明 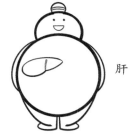 寒/咸 → 石头→重→下潜→潜阳
明 →明目

煅用收敛
制酸止痛
止血
清肝明目
平肝潜阳

肝

小贴士：
煎服，6~20g，先煎。
生用——平肝、清肝；
煅后水飞用——外用点眼。

【名医按语】
　　来源：鲍科动物杂色鲍、皱纹盘鲍、羊鲍、澳洲鲍、耳鲍或白鲍的贝壳。
　　主治：①肝阳上亢，头晕目眩。②目赤翳障，视物昏花，青盲雀目。③胃酸过多之胃脘痛。④外伤出血。

【名医经验】
　　郝瑞经验：通过搜集古代医籍及现代医家临证经验，其总结出石决明具有以下特点。石决明的临床汤剂用量为3.75~80g，常用剂量为10~30g；丸、散剂用量为0.74~8.28g。临床剂量随疾病、证型及配伍不同而变化，如治疗高血压、眩晕等循环系统疾病，可使用石决明平肝潜阳，临床用量为12~80g；如治疗偏头痛、中风等神经系统疾病，可使用石决明平肝潜阳，临床用量为20~50g；如治疗小儿多发性抽动症、甲状腺功能亢进等，可使用石决明平肝潜阳，临床用量为10~30g（丸剂用量为0.74g）；如治疗麻痹性斜视、角膜炎等眼科疾病，可使用石决明清肝明目，临床用量为12~30g（丸、散剂用量为1.25~8.28g）。根据疾病、证型及症状，配伍相应中药，如发挥石决明平肝潜阳作用，常配伍生地黄、钩藤、怀牛膝等；发挥石决明清肝明目作用，常配伍决明子、菟丝子等。

蒺藜

蒺藜 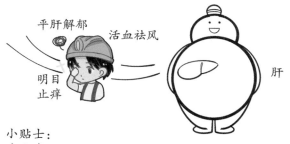 微温/苦辛

平肝解郁　活血祛风

明目
止痒

肝

小贴士：
有小毒。
煎服，6~10g。

【名医按语】
　　来源：蒺藜科植物蒺藜的干燥成熟果实。
　　主治：①肝阳上亢，头晕目眩。②肝郁气滞，胸胁胀痛，乳闭胀痛。③风热上攻，目赤翳障。④风疹瘙痒，白癜风。

【名医经验】
　　周新忠经验：其用蒺藜配伍白鲜皮治疗痤疮；配伍马鞭草力克妇科炎症；配伍莪术疗乳癖；配伍大枣长期服用，治疗素体虚弱，不任风寒，抵抗力低下；配伍补骨脂治疗白癜风、牛皮癣；配伍刺猬皮治疗遗精等，都有较好疗效。蒺藜内服煎汤宜炒用，常用量为6~12g，大剂量为15~25g，未发现有不良反应，但血虚气弱、肝肾功能不全者及孕妇应慎用。

牡蛎

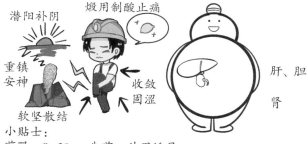

牡蛎 微寒/咸
母亲严厉→我收敛→收敛固涩
吃牡蛎配柠檬汁→制酸止痛

潜阳补阴
煅用制酸止痛
重镇安神
软坚散结
收敛固涩
肝、胆、肾

小贴士：
煎服，9~30g，先煎。外用适量。
煅用——收敛固涩，制酸止痛；其他生用。

【名医按语】

来源：牡蛎科动物长牡蛎、大连湾牡蛎或近江牡蛎的贝壳。

主治：①心神不安，惊悸失眠。②肝阳上亢，头晕目眩。③痰核瘰疬，瘿瘤，癥瘕积聚。④自汗盗汗，滑精遗精，崩漏带下。⑤胃痛泛酸。

【名医经验】

张锡纯经验：张锡纯谓，"龙骨，味淡、微辛，性平，质最黏涩，具有翕收之力，故能收敛元气、镇安精神、固涩滑脱……牡蛎，味咸而涩……龙骨、牡蛎敛正气而不敛邪气，凡心气耗散，肺气息贲，肝气浮越，肾气滑脱，用之皆有捷效"。如治疗大病瘥后不能自复兼气短不足以息的方药来复汤，方中用此两味敛肺止咳，纳气平喘。其曾治疗一妇女，63岁，于仲冬得伤寒证，痰喘甚剧，脉浮而弱，平素冬日恒发喘嗽。诊后予以小青龙汤去麻黄加杏仁、生石膏，服药后喘稍愈。再诊脉微弱益甚，遂用净山茱萸1两，生龙骨、牡蛎各6钱，野山参4钱，白芍3钱，煎汤令服。此时患者呼吸俱微，自觉气息不续，急将药饮下，气息遂能接续。

代赭石

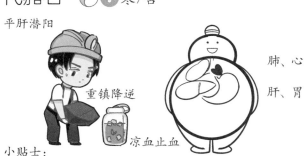

代赭石 寒/苦

平肝潜阳
重镇降逆
凉血止血
肺、心、肝、胃

小贴士：
煎服，9~30g，先煎。
生用——重镇降逆，平肝；煅用——止血。

【名医按语】

来源：氧化物类矿物刚玉族赤铁矿，主含三氧化二铁。

主治：①肝阳上亢，头晕目眩。②呕吐，呃逆，噫气。③气逆喘息。④血热吐衄，崩漏。

【名医经验】

张锡纯经验：张锡纯谓，"治吐衄之证，当以降胃为主，而降胃之药，实以赭石为最效"。故其在治吐衄证时，方中多用且重用代赭石，并随寒热虚实的不同配伍制方，每收良效。

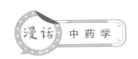

罗布麻叶

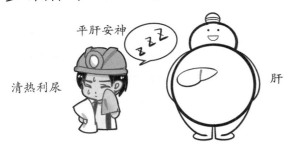

罗布麻叶 ☯☯☯凉/甘苦

平肝安神

清热利尿

小贴士：
煎服或开水泡服，6~12g。

【名医按语】

来源：夹竹桃科植物罗布麻的干燥叶。

主治：①头晕目眩，心悸失眠。②水肿，小便不利。

【名医经验】

谷灿立经验：其用罗布麻叶泡饮治疗轻中型高血压，总有效率为91.3%。本法对于肝火旺盛及肝肾阴虚型高血压治疗效果好，而对阴阳两虚及痰湿痹阻型高血压疗效次之。个别患者用本法治疗后出现纳差、脘痞或腹泻等症状，一般不必停药。若病情较重，可减量饮用或配服香砂养胃丸，可缓解。

第二节

息风止痉药

★ 总述 ★

本类药物多为动物类药，主入肝经，以平息肝风，制止痉挛抽搐为主要功效，主治热极动风、肝阳化风或阴虚生风等所致之眩晕欲仆、项背强直、肢体震颤、痉挛抽搐等证，亦可治风阳夹痰，痰热上扰之癫痫、惊风抽搐，以及风毒侵袭，引动内风之破伤风痉挛抽搐、角弓反张等。部分药物兼有平肝潜阳、清泻肝火等作用，还可用治肝阳眩晕和肝火上攻之目赤头痛等。

★ 用药经验 ★

张思超经验：痉证以筋脉强急为特征，以项背强直、四肢抽搐、口噤、角弓反张为辨证特点。肝为风木之脏，体阴而用阳，其性刚烈。肝气易亢逆，肝阳易升动，阳亢则伤阴，内外因素侵袭肝脏，均可致肝动生风。薛雪认为，风药能疏肝，通过运用息风止痉药物来治疗抽搐性病症，对临床有重大意义。张思超在临床辨证肝风致痉时，重用息风止痉类药物，羚羊角、钩藤、天麻等为首选用药。

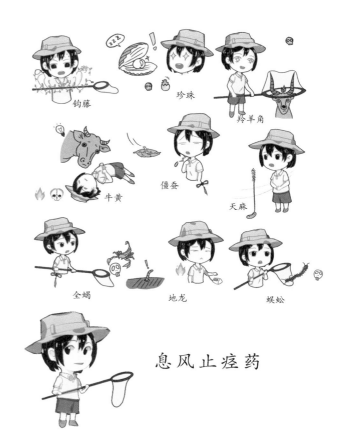

息风止痉药

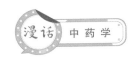

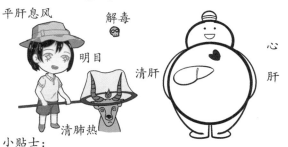

羚羊角

羚羊角 ☯☺ 寒/咸

平肝息风

解毒

明目

清肝

清肺热

心 肝

小贴士：
煎服，1~3g，宜另煎2小时以上。
或磨汁，或研粉服，每次0.3~0.6g。

【名医按语】

来源：牛科动物赛加羚羊的角。

主治：①肝风内动，惊痫抽搐，妊娠子痫，高热痉厥，癫痫发狂。②肝阳上亢，头晕目眩。③肝火上炎，目赤翳障。④温热病壮热神昏，温毒发斑。⑤痈肿疮毒。⑥肺热咳喘。

【名医经验】

颜乾麟经验：其治疗顽固性高血压合并冠心病心功能不全者善用附子配羚羊角，认为两者相配，相辅相成，阴阳相济，动静相宜，寒热相调，对肝旺于上、肾亏于下、母子相离之证有殊功。

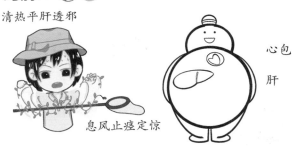

钩藤

钩藤 ☯☺ 凉/甘

清热平肝透邪

息风止痉定惊

心包 肝

小贴士：
煎服，3~12g，宜后下。

【名医按语】

来源：茜草科植物钩藤、大叶钩藤、毛钩藤、华钩藤或无柄果钩藤的干燥带钩茎枝。

主治：①肝阳上亢之头痛、眩晕。②肝风内动，惊痫抽搐，高热惊厥。③小儿惊啼，夜啼，感冒夹惊。

【名医经验】

程燕经验：钩藤祛风甚速，然风火相生，独用钩藤，风不能息，而火愈炽，故运用钩藤需灵活配伍清热泻火、养阴生津药；而钩藤最能盗气，本虚标实者，中病即可，不可过量，要仔细辨证。程教授用钩藤剂量多为6g，多取其轻薄之味，故煎煮时间不宜过久，5分钟即可，多后下。

天麻

天麻 平/甘

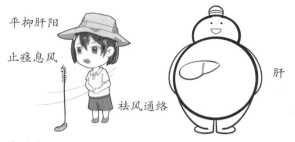

平抑肝阳
止痉息风
祛风通络
肝

小贴士：
煎服，3~10g。研末冲服，每次1~1.5g。

【名医按语】

来源：兰科植物天麻的干燥块茎。

主治：①肝风内动，惊痫抽搐，破伤风。②肝阳上亢之眩晕、头痛。③肢体麻木，手足不遂，风湿痹痛。

【名医经验】

全小林经验：慢性脑缺血是临床常见病，西医治疗常以对症处理、控制相关危险因素为主，整体效果较差。全小林院士认为，本病病位在脑与肝，病因以风、痰、瘀为主。临床在辨证论治的基础上，常加入靶药天麻、葛根、川芎各15~30g，以平肝解肌，祛风活血，改善脑供血，常收到满意效果。

僵蚕

僵蚕 平/咸辛

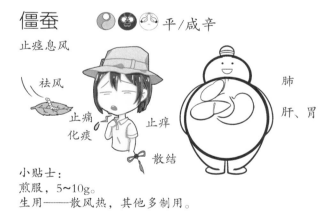

止痉息风
祛风
止痛
化痰
止痒
散结
肺
肝、胃

小贴士：
煎服，5~10g。
生用——散风热，其他多制用。

【名医按语】

来源：蚕蛾科昆虫家蚕4~5龄的幼虫感染（或人工接种）白僵菌而致死的干燥体。

主治：①肝风夹痰，惊痫抽搐，小儿急惊，破伤风。②风中经络，口眼喎斜。③风热头痛，目赤咽痛，风疹瘙痒。④痰核瘰疬，发颐痄腮。

【名医经验】

朱良春经验：僵蚕透骨搜风之力很强，乃截风要药，故临证常用其治疗痛风、类风湿关节炎、慢性风湿性关节炎、强直性脊柱炎等病。朱老采用土茯苓、萆薢、薏苡仁、威灵仙、僵蚕、白芥子、胆南星、泽兰、泽泻、秦艽等药，创制"痛风冲剂"，治疗痛风，收效甚佳。朱老临证还常以僵蚕与大贝母、玄参等同用治疗喉风、痄腮，颇有佳效；常用僵蚕配伍其他虫类药物治疗多种恶性肿瘤，如胃癌、食管癌、肝癌、肺癌等。此外，朱老认为僵蚕有生津止渴、降糖之效，故临床多用其治疗糖尿病。用法：将炙僵蚕研细末，以胶囊装盛，每次8粒，每日3次；并取鲜萹蓄洗净，切碎捣烂取汁约50mL，温饮之，可提高疗效。一般服用1~2周即见症状改善，坚持服用，血糖、尿糖均可得到控制。

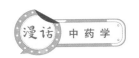
地龙

地龙 ☯☺ 寒/咸

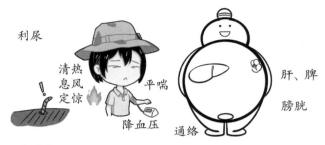

利尿

清热息风
定惊

平喘

降血压

通络

肝、脾
膀胱

小贴士：
煎服，5~10g。

【名医按语】

来源：钜蚓科动物参环毛蚓、通俗环毛蚓、威廉环毛蚓或栉盲环毛蚓的干燥体。

主治：①高热神昏，惊痫抽搐，癫狂。②肢体麻木，半身不遂。③关节痹痛。④肺热哮喘。⑤小便不利，尿闭不通。⑥高血压。

【名医经验】

许涛经验：脉痹属"痹证"范畴，病机关键为血凝不流、脉道瘀阻，治疗以清热、活血、通络为法。《素问》言，阳明有余是脉痹的主要病理基础。根据《素问》中"两阳合明谓之阳明"的定义，许涛认为阳明有余是阳明主阖作用与燥金之气太过。地龙在脉痹的治疗中应用范围较广。地龙得土中阴水之气，禀水土之气化，可通过调节太阴、厥阴之开阖来调节阳明；因其性寒、善活血通络等特性，故适用于阳明有余所致脉痹之瘀、热的病理特征。临证可应用四妙勇安汤加味配伍地龙治疗脉痹。

牛黄

牛黄 ☯☺ 凉/苦

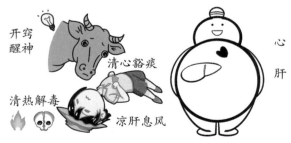

开窍
醒神

清心豁痰

清热解毒

凉肝息风

心
肝

小贴士：
入丸、散，0.15~0.35g。外用适量。

【名医按语】

来源：牛科动物牛的干燥胆结石。

主治：①热病神昏，中风痰迷。②小儿惊风，癫痫发狂。③口舌生疮，咽喉肿痛，牙痛，痈疽疔毒。

【名医经验】

梁伟经验：安宫牛黄丸为中医急救用药，临床广泛应用于多种急性病证导致的高热昏迷。梁伟总结其特点：第一，安宫牛黄丸为清热解毒，辟秽开窍之品，与紫雪丹、至宝丹功效类似而各有侧重；第二，重症患者可通过胃肠道给药，化安宫牛黄丸之水温宜控制在40~60℃；第三，安宫牛黄丸之日用量依病情需要可用0.5~6丸不等，日用量超过2丸时应警惕毒性成分的蓄积；第四，安宫牛黄丸可根据病情需要，与苏合香丸、至宝丹等联合使用，亦可与紫雪丹、牛黄清心丸序贯使用；第五，安宫牛黄丸可用于治疗多种原发或继发性脑病，证候表现为热邪内闭的皆可酌情使用；第六，安宫牛黄丸在重症患者中使用，应严格掌握适应证，误用会导致病情加重，救治误用时应注重芳化温通。

全蝎

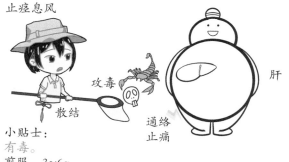

全蝎 ☯ 😊 平 / 辛 →蝎子用跆拳（全）道以毒攻毒

止痉息风

攻毒

散结

通络止痛

肝

小贴士：
有毒。
煎服，3~6g。
研末吞服，每次0.6~1g。外用适量。

【名医按语】

来源：钳蝎科动物东亚钳蝎的干燥体。

主治：①肝风内动，痉挛抽搐，小儿惊风，中风口㖞，半身不遂，破伤风。②疮疡肿毒，瘰疬结核。③风湿顽痹。④顽固性偏正头痛。

【名医经验】

王新苗经验：通过搜集古代医籍及现代医家临床经验，其总结出全蝎具有以下特点。全蝎常用剂量为0.5~30g，其中水煎剂用量为2~30g，研粉用量为0.5~18g。根据疾病、证型、症状，寻求全蝎最佳用量，如用全蝎以祛风止痉，治疗痉厥、痉挛性斜颈等抽动类疾病，入汤剂用量为5~9g，研粉用量为0.5~10g；用全蝎以通络止痛，治疗颈椎病、肩周炎、风湿病、痿证，入汤剂用量为6~30g；研粉用量为1~18g。根据疾病、证型、症状，寻求最佳配伍。如发挥祛风止痉作用，常配伍蜈蚣、朱砂、僵蚕；发挥通络止痛作用，常配伍僵蚕、白附子、蜈蚣、水蛭、土鳖虫、天南星、白芥子。

蜈蚣

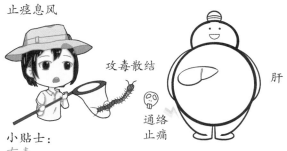

蜈蚣 ☯ 😣 温 / 辛

止痉息风

攻毒散结

通络止痛

肝

小贴士：
有毒。
煎服，3~5g。
研末吞服，每次0.6~1g。外用适量。

【名医按语】

来源：蜈蚣科动物少棘巨蜈蚣的干燥体。

主治：①肝风内动，痉挛抽搐，小儿惊风，中风口㖞，半身不遂，破伤风。②疮疡肿毒，瘰疬结核。③风湿顽痹。④顽固性头痛。

【名医经验】

全小林经验：顽固性头痛为临床常见的疑难杂症之一。中医在本病的治疗上取得了比较满意的临床疗效。全小林院士认为，络脉不通是导致本病的直接原因，类似西医学提出的微循环障碍。在该病的致病因素中，风、痰、瘀尤为重要。久病入络，非虫类药不可搜风剔络。其以蜈蚣粉、全蝎粉、僵蚕粉各1~1.5g冲服，一能祛风，并引诸药上行；二能活血化瘀；三能通络止痛，改善脑血管微循环。以上3味药组成的小方止痛效果显著，并可以明显减少头痛发作次数，减轻头痛程度，治疗顽固性头痛久病入络者，临床疗效及安全性良好。

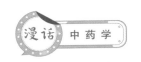
珍珠 寒/咸甘

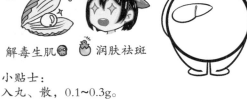

安神定惊　明目退翳

解毒生肌　润肤祛斑

心 肝

小贴士：
入丸、散，0.1~0.3g。
外用适量。

【名医按语】

来源：珍珠贝科动物马氏珍珠贝、蚌科动物三角帆蚌，或褶纹冠蚌等双壳类动物受刺激形成的珍珠。

主治：①心神不宁，惊悸失眠。②惊风癫痫。③目赤翳障，视物不清。④口内生疮，疮疡肿毒，溃久不敛。⑤皮肤色斑。

【名医经验】

张德超经验：《日华子诸家本草》谓珍珠可"安心"，《本草纲目》谓珍珠可"安魂魄"，故珍珠有安神定惊、益阴除烦之功，善治心烦失眠。张德超常将其配以益气养阴之西洋参、养心安神之酸枣仁，组成"珍珠参枣散（胶囊）"，处方为珍珠粉10g，西洋参100g，炒酸枣仁100g。研粉，装入胶囊，每日3次，分1个月服。3药合用，共奏养心安神之效，用于治疗心阴虚，心气虚，神失安藏之心烦失眠证。

第十六章

开窍药

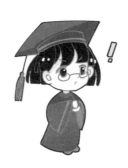

开窍药

凡以开窍醒神为主要功效，治疗闭证神昏的药物，称开窍药。因本类药物多具辛香走窜之性，故亦称芳香开窍药。

心藏神，心窍通则神明有主，神志清醒，思维敏捷。若心窍被阻，则神明内闭，神识昏蒙，不省人事。开窍药皆入心经，味辛而气芳香。辛则行散，芳香走窜，故开窍药具有启闭开窍，醒脑复神之功效，主要用治温病热陷心包、痰浊蒙蔽清窍之神昏谵语，以及中风、惊风、癫痫、中暑等窍闭神昏之患。

部分开窍药还兼有活血、行气、止痛、辟秽、化湿、解毒等作用，尚可用治经闭、癥瘕、血瘀气滞之疼痛、湿阻腹胀、疮疡肿毒等病证。

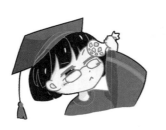

冰片

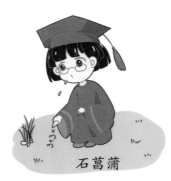

石菖蒲

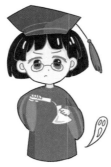

苏合香

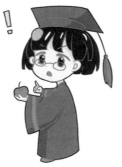

麝香

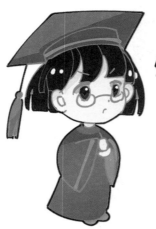

开窍药

麝香

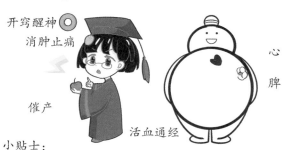

麝香 ☯😊温/辛

开窍醒神 ◎
消肿止痛
催产
活血通经
心脾

小贴士：
入丸、散，每次0.03~0.1g。
外用适量。不宜入煎剂。

【名医按语】

来源：鹿科动物林麝、马麝或原麝成熟雄体香囊中的干燥分泌物。

主治：①热病神昏，中风痰厥，气郁暴厥，中恶昏迷。②疮疡肿毒，瘰疬痰核，咽喉肿痛。③血瘀经闭，癥瘕，胸痹心痛，心腹暴痛，跌打损伤，风寒湿痹。④难产，死胎，胞衣不下。

【名医经验】

董志国经验：通窍活血汤由赤芍、川芎、红花、老葱、鲜姜、大枣、麝香、黄酒组成。该方是清代著名医家王清任《医林改错》中治疗瘀血阻络的常用方剂。王清任认为"此方麝香最要紧，多费数文，必买好的方妥，若买当门子更佳"。由于目前临床中麝香一药价格昂贵且难于寻找，故应用通窍活血汤原方机会不多。在现有报道中，麝香多以他药替代，在临床应用中依然取得了较为满意的疗效。董志国发现，临床医师采用白芷替代麝香者较多，亦有临床医家采用冰片、石菖蒲等药味替代。

冰片

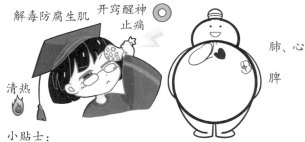

冰片 ☯😊😷微寒/辛苦→冰→冰敷→清热止痛

解毒防腐生肌 开窍醒神 ◎
止痛
清热🔥
肺、心脾

小贴士：
入丸、散，每次0.15~0.3g。
外用适量，研粉点敷患处。不宜入煎剂。

【名医按语】

来源：龙脑香科植物龙脑香树脂的加工品，或龙脑香的树干经蒸馏冷却而得到的结晶，称"龙脑冰片"，亦称"梅片"。由菊科植物艾纳香的新鲜叶经提取加工制成的结晶，称"艾片"。现多用松节油、樟脑等，经化学方法合成，称"合成龙脑"。

主治：①热病神昏，痉厥，中风痰厥，气郁暴厥，中恶昏迷。②胸痹心痛。③目赤肿痛，喉痹口疮，咽喉肿痛，耳道流脓。④疮疡肿痛，久溃不敛，水火烫伤。

【名医经验】

陈德俊经验：其用冰片治疗小儿胃肠道疾病百余例，疗效满意。方法：冰片用量根据不同年龄选用，婴儿0.1g、幼儿（1~3周岁）0.2~0.3g、学龄前儿童（3~7周岁）0.3~0.5g、7周岁以上者0.5~0.8g。以上用量均为1日服用总量，分3次冲服。

苏合香

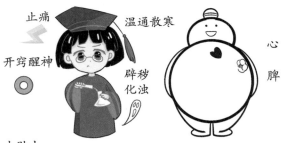

苏合香 ☯☺ 温/辛

止痛
温通散寒
开窍醒神
辟秽化浊
心脾

小贴士：
入丸、散，0.3~1g。外用适量。不入煎剂。

【名医按语】

来源：金缕梅科植物苏合香树的树干渗出的香树脂经加工精制而成。

主治：①中风痰厥，猝然昏倒，惊痫。②胸腹冷痛，胸痹心痛。③冻疮。

【名医经验】

奚忠贞经验：苏合香丸出自《太平惠民和剂局方》。其药物组成：白术、青木香、犀角、香附、朱砂、诃子、白檀香、安息香、沉香、麝香、丁香、荜茇、龙脑、苏合香油、薰陆香。该方具有芳香开窍，辛温行气之作用。奚忠贞在临床应用苏合香丸治疗过敏性鼻炎，均获良效。案例：王某，男，45岁，工人，1985年11月26日就诊。两年前曾在某医院五官科确诊为过敏性鼻炎。每遇寒冷气候则出现鼻塞流涕、打喷嚏、头痛流泪，反复发作。近日因气候变化，症状加重。经西医对症治疗效果不显而转中医诊治。证见鼻塞声重，喷嚏流涕，头痛，舌苔薄白，脉浮紧。诊为鼻渊（寒闭型）。治宜辛温芳香开窍，药用苏合香丸，嘱其早、午、晚各服1丸，经服40丸病愈。1年后追访，未见复发。

石菖蒲

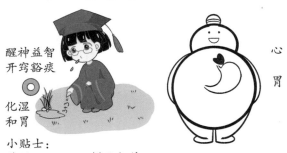

石菖蒲 ☯☺☺ 温/辛苦

醒神益智
开窍豁痰
化湿和胃
心胃

小贴士：
煎服，3~10g，鲜品加倍。或入丸、散。外用适量。

【名医按语】

来源：天南星科植物石菖蒲的干燥根茎。

主治：①痰蒙清窍，神昏癫痫。②湿阻中焦，脘腹痞满，胀闷疼痛。③噤口痢。④健忘失眠，耳鸣耳聋。⑤声音嘶哑，痈疽疮疡，风湿痹痛，跌打损伤。

【名医经验】

徐景藩经验：《本草纲目》云石菖蒲能"润五脏，裨六腑，开胃口"。《本草备要》谓其"辛苦而温，芳香而散""除痰消积，开胃宽中"。《药性考》称其能"除烦止吐，舒脾开胃"。故石菖蒲一般用于脾胃湿浊壅盛而纳呆不思饮食者。徐景藩教授认为，本品化湿醒脾开胃作用甚好，常配以佩兰、陈皮。对药物性胃炎而脘痞纳差属湿浊中阻者投此药尤宜。此外，有些患者湿邪不著，胃脘也无明显胀痛，唯诉食欲不振，持续日久，不知饥，饮食甚少，胃纳呈呆滞状态，因而体重减轻，神倦无力，此时运用石菖蒲大有"醒胃"之功，若配佩兰、谷芽、麦芽、鸡内金、石见穿等药，其效尤佳。

第十七章

补虚药

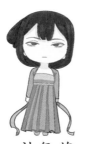 补气药　　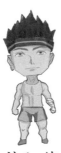 补阳药　　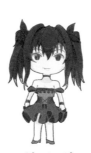 补血药　　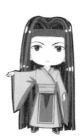 补阴药

　　凡能补虚扶弱，纠正人体气血阴阳之虚衰，以治疗虚证为主的药物，称为补虚药。

　　虚证有气虚、血虚、阴虚、阳虚之分，而补虚药按其功效和主要适应证的不同可分为补气药、补阳药、补血药、补阴药4类。本类药物能扶助正气，补益精微，故多具有甘味，且多属味厚之品。其中补气药与补阳药多为温性之品；而补血药与补阴药多为寒凉或微温之品。各类补虚药的药性和归经等性能互有差异。

　　本类药物具有补虚作用，能补充人体气血阴阳之不足，治正气虚弱、精微物质亏耗引起的虚弱诸证。具体来讲，补虚药的功效又有补气、补阳、补血与补阴的不同，分别主治气虚证、阳虚证、血虚证和阴虚证。此外，有的补虚药还分别兼有生津、润燥、安神、清热及收涩等功效，还有其相应的主治病证。

★ 总述 ★

本类药物性味多甘温或甘平，均具有补气的功效。补气又包括补脾气、补肺气、补心气、补元气，以及补肾气等。其中大多数的补气药在补脾气的同时，还能够补肺气，故主要归脾、肺经。少数补气药中兼能补心气者，可归心经。因此，补气药主要适用于脾气虚、肺气虚、心气虚或元气虚极欲脱的病证。部分药物分别兼有养阴、生津、养血等不同功效，又可治气阴（津）两伤或气血俱虚之证。

★ 用药经验 ★

何建成经验：气的生成有赖肺、脾、肾三脏生理功能协调。肺主呼吸之气，脾主水谷之气，肾主先天之精气。只有当肺、脾、肾三脏功能正常，呼吸之气、水谷之气、先天之精气才可正常生化，气亦才能充足。若一脏失用或一气不足则定无完气矣。三脏之中，尤以脾的运化功能最为重要。因为脾为后天之本，气血生化之源，诚如《素问·六节藏象论》谓："五味入口，藏于肠胃，味有所藏，以养五气。"故脾气健运则气血生化有源，气血充足，自无气虚患矣；若脾气亏虚，健运失司，则气血生化乏源，气不足矣。故《灵枢·五味》曰："故谷不入，半日则气衰，一日则气少矣。"又脾运正常则可外"以运四旁"，内可灌溉五脏，资助肺肾，正如《景岳全书》所谓："故人之自生至老，凡先天之有不足，但得后天培养之力，则补天之功，亦可居其强半，此脾胃之气所关于人生者不小。"由此可知，健脾益气法在促进气的生成中占有重要地位。从目前临床实际情况来看，"补气"其实主要就是指补脾。

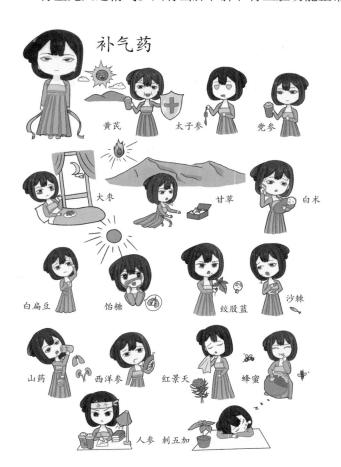

补气药

黄芪　太子参　党参

大枣　甘草　白术

白扁豆　饴糖　绞股蓝　沙棘

山药　西洋参　红景天　蜂蜜

人参　刺五加

人参

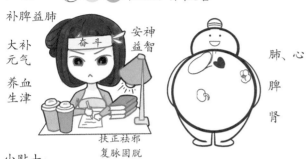

人参 微温/甘微苦

补脾益肺

大补元气

养血生津

安神益智

扶正祛邪
复脉固脱

肺、心
脾、肾

小贴士：
3~9g，另煎兑服，挽救虚脱可用15~30g。
野山参研末吞服，每次2g，日服2次。

【名医按语】

来源：五加科植物人参的干燥根及根茎。

主治：①元气虚脱。②脾虚食少，肺虚喘咳，阳痿宫冷。③热病气虚津伤口渴及消渴。④心气不足，惊悸失眠。⑤气血亏虚，久病虚弱。

【名医经验】

仝小林经验：脾气虚弱，运化、统摄、升清功能减弱，是痞满、便秘、泄泻、肥胖、糖尿病、血证、脏腑组织脱垂等多种疾病的共同病机。临床辨治此类疾病，当抓住其核心病机，根据不同疾病症状表现和病情程度灵活加减，精确施量。其临床常以黄芪、人参、炒白术3药合用，黄芪长于益气，炒白术功在健脾，人参大补元气，3药配伍，共奏补脾益气，固表复脉，统血摄津，升阳举陷之功。方中黄芪临床用量为15~60g，人参临床用量为3~15g，炒白术临床用量为9~60g。

西洋参

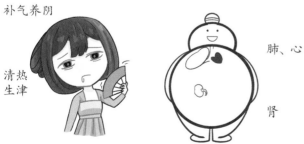

西洋参 凉/甘微苦

补气养阴

清热
生津

肺、心
肾

小贴士：
3~6g，另煎兑服。

【名医按语】

来源：五加科植物西洋参的干燥根。

主治：①气阴两脱证。②气虚阴亏，虚热烦倦，咳喘痰血，心悸失眠，纳呆食滞，口渴思饮。③气虚津伤，口燥咽干，内热消渴。

【名医经验】

干祖望经验：治疗原因不明的长期低热，用西洋参3g，地骨皮6g，牡丹皮6g，同煎饮服，每剂浓煎2次，每天1剂，以热退为止。对于顽固性盗汗，凡浮小麦、碧桃干甚至玉屏风散无法敛止者，常用稽豆衣30g，西洋参3g，分别煎煮，然后两药合饮，每天1剂。过度体力劳动后，疲乏到无法恢复正常时，用仙鹤草30g，大枣7枚浓煎，再另煎西洋参3g，同服。

党参

党参 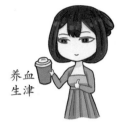 平/甘

健脾益肺

养血
生津

小贴士：
煎服，9~30g。

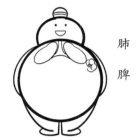

肺
脾

【名医按语】

来源：桔梗科植物党参、素花党参或川党参的干燥根。

主治：①脾肺气虚，食少倦怠，咳嗽虚喘。②气血不足，面色萎黄，心悸气短。③气津两伤，气短口渴，内热消渴。

【名医经验】

王小红经验：临床治疗妇科病以顾护脾胃为主，党参可健脾、可生血，在治疗妇科疾病上收效甚佳。党参与人参、西洋参、太子参等相比，药力平和，味甘，既可补脾肺之气，又可健脾养血，更适用于妇科疾病的治疗，且价廉。临床中应用党参治疗脾肺虚弱、体倦无力、气血两亏、久泻脱肛等证患者，可增强其机体的抗病能力。王教授也常将党参用于由气血亏虚所致的各类妇科疾病的临床治疗中，取其补气生血之用，应用方剂如补中益气汤、八珍汤、当归补血汤等。在实际临床诊治中，单味党参作用有限，故常与他药配合，相须相使，收效更佳。如气血亏虚导致冲任失调、胞宫失养，可见闭经、痛经、经期延长、月经过多、不孕等妇科疾病，常配伍黄芪、白术、当归、熟地黄、芍药等，以增强补气补血效果；气滞血瘀导致经脉运行不畅，可见月经后期、崩漏、癥瘕等妇科疾病，常配伍柴胡、枳壳、川芎、牡丹皮、益母草等，共奏益气活血化瘀之功。

太子参

太子参 平/甘微苦→太子妃（肺）→润肺

益气健脾

生津润肺

小贴士：
煎服，9~30g。

肺
脾

【名医按语】

来源：石竹科植物孩儿参的干燥块根。

主治：①脾虚体倦，食欲不振。②病后虚弱，气阴不足，自汗口渴。③肺燥干咳。

【名医经验】

钱晓翠经验：对于儿童和青少年而言，应选用太子参治疗，因其性能较缓和，且无促使早熟之弊；对于青壮年而言，根据其体质一般选用党参比较适宜；对于中老年而言，选用人参较适合。前来就诊的患者往往都有其他兼证，此时对药物的准确选择更为重要，错误的选择不仅达不到理想的治疗效果，而且可能使疾病更加严重。西医学研究发现，对于伴有消渴病的患者，人参有一定的治疗效果，其能降低血糖，减少尿糖，改善全身症状，而党参则恰好相反，虽然也能解除或减轻热病耗津引起的口渴，却会使血糖升高，故为糖尿病的禁忌药物。对于伴有呼吸系统疾病的患者，人参和太子参都有较好的疗效，而党参则不宜使用。

黄芪

黄芪 微温/甘

行滞通痹
补气升阳
固表止汗
托毒生肌
利水消肿
养血生津

肺
脾

小贴士：
煎服，9~30g。
蜜炙——增强益气补中作用。

【名医按语】

来源：豆科植物蒙古黄芪或膜荚黄芪的干燥根。

主治：①气虚乏力，食少便溏，水肿尿少，中气下陷，久泻脱肛，便血崩漏。②肺气虚弱，咳喘气短。③气虚自汗。④气血亏虚，疮疡难溃难腐或久溃难敛。⑤内热消渴，血虚萎黄。⑥气虚血滞，半身不遂，痹痛麻木。

【名医经验】

郭诚杰经验：黄芪用量在15g以下，其作用在于助补气血、行血，如用于外科痈肿疮疡则可辅佐正气、托里排毒，泡水煮粥则可强身健体；用量为18~30g，补气效应显著；剂量在40g以上（重用），方可起沉疴而治疗中气下陷的内脏下垂、气不摄血的各种出血病证、气虚血瘀之中风偏瘫，以及气虚失固的汗证。

白术

白术 温/甘苦

益气健脾
止汗
燥湿利水
安胎

胃、脾

小贴士：
煎服，6~12g。
生用——燥湿利水；炒用——补气健脾；
炒焦用——健脾止泻。

【名医按语】

来源：菊科植物白术的干燥根茎。

主治：①脾虚食少，腹胀泄泻，痰饮眩悸，水肿，带下。②气虚自汗。③脾虚胎动不安。

【名医经验】

张志远经验：其临证运用白术，除通便之用时取白术生品，其余多土炒后入药。原因有三：①土为万物之母，脾在五行之中属土，位于中央，如《素问·金匮真言论》言"中央黄色，入通于脾……其味甘，其类土"，故土炒之后能强化白术健脾的作用。②白术质地细密，土炒后可使其疏松，有效成分更容易析出。③白术味苦，土炒可以矫味，使其脱去一部分苦味，更利于服用。

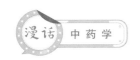

甘草

甘草 ☯ ⊕ 平/甘→甘→甘缓入脾→补脾益气，缓急止痛

补脾益气
清热
解毒

祛痰止咳　调和诸药

缓急止痛

肺、心
胃、脾

小贴士：
煎服，2~10g。
生用——清热解毒；
蜜炙——增强补益心脾、益气复脉、润肺止咳之功。

【名医按语】

来源：豆科植物甘草、胀果甘草或光果甘草的干燥根及根茎。

主治：①心气不足，脉结代，心动悸。②脾气虚证。③咳喘痰多。④脘腹、四肢挛急疼痛。⑤热毒疮疡，咽喉肿痛，药食中毒。⑥调和药性。

【名医经验】

张志远经验：其运用甘草缓、和、补的特点，不拘泥于将本品作为诸方的辅助品，而亦常将其作为君药在方剂中挂帅使用。如与白芍配伍，可镇静缓急，治疗胃痛、腹痛、腓肠肌痉挛；与茯苓配伍，可益气宁心，治疗惊悸不安；与附子配伍，可回阳救逆，治疗风湿掣痛不得屈伸。张老在甘草的使用上，通过对原方进行化裁，突出甘草地位，将其灵活运用于心悸、大便燥结、腓肠肌痉挛等病的治疗。此外，张老亦强调甘草并非"万金油"，其在使用时存在补气力小的局限和不宜久服、过量服的禁忌，皆当引起重视。

大枣

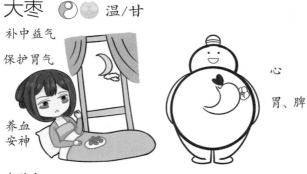

大枣 ☯ ⊕ 温/甘

补中益气
保护胃气

养血
安神

心
胃、脾

小贴士：
劈破煎服，6~15g。或去皮核捣烂为丸服。

【名医按语】

来源：鼠李科植物枣的干燥成熟果实。

主治：①脾虚食少，乏力便溏。②妇人脏躁，失眠。③缓和甘遂、大戟、芫花的烈性与毒性。

【名医经验】

张发荣经验：大枣性温味甘，可益气、养血、调和诸药。在抓住主病主证的情况下针对不同的症状特点，将大枣进行适当的配伍，灵活掌握用量。如患者食欲亢进、多食易饥，常会加用大剂量的大枣来抑制食欲；如患者胃中饥嘈、神疲乏力，则辅用适量大枣益气缓急，疗效颇佳。同时，使用了大枣的方药口感好，且患者服药后无恶心、呕吐等不适。为防止在治疗过程中运用大枣过于壅滞，可适当配伍使用化湿之品，如苍术，既可解大枣滋腻之性，又能化中焦湿浊。

山药

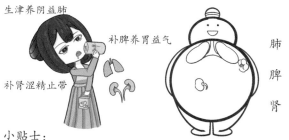

山药 ☯◐ 平/甘→山药白黏→精液、白带→固精止带

生津养阴益肺
补脾养胃益气
补肾涩精止带

肺
脾
肾

小贴士：
煎服，10～30g。
生用——补阴生津；麸炒用——健脾止泻。

【名医按语】

来源：薯蓣科植物薯蓣的干燥根茎。

主治：①脾虚食少，久泻不止，白带过多。②肺虚喘咳。③肾虚遗精，带下，尿频。④消渴气阴两虚证。

【名医经验】

全小林经验：肥胖与中医学中的"脾瘅"密切相关，其为脾瘅的早期阶段和中心环节。全小林院士认为，虚胖多因后天之本不足，少食但脾胃虚弱无以运化，饮食聚于中焦，酿生痰湿所致，治疗以健脾利湿为主。虚胖者多代谢能力低下，以腹型肥胖为主，常见气喘吁吁、囊囊肚腩、手脚发胀或水肿，女性多见。生薏苡仁、茯苓、山药3味药组成的方剂是全小林院士治疗虚胖的基础小方，虚胖者可每日用其煮粥或煎药，长期服用半年以上。入煎剂时常用剂量为生薏苡仁30～120g，茯苓为9～30g，山药为9～15g。

刺五加

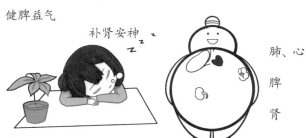

刺五加 ☯◐◕ 温/甘微苦→加→家→安神

健脾益气
补肾安神 zzz

肺、心
脾
肾

小贴士：
煎服，9～27g。
多作为片剂、颗粒剂、口服液及注射剂使用。

【名医按语】

来源：五加科植物刺五加的干燥根和根茎或茎。

主治：①脾肺气虚，体虚乏力，食欲不振。②肾虚腰膝酸痛。③心脾不足，失眠健忘。④肺肾两虚，久咳虚喘。

【名医经验】

崔秀娟经验：围绝经期综合征女性的卵巢功能逐渐衰退，从而出现月经不规律、潮热、多汗、心悸、阴道干燥、睡眠质量差、骨质疏松及发胖等症状。崔秀娟用刺五加、百合、酸枣仁煎剂治疗围绝经期综合征女性60例。具体方法：取刺五加、百合各50g，酸枣仁15g，将这3种药物用清水煎煮，所得药剂分两次服用，每日服1剂，连续服用30日。结果表明，该法总有效率为96.67%。

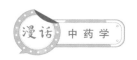

白扁豆

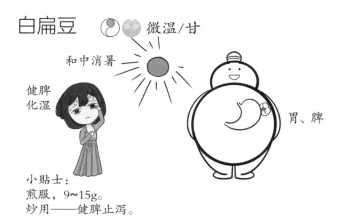

白扁豆　微温/甘
和中消暑
健脾化湿
胃、脾

小贴士：
煎服，9~15g。
炒用——健脾止泻。

【名医按语】

　　来源：豆科植物扁豆的干燥成熟种子。

　　主治：①脾胃虚弱，食欲不振，大便溏泄，白带过多。②暑湿吐泻，胸闷腹胀。

【名医经验】

　　山东中医药大学附属医院经验：该院用白扁豆花水煎服治疗肠炎57例，效果较好，治愈率为71.43%，有效率为100.00%。李时珍云："（白扁豆花）焙研服，治崩带。作馄饨食，治泄痢。"

绞股蓝

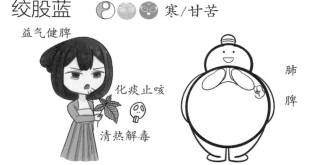

绞股蓝　寒/甘苦
益气健脾
化痰止咳
清热解毒
肺
脾

小贴士：
煎服，10~20g。研末冲服，3~6g。亦可泡服。

【名医按语】

　　来源：葫芦科植物绞股蓝的干燥地上部分。

　　主治：①脾虚证。②肺虚咳嗽。③肿瘤而有热毒之证。

【名医经验】

　　沈力经验：其善用绞股蓝治疗正气亏虚的病证。当患者出现卫外无力，肌表不固，而易汗出、周身倦怠乏力、头昏、耳鸣等气虚症状时，沈教授常在四君子汤的基础上加用绞股蓝15g，往往能药到病除。中医学认为，脾虚在胃癌形成、发展的过程中，起着关键作用。"脾为后天之本"，人体生命活动的继续和精气血津液的化生均依赖于脾之运化。加之手术后气血衰败之象更为明显，此时运用四君子汤加减治疗，效果更佳。四君子汤为补益之剂，配伍绞股蓝可清补兼施，使四君子汤补而不腻。

饴糖

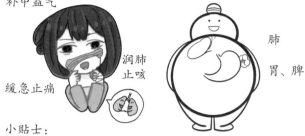

饴糖 ☯ 温/甘 → 甘→缓急止痛
膏状→润→润肺止咳

补中益气

润肺止咳

缓急止痛

肺
胃、脾

小贴士：
入汤剂须烊化冲服，每次15~20g。
亦可熬膏或为丸服。

【名医按语】

来源：米、麦、粟或与蜀黍等粮食，经发酵糖化制成。

主治：①脾胃虚寒，脘腹疼痛。②肺虚燥咳。

【名医经验】

张更林经验：便秘是临床常见的一种病症。以大便秘结不通，排便时间延长或欲大便而艰涩不畅为主要表现。张更林用马铃薯配伍饴糖治疗功能性便秘取得了较好疗效。方法：选取甘润可口、水分丰富、质地细润的马铃薯500g，做清洁去皮、芽处理，切块，蒸熟，捣泥后加饴糖60g和盐少许，拌匀食用，早晚各1次，可以代替早晚正餐。结果表明，该法治愈率约为81.7%。

蜂蜜

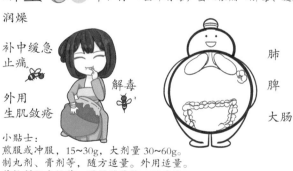

蜂蜜 ☯ 平/甘 → 蜜蜂有毒，蜇人很痛→解毒、缓急

润燥

补中缓急
止痛

外用
生肌敛疮

解毒

肺
脾
大肠

小贴士：
煎服或冲服，15~30g，大剂量30~60g。
制丸剂、膏剂等，随方适量。外用适量。
作栓剂肛内给药，通便效果较口服更捷。

【名医按语】

来源：蜜蜂科昆虫中华蜜蜂或意大利蜜蜂所酿的蜜。

主治：①脾气虚弱，脘腹挛急疼痛。②肺燥干咳。③肠燥便秘。④解乌头类药毒。⑤疮疡不敛，水火烫伤。

【名医经验】

陈芳珊经验：《本草纲目》曰，"蜂蜜入药之功有五：清热也，补中也，解毒也，润燥也，止痛也。生则性凉，故能清热；熟则性温，故能补中；甘而和平，故能解毒；柔而濡泽，故能润燥；缓可以去急，故能止心腹肌肉疮疡之痛；和可以致中，故能调和百药与甘草同功。张仲景治阳明燥结，大便不通，蜜煎导法，诚千古神方也"。《药品化义》亦云，"蜂蜜采百花之精，味甘主补，滋养五脏，体滑主利，润燥三焦"。本品味甘易服，老少皆喜，既能调味补中，又可疗疾。陈芳珊常用本品与他药配伍运用，治疗肺燥久咳、肠燥便秘、胃脘虚痛，以及消痈肿、解药毒，每收良效。

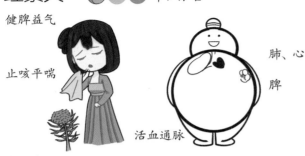

红景天

红景天 ☯ ●●●● 平/甘苦

健脾益气

止咳平喘

活血通脉

肺、心、脾

小贴士：
煎服，3~6g。

【名医按语】

来源：景天科植物大花红景天的干燥根和根茎。

主治：①气虚血瘀，胸痹心痛，中风偏瘫。②脾肺气虚，倦怠气喘。③肺虚咳嗽。

【名医经验】

张允岭经验：川芎为轻清升散之品，可引药入头目，可以广泛应用于各种类型的头痛。同时，川芎为血中之气药，可活血行气，畅通气血，外可祛风止痛。红景天则攻补兼施，可益气、可活血。两者相合，一温一寒，合用则性质平和，活血而不易伤其阴血，共奏行气活血化瘀之效。现代药理研究证实，川芎中的川芎嗪、川芎挥发油，红景天中的红景天苷均可改善脑缺血，保护脑组织，从而发挥止痛的作用。因此，治疗气滞血瘀、血脉不通的头痛，宜佐以对药川芎、红景天行气活血，标本同调。常用剂量为川芎10g，红景天9g。

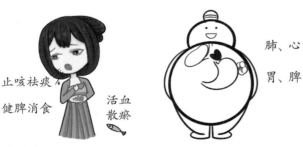

沙棘

沙棘 ☯ ●●●● 温/甘酸涩

止咳祛痰

健脾消食

活血散瘀

肺、心、胃、脾

小贴士：
煎服，3~10g。鲜品30~50g，捣汁用。外用适量。

【名医按语】

来源：胡颓子科植物沙棘的干燥成熟果实。

主治：①脾虚食少，食积腹痛。②咳嗽痰多。③瘀血经闭，胸痹心痛，跌仆瘀肿。

【名医经验】

薛玉经验：小儿厌食症是儿童高发病，是一种慢性消化功能紊乱综合征，临床表现为食欲不振甚则拒食，脘闷腹胀，继之面黄体瘦，营养不良，免疫功能低下，严重者可能影响正常的生长发育。薛玉等用沙棘干乳剂治疗小儿厌食症，痊愈率为29.35%，显效率为27.17%，好转率为32.61%，总有效率为89.13%，且优于健胃消食片的疗效。沙棘干乳剂主要成分是沙棘油和沙棘汁。1~3岁患儿，每次服5g，1日2次；4~6岁患儿，每次服10g，1日2次；7~10岁患儿，每次服15g，1日2次；11~12岁患儿，每次服20g，1日2次。

补阳药

★ 总述 ★

本类药物味多甘、辛、咸，药性温热，主入肾经。辛甘化阳，咸以补肾，甘温能补人体之阳气，故补阳药以补肾壮阳，填精益髓，强筋健骨为主要功效，主治肾阳虚衰，精血不足，筋骨痿软诸证。肾阳为一身之元阳、诸阳之本。肾阳之虚得补，其他脏腑亦得以温煦，从而消除或改善全身阳虚诸证。

部分补阳药分别兼有祛风除湿、温脾止泻、纳气平喘、养肝明目、固精缩尿、调冲任、安胎等功效，又可用治风湿痹痛、脾虚泄泻、虚寒喘咳、目暗不明、遗精遗尿、月经不调、胎动不安等证。

★ 用药经验 ★

唐俊峰经验：凡补阳药物，大多是以温补肾阳为主。它们均能补助阳气，用以治疗各种阳虚病证。这类药物大多味甘、辛、咸，性温热，主要归于肾经。咸能补肾，辛甘化阳，故补阳药既能补一身之元阳，又能温煦其他脏腑，从而消除或改善全身阳虚诸证。肾阳虚者常表现为畏寒肢冷，腰膝酸软，性欲淡漠，阳痿早泄，精寒不育或宫冷不孕，尿频遗尿；脾肾阳虚者常表现为脘腹冷痛或阳虚水泛之水肿；肝肾不足者则表现为精血亏虚而有眩晕耳鸣，须发早白，筋骨痿软或小儿发育不全，囟门不合，齿迟行迟；肺肾不足者则表现为肾不纳气之虚喘及肾阳亏虚，下元虚冷，崩漏带下等证。

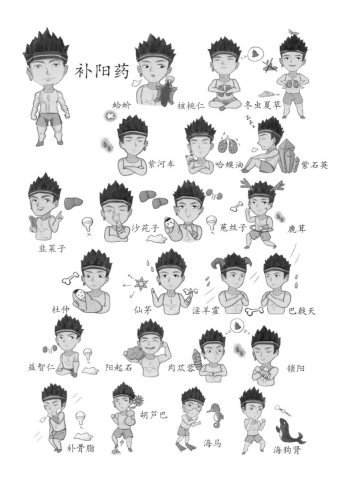

补阳药

蛤蚧　核桃仁　冬虫夏草
紫河车　哈蟆油　紫石英
韭菜子　沙苑子　菟丝子　鹿茸
杜仲　仙茅　淫羊藿　巴戟天
益智仁　阳起石　肉苁蓉　锁阳
补骨脂　胡芦巴　海马　海狗肾

鹿茸

鹿茸 ☯●●● 温/甘咸

强筋骨
调冲任
托疮毒
益精血
壮肾阳

肝
肾

小贴士：
1~2g，研末冲服。
或入丸、散。亦可浸酒服。

【名医按语】

来源：鹿科动物梅花鹿或马鹿的雄鹿头上未骨化密生茸毛的幼角。

主治：①肾阳虚衰，精血不足，阳痿遗精，宫冷不孕，羸瘦，神疲，畏寒，眩晕，耳鸣耳聋。②肾虚骨弱，腰膝无力或小儿五迟。③妇女冲任虚寒，崩漏带下。④疮疡久溃不敛，阴疽疮肿内陷不起。

【名医经验】

仝小林经验：阿尔茨海默病是临床常见的一种渐进性神经系统退行性疾病，以记忆、认知能力衰退，社交障碍，行为异常及性格改变等为主要特征。本病病位在脑与肾，致病因素分虚、痰、瘀3个方面，虚为本，痰、瘀为标。患者因年老肾衰、脑髓失养致神志不明。选药以补益为主，治疗以"补肾益精填髓"为基本原则。仝小林院士常用鹿茸片3g，败龟板15g，牛脊髓1条煮汤服，以填髓补脑，改善脑肾功能。长期服用以上药物可明显改善患者生活质量，且安全性良好，为临床中药治疗阿尔茨海默病提供了可行性。

紫河车

紫河车 ☯●●● 温/甘咸→胎盘→补肾益精血

益气
纳气
平喘
益精养血
温肾

肺
肝
肾

小贴士：
2~3g，研末装胶囊服。
或入丸、散。

【名医按语】

来源：健康人的干燥胎盘。

主治：①肾阳不足，精血亏虚，虚劳羸瘦，阳痿遗精，宫冷不孕。②气血不足，产后乳少。③肺肾虚喘，骨蒸劳嗽。

【名医经验】

仝小林经验：小儿五迟、五软，妇女产后精血亏虚，老年脑髓空虚是临床上常见的疑难病。仝小林院士认为，羸弱、贫血、行迟、腰脊无力是此类病证的临床辨识要点，需将大补精血、益髓充脑贯穿治疗的始终。用药上，其根据多年临床经验，精选鹿胎膏、阿胶、紫河车3味药物合成小方。临床常用剂量：鹿胎膏3g，阿胶9~30g，紫河车3~6g。

淫羊藿

【名医按语】

来源：小檗科植物淫羊藿、箭叶淫羊藿、柔毛淫羊藿或朝鲜淫羊藿的干燥叶。

主治：①肾阳虚衰，阳痿尿频遗精，腰膝无力。②风寒湿痹，肢体麻木。

【名医经验】

全小林经验：淫羊藿功在补肾阳，强筋骨，祛风湿。全小林院士通过多年来对中药"量效关系"的研究，对用药剂量与中药配伍有独到的体会。他认为，同一药物在大、中、小剂量时功效特点有异。具体对于淫羊藿而言，大剂量可用于治疗癌症，特别是肝癌；中等剂量时配伍附子、人参可治疗抑郁症，配伍巴戟天、红参可治疗肾性贫血，配伍蜈蚣粉可治疗阳痿，配伍山茱萸可治疗尿频等；小剂量时配伍西洋参、制何首乌代茶饮可延缓衰老。

巴戟天

【名医按语】

来源：茜草科植物巴戟天的干燥根。

主治：①肾阳不足，阳痿遗精，宫冷不孕，月经不调，少腹冷痛，小便频数。②风湿腰膝疼痛，筋骨痿软。

【名医经验】

周信有经验：周教授认为在治疗肾虚型系统性红斑狼疮、不孕症等疾病时，需调补脾肾、填补精血，喜用巴戟天配伍淫羊藿、补骨脂补肾固本，鼓舞正气，巴戟天多用20g。对于再生障碍性贫血，治疗根本在于培补脾肾，其常用巴戟天配伍黄芪、党参调养气血、培补脾肾，巴戟天多用15g。正虚、湿浊、瘀血是慢性肾小球肾炎的病机所在，周教授在临床治疗时常用巴戟天配伍淫羊藿、附子、炒白术、丹参、茯苓、车前子等益气健脾、温肾利水、活血化瘀，此时巴戟天多用20g。

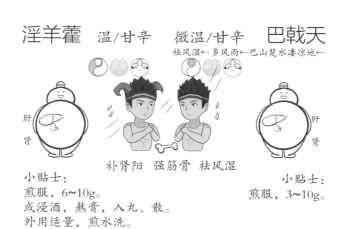

淫羊藿 温/甘辛　微温/甘辛 巴戟天

祛风湿←多风雨←巴山楚水凄凉地←

肝 肾　　　肝 肾

补肾阳 强筋骨 祛风湿

小贴士：
煎服，6~10g。
或浸酒，熬膏，入丸、散。
外用适量，煎水洗。

小贴士：
煎服，3~10g。

仙茅

来源：石蒜科植物仙茅的干燥根茎。

主治：①肾阳不足，命门火衰，阳痿精冷，小便频数。②腰膝冷痛，筋骨痿软。③阳虚冷泻。

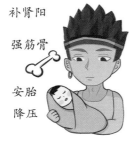

仙茅 热/辛

补肾阳

祛寒湿

强筋骨

肝、脾、肾

小贴士：
有毒。
煎服，3~10g。或入丸、散剂，或浸酒。

杜仲

【名医按语】

来源：杜仲科植物杜仲的干燥树皮。

主治：①肝肾不足，腰膝酸痛，筋骨无力，头晕目眩。②肝肾亏虚，妊娠漏血，胎动不安。③高血压。

【名医经验】

孙光荣经验：孙老在治疗疾病中常运用"中和"理论，"中和"理论重点在气血，关键在升降，目的是平衡阴阳。杜仲、枸杞子、山茱萸合用补益肝肾，壮腰益精，杜仲用量为12g左右。杜仲配伍生晒参、生黄芪或法半夏治疗心脾两虚型月经后期、子宫肌瘤、脾肾阳虚型腰痛等，杜仲用量为12~15g。杜仲配伍川牛膝，治疗老年性中风、胸痹、高血压、肝肾阴虚型月经不调、气血两虚型宫颈癌、早期糖尿病肾病，杜仲用量为10~15g。

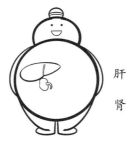

杜仲 温/甘

补肾阳

强筋骨

安胎

降压

肝、肾

小贴士：
煎服，6~10g。或入丸、散剂，或浸酒。

肉苁蓉

【名医按语】

来源：列当科植物肉苁蓉或管花肉苁蓉的干燥带鳞叶的肉质茎。

主治：①肾阳亏虚，精血不足，阳痿早泄，宫冷不孕，腰膝酸痛，痿软无力。②肠燥津枯便秘。

【名医经验】

郑延芳经验：肉苁蓉的治疗用量一般是每日10～20g，而养生保健用量只需每日3～5g。针对老年人体质虚弱、体倦乏力、性功能减退等症状，可以用肉苁蓉20g，牛羊肉300g，加水适量，炖煮1～2小时，分数次食肉喝汤；病后体虚、全身乏力、消化不良者可以用肉苁蓉5g，大米100g，加水适量，煮粥食用；老年人大便干燥或便秘者可用肉苁蓉10g，水煎2次，每次30分钟，服前加入适量蜂蜜。

锁阳

【名医按语】

来源：锁阳科植物锁阳的干燥肉质茎。

主治：①肾阳亏虚，精血不足。②血虚津亏，肠燥便秘。

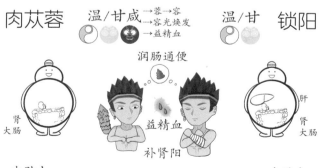

肉苁蓉 温/甘咸 →蓉→容 容光焕发 →益精血 温/甘 锁阳

润肠通便

益精血

补肾阳

肾 大肠 肝 肾 大肠

小贴士：
煎服，6～10g。
或入丸、散，或浸酒。

小贴士：
煎服，5～10g。

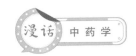

补骨脂

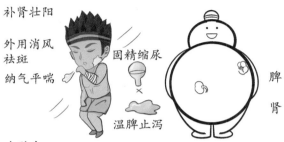

补骨脂 ☯ 😖 😷 温/辛苦

补肾壮阳

外用消风
祛斑
纳气平喘

固精缩尿
×
温脾止泻

脾
肾

小贴士：
煎汤，6~10g。或入丸、散。
外用制成20%~30%酊剂涂患处。

【名医按语】

来源：豆科植物补骨脂的干燥成熟果实。

主治：①肾虚阳痿，腰膝冷痛。②肾虚遗精，遗尿尿频。③脾肾阳虚，五更泄泻。④肾不纳气，虚寒喘咳。⑤白癜风，斑秃。

【名医经验】

仝小林经验：补骨脂《药典》用量为6～10g。《本草经解》述其无毒，补肾入骨。《本草纲目》曰其"治肾泄，通命门，暖丹田，敛精神"。临床中补骨脂常用9～30g，且多为盐炙。此外，结合原发性骨质疏松症腰痛的基本病机，仝院士精选补骨脂、骨碎补、杜仲，合成小方。方中补骨脂温肾助阳，杜仲、骨碎补相须为用，共奏补肾强骨之功。

益智仁

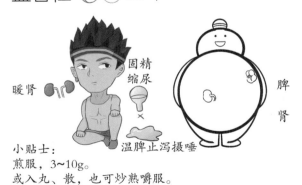

益智仁 ☯ 😷 温/辛

暖肾

固精
缩尿
×
温脾止泻摄唾

脾
肾

小贴士：
煎服，3~10g。
或入丸、散，也可炒熟嚼服。

【名医按语】

来源：姜科植物益智的干燥成熟果实。

主治：①下元虚寒，遗精遗尿，白浊，小便频数。②脾胃虚寒，腹痛吐泻，口涎自流。

【名医经验】

吕仁和经验：肾病综合征是临床常见病、多发病，吕仁和教授通过多年临床实践，认为其发病的主要原因是"肾本虚"，发生、发展的关键环节在于"肾络癥瘕"的形成。他认为在该病某一阶段可用羌活、益智仁为伍进行调理治疗，常取得较好效果。这两味药皆能入肾，羌活主生发，能通利五脏，但通中有补，益智仁主收敛，但补中能祛，两者用在肾病综合征，正好符合"肾本虚""肾络癥瘕"的虚实夹杂病机。使用时，羌活用量宜偏大，益智仁用量宜偏小，散收兼施，以散为主，体现了吕仁和教授注重祛除病理产物以补肾的用意。

菟丝子

菟丝子 ☯😊🔵平/辛甘→兔子思念孩子红了眼→安胎明目

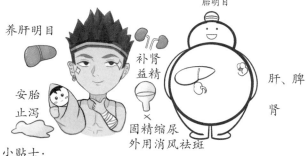

养肝明目

补肾益精

安胎止泻

固精缩尿
外用消风祛斑

肝、脾、肾

小贴士：
煎服，6~12g。外用适量。

【名医按语】

来源：旋花科植物南方菟丝子或菟丝子的干燥成熟种子。

主治：①肝肾不足，腰膝酸软，阳痿遗精，尿频，宫冷不孕。②目暗不明。③脾肾阳虚，便溏泄泻。④肾虚胎漏，胎动不安。⑤白癜风。⑥肾虚消渴。

【名医经验】

仝小林经验：蛋白尿是慢性肾脏病的典型症状，同时也是加重肾脏损伤的诱因。肾病蛋白尿多属本虚标实。邪伏肾络或肾气本虚是该病主要病因。邪气阻滞肾络，肾中气血滞涩不通，或年老久病、体质虚弱等可致肾气不足，肾气不能行固摄之能，则导致精微不固而漏下蛋白。菟丝子温补肾阳，女贞子滋肝肾之阴，两者合用则平补肾之阴阳，使肾气化生有源。此外，两药又均有固摄肾精之功，再合金樱子则固摄肾精之力倍增，为治疗肾病蛋白尿的靶药。常用剂量：菟丝子、女贞子9~15g，金樱子9~30g。对于慢性肾脏病各期见蛋白尿患者，常在补气通肾络基础上加菟丝子、女贞子、金樱子3味。如见水肿，可加茯苓、泽泻利水消肿；如合并低蛋白血症，则再加淫羊藿、巴戟天补阳益气；如合并肾性贫血，则加当归、红参补气生血。

沙苑子

沙苑子 ☯🌙温/甘→庭院里的沙子迷了眼→养肝明目

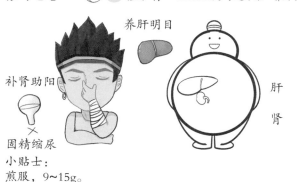

养肝明目

补肾助阳

固精缩尿

肝肾

小贴士：
煎服，9~15g。

【名医按语】

来源：豆科植物扁茎黄芪的干燥成熟种子。

主治：①肾虚腰痛，阳痿遗精，遗尿尿频，白带过多。②肝肾不足，目暗不明，头昏眼花。

【名医经验】

李跃进经验：其用单味沙苑子治疗白癜风283例。一组以单味沙苑子生用：取生沙苑子研细为末，每日以水送服30g，连续服用6个月。治疗白癜风91例，总有效率为50%。一组以沙苑子炒熟酒淬后用：取沙苑子1000g，以文火炒至腥香气味溢出时倒入盛有100mL白酒的容器内，搅匀后加盖密封1小时，晾干研细末，每日以水送服30g，连服6个月。治疗白癜风92例，总有效率为68.8%。该法药味单一、量小，易于坚持，与复方煎剂相比，患者更易接受，有一定的临床推广价值。

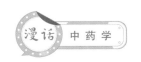

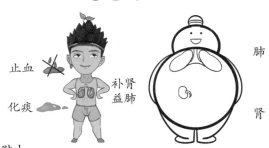

冬虫夏草 平/甘

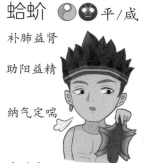

止血
化痰
补肾益肺

肺
肾

小贴士：
煎服，3～9g。或入丸、散。
亦宜与鸡、鸭炖服。

【名医按语】

来源：麦角菌科真菌冬虫夏草菌寄生在蝙蝠蛾科昆虫幼虫上的子座及幼虫尸体的干燥复合体。

主治：①肾虚精亏，阳痿遗精，腰膝酸痛。②久咳虚喘，劳嗽痰血。

【名医经验】

彭海鹰经验：其观察冬虫夏草在老年人肺癌化疗过程中的扶正减毒作用，让患者在化疗的前3天开始服用冬虫夏草胶囊，每日4.5g，分3次服用，直至观察结束。他发现冬虫夏草用于老年人肺癌化疗过程中，可减轻化疗药物对骨髓的抑制作用，并有辅助升高白细胞及血小板的作用。该药可有效地缓解化疗后的乏力症状，减少化疗后因免疫功能低下而引起的呼吸道感染，具有保护呼吸系统的作用。

蛤蚧

蛤蚧 平/咸

补肺益肾
助阳益精
纳气定喘

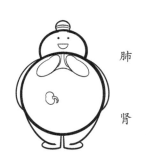

肺
肾

小贴士：
煎服，3～6g。
多入丸、散或浸酒。

【名医按语】

来源：壁虎科动物蛤蚧的干燥体。

主治：①肺肾不足，肾虚作喘，虚劳喘咳。②肾虚阳痿，遗精。

【名医经验】

张鸣经验：其在临床上遇到反复发作、经久不愈、用多种药物治疗效果欠佳的顽固性荨麻疹患者，常从肾阳虚立论，用蛤蚧大补丸治疗，效果理想。方法：蛤蚧大补丸口服，每天2次，每次5丸，连服2周。顽固反复者可坚持服药2～3个月。

核桃仁

核桃仁 ☯ ◐ 温/甘

润肠通便
补肾温肺

肺
肾、大肠

小贴士：
煎汤，6~9g。或入丸、散。
带皮用——定喘止嗽；去皮用——润肠通便。

【名医按语】
来源：胡桃科植物胡桃的干燥成熟种子。
主治：①肾阳虚衰，腰痛脚弱，小便频数。②肺肾不足，虚寒喘咳，肺虚久咳、气喘。③肠燥便秘。

【名医经验】
雷木兰经验：其用嚼服核桃仁治疗男性不育症21例。方法：核桃个大者每日服2~3个，个小者每日服5~6个。每2~3kg为1个疗程（约服3个月）。3个月后复查精液常规，跟据其结果再决定是否继续使用。少数患者治疗1个疗程即可取效，大部分患者治疗2个疗程取效（60%以上），个别病例加服生育酚或龟龄集可取效，亦有嚼服核桃仁2~4年取效的。治疗后，已生育者为有效，未生育者为无效。21例中，有效者18例，无效者3例，有效率为85.7%。未育者其精液常规检查结果亦有明显好转。

胡芦巴

胡芦巴 ☯ 🌱 温/苦

祛寒止痛
温肾助阳

肾

小贴士：
煎服，5~10g。或入丸、散。

【名医按语】
来源：豆科植物胡芦巴的干燥成熟种子。
主治：①肾阳不足，下焦虚冷，阳痿滑泄，精冷囊湿。②小腹冷痛，寒疝腹痛。③寒湿脚气，足膝冷痛。

【名医经验】
陈珑经验：其改胡芦巴丸为汤剂。药物组成：胡芦巴、紫石英、巴戟天各12g，吴茱萸、小茴香各3g，枳实9g，当归10g，川芎、炙甘草各6g。加减：偏气虚者加高丽参9g、生黄芪20g；腰酸者加炒杜仲20g、川续断10g；兼有黄色带下者加黄柏10g；大便干结者加甜苁蓉20g。每日1剂，水煎2次，每次取药汁120mL，合并药汁后内服。若湿热内盛者，当先清除湿热，而后才可用本方治疗。同时嘱患者避免重体力劳动，保持大便通畅，睡眠时将脚垫高，睡前及晨起做提肛运动多次。

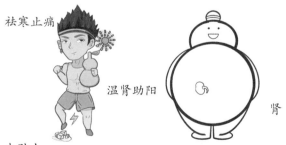

韭菜子

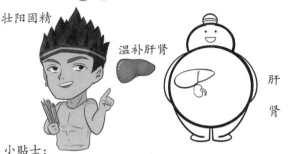

韭菜子 ☯😣🌰 温/辛甘 →韭→喝酒伤肝，吃韭温肝

壮阳固精

温补肝肾

肝
肾

小贴士：
煎服，3～9g。或入丸、散。

【名医按语】

来源：百合科植物韭菜的干燥成熟种子。

主治：①肝肾亏虚，腰膝酸痛。②阳痿遗精，遗尿尿频，白浊带下。

【名医经验】

彭小兰经验：呃逆（俗称打嗝）是以气逆上冲，出于喉间，呃呃连声，声短而频数，不能自制为特征的病证。顽固性呃逆是指呃逆发作持续时间超过48小时或对某些治疗无效者。此病多伴发于器质性疾病，如胃或食管病变、腹部手术后、颅脑损伤、理化因素刺激等，严重影响患者的工作、休息及饮食，给患者带来极大的痛苦。彭小兰用韭菜子治疗顽固性呃逆，取干韭菜子30g，纯净水300mL，同煮，待水开后改文火煮60分钟，去渣取水口服，100mL/次，3次/天，2天为1个疗程。治疗期间让患者戴口罩，防止冷空气、粉尘等刺激。30例顽固性呃逆患者中，痊愈19例（63.3%），显效6例（20.0%），有效3例（10.0%），总有效率为93.3%。韭菜子温肾壮阳，肾阳充足则脾气健运，脾气健运则胃气和降，胃气和降则呃逆自止。

阳起石

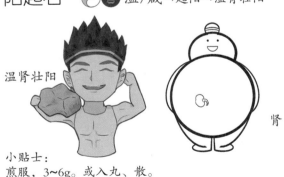

阳起石 ☯😈 温/咸 →起阳→温肾壮阳

温肾壮阳

肾

小贴士：
煎服，3～6g。或入丸、散。

【名医按语】

来源：硅酸盐类矿物焦闪石族透闪石，主含含水硅酸钙。

主治：肾阳亏虚，阳痿不举，宫冷不孕。

【名医经验】

郝朴经验：其认为阳痿病机不外乎纵欲过度、肾精亏损、肾阳虚衰；或因劳心过度、思虑惊恐，损伤心肾所致；亦有因湿热下注，致宗筋弛纵者。但病机重点为肾阳虚衰，故临床多综补肾、填精、壮阳为常用之法。"阳春药"即由此配制。方中水貂鞭、羊鞭、狗肾、鹿茸大补元阳，且系血肉有情之品；辅以淫羊藿、菟丝子、肉苁蓉补肾壮阳，熟地黄、何首乌、枸杞子滋补肝肾、养阴益精，且应阴阳既济之理；佐黄芪补气，阳起石助阳。诸药配伍，共奏补肾壮阳、益精补虚之功。该方主用于肾亏阳痿、遗精早泄、腰膝酸软、神疲乏力等症。患者症状好转后，还应及时做好卫生指导及患者家属思想工作，取得家属配合也十分重要。

紫石英

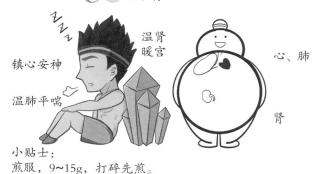

紫石英 ☯◐ 温/甘

镇心安神

温肺平喘

温肾暖宫

心、肺肾

小贴士：
煎服，9~15g，打碎先煎。

【名医按语】

来源：氟化物类矿物萤石族萤石，主含氟化钙。

主治：①肾阳亏虚，宫冷不孕，崩漏带下。②惊悸不安，失眠多梦。③虚寒咳喘。

【名医经验】

全小林经验：对于功能性心律失常及西医治疗效果欠佳的心律失常，中医治疗可取得显著疗效。全小林院士认为，心动过速实证者居多。心血热性，搏动亢进，宗气过扬，故心火难收，当以苦寒清火，重镇宁心为治疗原则，其常选用黄连、苦参、紫石英3味药配伍治疗。方中黄连、苦参清热泻火，稳定心率；紫石英重镇宁心。全方寒温相宜，清心重镇。方中黄连常用剂量为9~30g，苦参常用剂量为9~30g，紫石英常用剂量为30~60g。若合并心神不宁甚者，可加生龙齿15~30g，或生龙骨与生牡蛎各30~60g先煎。

海狗肾

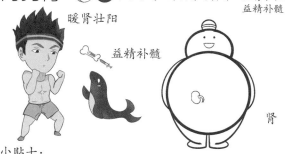

海狗肾 ☯◉ 热/咸→海狗肾可真补→温肾壮阳 益精补髓

暖肾壮阳

益精补髓

肾

小贴士：
研末服，每次1~3g，每日2~3次。
入丸、散，或浸酒。

【名医按语】

来源：海狗科动物海狗或海豹科动物海豹的雄性外生殖器，又名腽肭脐。

主治：①肾阳亏虚，阳痿精冷，精少不育。②肾阳衰微，心腹冷痛。

【名医经验】

陈道同经验：对于崩漏和月经过多，西医常用丙酸睾酮做对抗治疗。实验证明，海狗肾内也含有雄性激素，故用海狗肾来代替丙酸睾酮，疗效颇佳。后其又将海狗肾用于治疗脾肾阳虚型崩漏、月经过多等症，亦多收到较好的疗效。因为海狗肾能暖肾壮阳，只要是肾阳虚之证，不论男女，皆可用之，并非单治男性疾患。

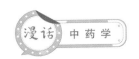

海马

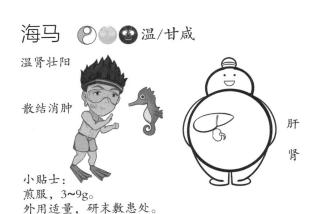

海马 ☯●●● 温/甘咸

温肾壮阳

散结消肿

肝
肾

小贴士：
煎服，3~9g。
外用适量，研末敷患处。

【名医按语】

来源：海龙科动物线纹海马、刺海马、大海马、三斑海马或小海马（海蛆）的干燥体。

主治：①肾虚阳痿，遗精遗尿。②肾虚作喘。③癥瘕积聚，跌仆损伤。④痈肿疔疮。

【名医经验】

赵翔风经验：其认为海马补肾温阳的效果较为明显，多用于治疗阳痿。且腰痛、虚劳、遗精、健忘、不育等疾病的治疗与补肾关系密切。在治疗癥瘕时，海马多与醋、橪鸡、干漆、硇砂、斑蝥、水蛭、没药、当归配伍。

哈蟆油

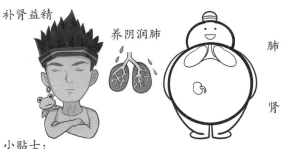

哈蟆油 ☯●●● 平/甘咸

补肾益精

养阴润肺

肺
肾

小贴士：
煎服，5~15g。或入丸、散。

【名医按语】

来源：蛙科动物中国林蛙雌蛙的输卵管，经采制干燥而得。

主治：①病后体虚，神疲乏力，心悸失眠，盗汗。②劳嗽咯血。

【名医经验】

朱昇经验：原发病已愈，剥苔长久存在，迭经中西医两法治疗而难愈者，称为顽固性剥苔。朱昇用哈蟆油治疗顽固性剥苔。方法：取哈蟆油150～250g，以水发透后滤干，喷洒少许黄酒，加入等量冰糖于一容器中，隔水文火炖之成膏状备食。每日早、晚各1次，每次5～8g（注意防腐）。

附：续断

来源：川续断科植物川续断的干燥根。

性味：微温，苦、辛。

归经：归肝、肾经。

功效：补肝肾，强筋骨，续折伤，止崩漏，安胎。

主治：①肝肾不足，腰膝酸软，风湿痹痛。②跌仆损伤，筋伤骨折。③肝肾不足，崩漏经多，胎漏下血，胎动不安。

用法用量：煎服，9～15g。止崩漏宜炒用。

补血药

★ 总述 ★

本类药物多甘温或甘平，质地滋润，主要归心、肝经，以补肝血、养心血，或滋生血液为主要功效，广泛用于各种血虚证。部分补血药分别兼有滋养肝肾、益精明目、止痛、润肺、安神等功效，又可用治肝肾阴虚之眩晕耳鸣、视物昏花、血瘀腹痛、阴虚咳嗽、失眠健忘等。

★ 用药经验 ★

展照双经验：补血法的适应证为血虚证。《中药新药临床研究指导原则》表明，血虚证是血液亏虚，脏腑百脉失养，而表现为全身虚弱的证候。中医血虚证不单纯属某一疾病，而是表现于临床各科多种疾病过程中，可见于西医学的缺铁性贫血、再生障碍性贫血、溶血性贫血、白血病、各种失血等多种疾病中。血虚证的中医诊断标准：主证有面色苍白，头晕眼花，唇舌色淡，脉细；次证有心悸失眠，月经愆期，量少色淡或闭经，手足麻木。

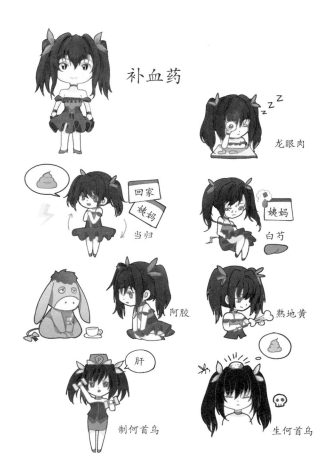

补血药
龙眼肉
当归
白芍
阿胶
熟地黄
制何首乌
生何首乌

当归

当归 ☯☺☺ 温/辛甘

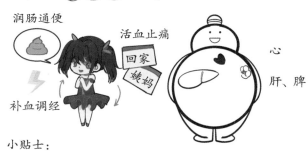

润肠通便
活血止痛
回家姨妈
补血调经

心、肝、脾

小贴士：
煎服，6~12g。
酒炒——加强活血作用。

【名医按语】

来源：伞形科植物当归的干燥根。

主治：①血虚萎黄，眩晕心悸。②血虚、血瘀之月经不调，经闭痛经。③虚寒腹痛，跌打损伤，痈疽疮疡，风湿痹痛。④血虚肠燥便秘。

【名医经验】

全小林经验：中老年女性绝经后机体功能逐渐衰退，在肾气渐衰、五脏失调、气机不利等因素作用下出现显著虚态，同时伴有血、水的循行和代谢能力下降。调此病态，尤当以气、血、水为要。气充则温煦、推动有力，助血、水流通；血、水流通又可辅助气机调畅。其以黄芪、当归、益母草3味药作为补气、调（活）血、利水的基础方药。黄芪功专补气，当归尤擅补血活血，益母草功在活血利水，3味药合用，共奏气血周流之效。方中黄芪临床常用剂量为15~30g，当归临床常用剂量为9~15g，益母草临床常用剂量为15~30g。

白芍

白芍 ☯☺☺ 微寒/苦酸

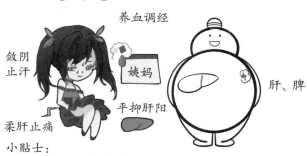

养血调经
敛阴止汗
姨妈
平抑肝阳
柔肝止痛

肝、脾

小贴士：
煎服，6~15g，大剂量15~30g。
生用——平肝、敛阴；炒用/酒炙用——养血调经。

【名医按语】

来源：毛茛科植物芍药的干燥根。

主治：①血虚萎黄，月经不调。②胸胁脘腹疼痛，四肢挛急疼痛。③肝阳上亢，头痛眩晕。④自汗盗汗。

【名医经验】

曹文富经验：肝为刚脏，体阴用阳。治肝不仅要知平肝，还要知柔肝，有时柔肝比平肝更重要。尤其是在剧烈咳嗽，或痉挛性咳嗽，或久咳难愈时，用大剂量白芍柔肝缓急，以平肝气之逆乱、降肺气之上逆。药理研究提示，白芍对多种平滑肌都有解痉作用。曹文富教授在治疗咳嗽时，使用白芍的剂量一般为20~30g，取其养阴柔肝之功用，以敛肝气之逆乱、降肺气之上逆。

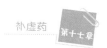

熟地黄

熟地黄 ☯◯ 微温/甘

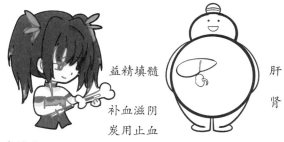

益精填髓
补血滋阴
炭用止血

肝
肾

小贴士：
煎服，9~15g。

【名医按语】

来源：玄参科植物地黄的干燥块根，经炮制加工品制成。

主治：①血虚萎黄，心悸怔忡，月经不调，崩漏下血。②肝肾阴虚，腰膝酸软，骨蒸潮热，盗汗遗精，内热消渴。③肝肾不足，精血亏虚，眩晕耳鸣，须发早白。

【名医经验】

史锁芳经验：其主张大剂量运用熟地黄，常用剂量为30~80g，取其量大力沉之功，借其"静重之妙"，屡获"攻坚拔寨"之功。世人以其腻滞，弃而不用，实为憾事耳。为何要重用熟地黄，史师推重《本草新编》所云："盖补阴之药与补阳之药，用之实有不同。补阳之药，可少用以奏功，而补阴之药，必多用以取效。以阳主升而阴主降。阳升，少用阳药而气易上腾；阴降，少用阴药而味难下达。熟地至阴之药，尤与他阴药有殊，非多用之，奚以取胜。"

阿胶

阿胶 ☯◯ 平/甘→胶布→止血

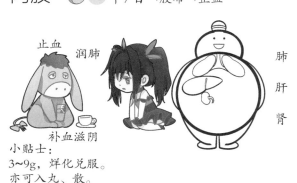

止血　润肺

补血滋阴

肺
肝
肾

小贴士：
3~9g，烊化兑服。
亦可入丸、散。

【名医按语】

来源：马科动物驴的干燥皮或鲜皮经煎煮、浓缩制成的固体胶。

主治：①血虚萎黄，眩晕心悸，肌痿无力。②吐血尿血，便血崩漏，妊娠胎漏。③肺阴虚燥咳。④热病伤阴，心烦失眠，阴虚风动，手足瘛疭。

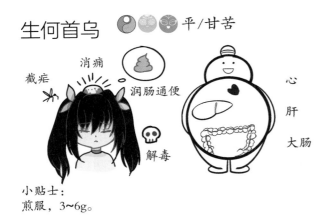

生何首乌

生何首乌 ☯☺☺☺ 平/甘苦

截疟　消痛　💩

润肠通便

☠ 解毒

心 肝 大肠

小贴士：
煎服，3～6g。

【名医按语】

　　来源：蓼科植物何首乌的干燥块根（生用）。

　　主治：①久疟体虚。②痈疽，瘰疬，风疹瘙痒。③肠燥便秘。

【名医经验】

　　林呈钱经验：老年性便秘多为液、气、血亏耗，阴阳失衡，使大肠传导功能失常所致。而生何首乌滋水之性最为迅速，其性发散，不及封藏，即随之而泻下，且无助火之虞。在治疗老年性便秘时加入生何首乌与否，疗效迥异，加者疗效甚佳，不加者疗效平平。因何首乌生用有毒，入药时应与黑豆、甘草等同用，以制其毒性。

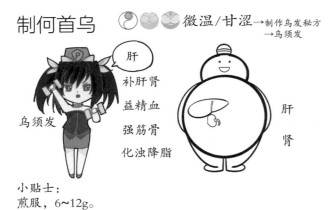

制何首乌

制何首乌 ☯☺☺ 微温/甘涩 →制作乌发秘方
　　　　　　　　　　　　　　　→乌须发

肝

补肝肾
益精血
强筋骨
化浊降脂

乌须发

肝 肾

小贴士：
煎服，6～12g。

【名医按语】

　　来源：蓼科植物何首乌的干燥块根（制用）。

　　主治：①精血亏虚，头晕眼花，须发早白，腰膝酸软，肢体麻木，崩漏带下。②高脂血症。

【名医经验】

　　黄元御经验：何首乌能乌发，历代本草对其多有记载。黄元御谓须发虽为营血所滋生，而实为卫气所发育。须落发焦、枯燥不荣，与营卫都有密切关系，故治以营卫双补，立桂枝柏叶汤。方中以何首乌配桂枝、牡丹皮、生地黄、侧柏叶、生姜、人参、阿胶。何首乌、阿胶、生地黄滋阴养血；人参补气；生姜宣达营卫；侧柏叶清金益气，润须发；桂枝、牡丹皮达郁清热，通行气血。诸药并用，营卫双补，则气血充而须发荣。

龙眼肉

龙眼肉 ☯ 😊温/甘

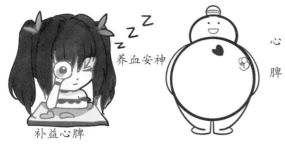

养血安神

补益心脾

心脾

小贴士：
煎服，9~15g，大剂量30~60g。

【名医按语】

来源：无患子科植物龙眼的假种皮。

主治：气血不足，思虑过度，劳伤心脾，惊悸怔忡，失眠健忘。

【名医经验】

周安方经验：其常用的养血安神药对为"龙眼肉 – 首乌藤"。龙眼肉味甘，性温，归心、脾经，质润微香，长于补益心脾、养血安神，而用于治疗心脾两虚、气血不足之失眠健忘等。《滇南本草》谓其"养血安神"。首乌藤又名夜交藤，味甘、微苦，性平，归心、肝经，能补养阴血、养心安神，而用于治疗阴虚血少之失眠多梦、心神不宁等。《本草正义》谓其"治夜少安寐"，《饮片新参》谓其"养肝肾……安神催眠"。两药配对，相须为用，皆可补养阴血、养心安神。该药对尤适用于思虑过度、心脾两虚、阴血虚少之失眠多梦、心神不宁等。

补阴药

★ 总述 ★

本类药物性味以甘寒为主，能清热者，可有苦味。其中能补肺胃之阴者，主要归肺、胃经；能滋养肝肾之阴者，主要归肝、肾经；少数药物能养心阴，可归心经。

本类药均可补阴，并多兼润燥和清热之效。补阴包括补肺阴、补胃（脾）阴、补肝阴、补肾阴、补心阴等具体功效，分别主治肺阴虚、胃（脾）阴虚、肝阴虚、肾阴虚、心阴虚。"阴虚则内热"，而补阴药的寒凉性又可以清除阴虚之热，故多用于阴虚内热者。部分药物则以滋补精血为主，用于精血亏虚之证。此外，部分补阴药兼有益气、明目、潜阳、安神、软坚散结、健筋骨等功效，又可用治脾胃虚弱、目暗昏花、阴虚阳亢、失眠惊悸、癥瘕积聚、筋骨不健等。

★ 用药经验 ★

洪郁文经验：孤阳不生，独阴不长，阴平阳秘，精神乃治。气无血则不生，血无气则不长，气为血之帅，血为气之母。以上说明阴阳互根，气血并存的规律。因此，在临床上用补阳药时要顾护阴液，用补阴药时也要照顾到益气，如左归丸中有鹿角胶，右归丸中有熟地黄，当归补血汤中重用黄芪等。这样补阳药中有补阴药，补阴药中有补阳药，在疗效上自有相得益彰的效果。一般来说，使用补阴药是没有什么禁忌的，但在胃纳不佳的情况下，应慎用补阴药，因为有"阴药碍胃"之说，这样会使胃纳呆滞，食欲不振。因此，洪老在补阴方中，经常加山楂、谷芽、鸡内金之类，颇有深意。可是在胃阴不足的情况下，患者也会出现食欲不佳，此时用补阴养胃药是最恰当的。补阴药能使食欲恢复，胃纳旺盛，这点在临床实践中可深有体会。当然，在阳虚阴盛或寒湿之邪浸淫的情况下，补阴药能遏阳滞邪，临床亦应慎用。洪老认为，补阴补阳的关键问题是辨证准确。如辨证准确，用药无误，临床自然可收到最佳效果。

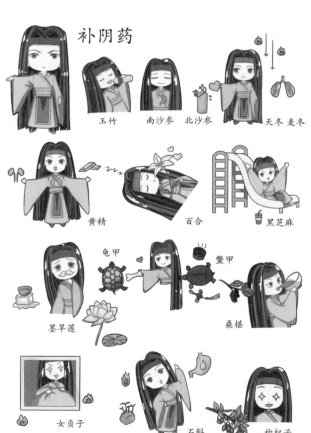

补阴药

玉竹　南沙参　北沙参　天冬 麦冬

黄精　百合　黑芝麻

龟甲　鳖甲

墨旱莲　桑椹

女贞子　石斛　枸杞子

麦冬

【名医按语】

来源：百合科植物麦冬的干燥块根。

主治：①胃阴不足，津伤口渴，内热消渴，肠燥便秘。②肺燥干咳，阴虚劳嗽，喉痹咽痛。③心阴虚及温病热扰心营，心烦失眠。

【名医经验】

仝小林经验：慢性咽喉炎是临床常见的上呼吸道慢性炎症。中医药治疗本病不仅能缓解患者的临床症状，疗效持久，且不良反应少。呼吸道黏膜喜润恶燥，易感受各种热邪。郁热上壅，结于咽喉，持续煎熬咽部津液，破坏咽喉黏膜，则发为慢性咽喉炎。可选用冬凌草、滁菊花、麦冬3味药组成的小方制成代茶饮频服缓治。方中冬凌草甘苦微寒，善消咽喉肿痛，常用剂量为3~6g；滁菊花清轻疏透，能发上焦郁火，散上焦郁热，常用剂量为3~6g；麦冬润肺养阴生津，清热利咽，常用剂量为9~15g。

天冬

【名医按语】

来源：百合科植物天冬的干燥块根。

主治：①肺燥干咳，顿咳痰黏。②肾阴亏虚，腰膝酸痛，骨蒸潮热。③热病伤津之食欲不振、口渴及肠燥便秘。

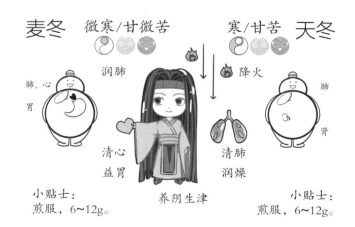

麦冬　微寒/甘微苦　　寒/甘苦　天冬
肺、心胃　润肺　　　　降火　　肺
清心益胃　　清肺润燥　　肾
小贴士：煎服，6~12g。　养阴生津　　小贴士：煎服，6~12g。

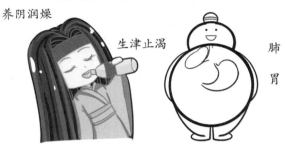

玉竹 微寒/甘

养阴润燥

生津止渴

肺
胃

小贴士：
煎服，6~12g。

【名医按语】

来源：百合科植物玉竹的干燥根茎。

主治：①肺阴不足，燥热咳嗽。②胃阴不足，咽干口渴，内热消渴。③阴虚外感。

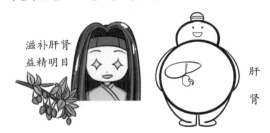

枸杞子 平/甘

滋补肝肾
益精明目

肝
肾

小贴士：
煎服，6~12g。

【名医按语】

来源：茄科植物宁夏枸杞的干燥成熟果实。

主治：肝肾阴虚，虚劳精亏，腰膝酸痛，眩晕耳鸣，阳痿遗精，内热消渴，血虚萎黄，目昏不明。

【名医经验】

全小林经验：枸杞子味甘，性平，归肝、肾经，具有滋补肝肾、益精明目的功效。临床上，全小林院士常用枸杞子补肾填精，配伍淫羊藿补精气，配伍山茱萸固涩精关，配伍菊花清肝明目。全院士强调枸杞子幼儿不宜，担心性腺早熟。由于枸杞子味厚滋腻易加重脾湿，故脾虚湿盛或兼胃火者也不宜服用。

北沙参

【名医按语】

来源：伞形科植物珊瑚菜的干燥根。

主治：①肺热燥咳，阴虚劳嗽，干咳痰黏。②胃阴不足，热病津伤，咽干口渴。

【名医经验】

徐景藩经验：便秘的病机在于肠腑气机升降失调，徐教授主张从"气"论治，认为老年人肾虚便秘属肾阳气化不足伴肾精亏虚，常用北沙参养阴生津，肉苁蓉、乌药温肾益精，诸药为伍温补肾阳、滋阴生津以助肠道运化，北沙参用量多为10g。此外，对于胃病的辨证，徐教授强调病位、病性、腹部切诊及舌诊配合，认为该病辨证分型应执简驭繁，主张三型论治（中虚气滞型、肝胃不和型、胃阴不足型）。其在治疗胃阴不足型胃痛时常以滋阴益胃为主，常用北沙参益胃养阴生津，石斛益胃生津，两药配伍增强益胃生津之功效，北沙参用量多为10～15g。

南沙参

【名医按语】

来源：桔梗科植物轮叶沙参或沙参的干燥根。

主治：①肺热燥咳，阴虚劳嗽，干咳痰黏。②胃阴不足，食少呕吐，气阴不足，烦热口干。

【名医经验】

杨家林经验：南沙参有平补五脏气血，补而兼调、补而不燥、补而不腻，定魂魄、安五脏的功效，是妇科调理的要药，临床常与他药配伍。杨老认为，妇科疾病以"肾－天癸－冲任－胞宫"生殖轴为核心，治法强调调肾、调气血、调冲任。虽然南沙参无直接补肾精、肾气的作用，亦无直接调冲任的功效，但杨老常在补肾精、肾气，调冲任的药物中配伍、重用南沙参（剂量常为30g），究其原因主要有以下3点：第一，通过补养后天气血以补养先天肾精、肾气；第二，通过充养脾胃气血生化之源来安冲任；第三，该品具有补而兼调的特性，在妇科调理中优于其余诸参。

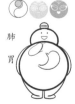

北沙参　微寒/甘微苦

肺
胃

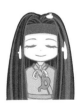

养阴清肺
益胃生津

小贴士：
煎服，5～12g。
或入丸、散、膏剂。

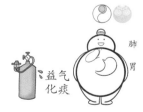

微寒/甘　南沙参

益气化痰

肺
胃

小贴士：
煎服，9～15g。

269

百合

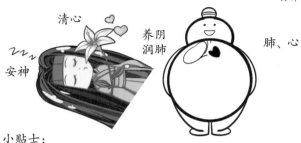

百合 ☯ ◎ ◎ 微寒/甘→百合花香，心清酣然→清心安神

清心

养阴润肺

安神

肺、心

小贴士：
煎服，6~12g。亦可蒸食、煮粥或拌蜜蒸食。
蜜炙——增强润肺作用。

【名医按语】

来源：百合科植物卷丹、百合或细叶百合的干燥肉质鳞叶。

主治：①阴虚燥咳，劳嗽咯血。②虚烦惊悸，失眠多梦，精神恍惚。

【名医经验】

郝建梅经验：其根据中医经典书籍记载百合的药效及临床经验，提出百合具有"安心定胆以宁神，甘寒生津以养肺，土金相和以达木"3个特性。其采用经方"百合地黄汤"合经验方"解郁合欢汤""疏肝化瘀汤"治疗肝失疏泄，肝气郁结，气机失调，郁热相火上扰引起心不能主神明导致的失眠；采用经方"百合知母汤""百合地黄汤"合经验方"甲苓饮"治疗肝肾阴虚，肾不主水，肝不能通利三焦，水液运化失常，相火上扰灼伤肺金导致的鼓胀，以及由此并发的咳嗽；采用时方"百合乌药汤"合"四逆散"、经验方"桃红化浊汤"治疗因肝气郁结，日久化热，横逆犯脾胃，使脾胃运化失常，湿热中阻导致的痞满，均取得很好的疗效。

桑椹

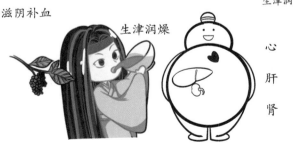

桑椹 ☯ ◎ ◎ ◎ 寒/甘酸→桑椹汁多色紫红→滋阴补血生津润燥

滋阴补血

生津润燥

心肝肾

小贴士：
煎服，9~15g。

【名医按语】

来源：桑科植物桑的干燥果穗。

主治：①肝肾阴虚之眩晕耳鸣，心悸失眠，须发早白。②津伤口渴、内热消渴及肠燥便秘等证。

石斛

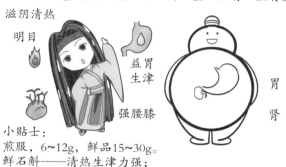

石斛 ☯ 微寒/甘 → 斛 → 壶 → 似胃 → 益胃生津

滋阴清热

明目

益胃生津

强腰膝

胃

肾

小贴士：
煎服，6～12g，鲜品15～30g。
鲜石斛——清热生津力强；
干石斛——适用于胃虚夹热伤阴。

【名医按语】

来源：兰科植物金钗石斛、鼓槌石斛或流苏石斛的栽培品及其同属植物近似种的新鲜或干燥茎。

主治：①热病伤津，口干烦渴，胃阴不足，食少干呕，病后虚热不退。②肾阴亏虚，目暗不明，筋骨痿软，阴虚火旺，骨蒸劳热。

【名医经验】

郭勇经验：石斛单药用于肿瘤治疗及放、化疗辅助治疗中的报道较少见，临床上多以复方发挥其益气养阴生津的功效。恶性肿瘤手术、化疗等治疗方式伤及人体正气。晚期肿瘤患者由于邪毒壅盛，常有气阴两虚的证候出现，如消瘦，乏力，口干，潮热，盗汗，干呕，大便不畅，舌红少苔，脉细数等。部分恶性肿瘤放疗后，尤其是头颈部肿瘤放疗后患者常发生口腔炎、咽喉炎等，出现口干咽痛等阴虚津亏表现，此时应予养阴生津清热之法，药用石斛、生地黄、麦冬、天冬、天花粉、金银花、山豆根等，可以取得较好的疗效。

黄精

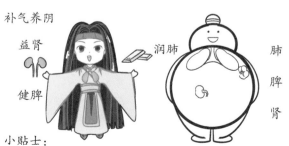

黄精 ☯ 平/甘

补气养阴

益肾

健脾

润肺

肺
脾
肾

小贴士：
煎服，9～15g，鲜品30～60g。
或入丸、散，或熬膏。外用适量。

【名医按语】

来源：百合科植物滇黄精、黄精或多花黄精的干燥根茎。

主治：①阴虚肺燥，干咳少痰，劳嗽久咳。②脾胃气虚，体倦乏力，胃阴不足，口干食少。③肾精亏虚，腰膝酸软，须发早白，内热消渴。

墨旱莲

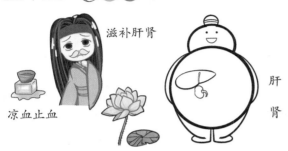

墨旱莲 寒/甘酸

滋补肝肾

凉血止血

肝肾

小贴士：
煎服，6~12g。外用适量。

【名医按语】

来源：菊科植物鳢肠的干燥地上部分。

主治：①肝肾阴虚，牙齿松动，须发早白，眩晕耳鸣，腰膝酸软。②阴虚血热，吐血，衄血，尿血，血痢，崩漏下血，外伤出血。

【名医经验】

张宏经验：鼻衄为临床常见症状之一，可因局部或全身疾病引起。因外伤、鼻中隔疾病、萎缩性鼻炎或鼻腔肿痛等局部原因引起的鼻衄，治疗时可急取鲜墨旱莲数茎，洗净后搓揉成团塞患者鼻内。此法不仅有压迫止血之用，其药力还能直接作用于患处，收效明显。因全身疾病引起的鼻衄，多与肌衄并见，概属虚劳范畴，阴虚火旺证居多，治疗以墨旱莲与六味地黄汤、一贯煎组方内服。方药：墨旱莲30g，生地黄、山茱萸、山药、沙参、枸杞子、麦冬、当归、泽泻、茯苓、牡丹皮、川楝子各10g。对血小板减少性紫癜、再生障碍性贫血导致的衄血，取墨旱莲30g，花生衣、阿胶各5g，三七3g，配伍煎服。

女贞子

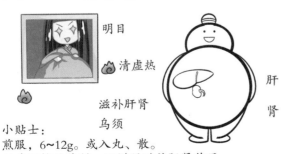

女贞子 凉/甘苦

明目

清虚热

滋补肝肾
乌须

肝肾

小贴士：
煎服，6~12g。或入丸、散。
以黄酒拌后蒸制，可增强滋补肝肾作用，
并使苦寒之性减弱，避免滑肠。

【名医按语】

来源：木犀科植物女贞的干燥成熟果实。

主治：①肝肾阴虚，眩晕耳鸣，腰膝酸软。②须发早白，目暗不明。③内热消渴，骨蒸潮热。

龟甲

【名医按语】

来源：龟科动物乌龟的背甲及腹甲。

主治：①阴虚阳亢，阴虚内热，骨蒸盗汗，虚风内动。②肾虚骨痿，囟门不合。③阴血亏虚，惊悸，失眠，健忘。④阴虚血热，冲任不固之崩漏、月经过多。

【名医经验】

周仲瑛经验：用龟甲配伍黄柏、鳖甲等治疗以肝肾阴虚、血热妄行为基本病机的重型再生障碍性贫血，龟甲用量为10～12g；配伍水牛角、赤芍等治疗中医病机为肝肾阴虚、瘀热动血的血小板减少、骨髓增生降低，龟甲用量为15g；配伍党参、黄芪等治疗气阴两虚型崩漏，龟甲用量为10g；配伍珍珠母、莲子心、生地黄等治疗心肾不交型顽固性失眠，龟甲用量为10g。

鳖甲

【名医按语】

来源：鳖科动物鳖的背甲。

主治：①阴虚发热，骨蒸劳热，阴虚阳亢，头晕目眩，虚风内动，手足瘛疭。②经闭，癥瘕积聚，久疟疟母。

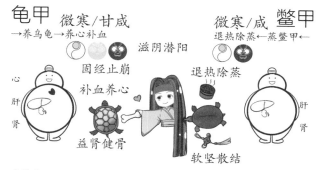

龟甲　微寒/甘咸
→养乌龟→养心补血
滋阴潜阳
固经止崩
补血养心
益肾健骨

微寒/咸　鳖甲
退热除蒸←蒸鳖甲←
退热除蒸
软坚散结

小贴士：
煎服，9～24g，入汤剂宜先煎。
砂炒醋淬后有效成分更易煎出，并除腥气，便于制剂。

小贴士：
煎服，9～24g，先煎。
砂炒醋淬后有效成分更易煎出，并除腥气，便于制剂。

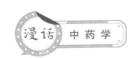

黑芝麻

黑芝麻 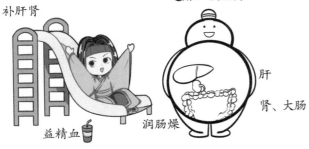 平/甘 → 黑→补肝肾→益精血
芝麻→润肠燥

补肝肾

肝

肾、大肠

益精血　　润肠燥

小贴士：
煎服，9~15g。或入丸、散、膏剂。

【名医按语】

来源：脂麻科植物脂麻的干燥成熟种子。

主治：①精血亏虚，头晕眼花，耳鸣耳聋，须发早白，病后脱发。②肠燥便秘。

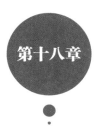

收涩药

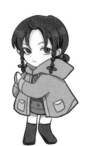固表止汗药　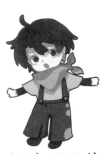敛肺涩肠药　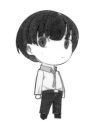涩精缩尿止带药

　　凡以收敛固涩为主要功效，用以治疗各种滑脱病证的药物，称为收涩药，又称固涩药。

　　本类药物味多酸涩，性温或平，主入肺、脾、肾、大肠经。陈藏器说："涩可固脱。"李时珍指出："脱则散而不收，故用酸涩之药以敛其耗散。"本类药物能敛耗散、固滑脱，具有固表止汗、敛肺止咳、涩肠止泻、固精缩尿、止血、止带等作用。根据本类药物的作用特点及临床应用范围，可分为固表止汗药、敛肺涩肠药、涩精缩尿止带药3类。

固表止汗药

★ 总述 ★

本类药物大多甘平，性收敛，主入肺、心二经，以固表敛汗为主要功效，常用于治疗气虚肌表不固之自汗，以及阴虚不能制阳，阳热迫津外泄的盗汗。凡实邪所致汗出，以祛邪为主，忌用本类药物止汗，以免敛邪。亡阳虚脱的汗出，本类药缓不济急，应以大补元气、回阳救逆为主。

★ 用药经验 ★

徐刚经验：汗液乃阳气蒸腾津液所化，属阴液的一部分。自汗、盗汗损伤津液，久则常致气血两虚，形体消瘦，卫外不固，易感外邪。又因津能载气，若自汗、盗汗太过，可能引起阳气无所依附而外越。因此对于自汗盗汗，除对因治疗外，还必须加用固表止汗之品，以固肌表、实腠理、止汗液，如麻黄根散中的麻黄根。

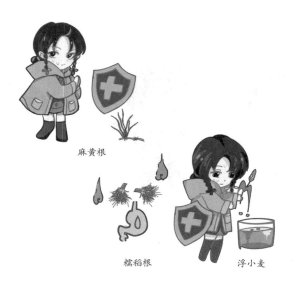

麻黄根

糯稻根　　　浮小麦

固表止汗药

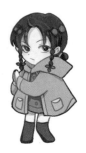

糯稻根

【名医按语】

　　来源：禾本科植物糯稻的干燥根茎及根。

　　主治：①自汗，盗汗。②虚热不退，骨蒸潮热。

浮小麦

【名医按语】

　　来源：禾本科植物小麦的干燥轻浮瘪瘦的颖果。

　　主治：①自汗，盗汗。②骨蒸潮热。

【名医经验】

　　龙云光经验：腠理为汗液外泄之通道，腠理闭则汗液循其正道，不过度外泄。敛汗药中效力者，当首推浮小麦、麻黄根。小麦收获时，扬起其轻浮干瘪者，或以水淘之，浮起者为佳，轻浮走表，实腠理、固皮毛，为敛汗佳品。浮小麦甘凉，入心经，清凉益心气，可养心敛液、固表止汗、益气养阴、除虚热。"心在液为汗"，故浮小麦敛汗效果颇佳。

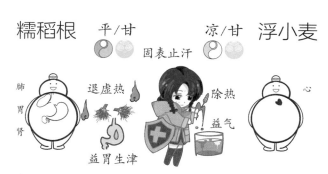

糯稻根　平/甘　　　固表止汗　　凉/甘　浮小麦

肺　胃　肾　　退虚热　　　除热　　益气　　心

益胃生津

小贴士：
煎服，30~60g。

小贴士：
煎服，6~12g。
研末服，3~5g。

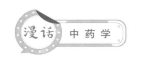

麻黄根

麻黄根 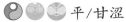 平/甘涩

固表止汗

注：盾牌代表固表

肺、心

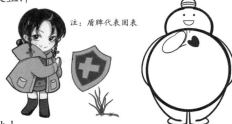

小贴士：

煎服，3~9g。

外用适量，研末撒。

【名医按语】

来源：麻黄科植物草麻黄或中麻黄的干燥根和根茎。

主治：①自汗，盗汗。②外用于各种虚汗证。

【名医经验】

陈苏生经验：麻黄根与麻黄作用相反，不但能固表止汗，还能扩张血管，使血压下降，呼吸幅度增大。所以两者合用，一开一阖，开阖相济，既调整肺气，又不致肺气开泄太过；既能加强肺的活动功能，又无升高血压、助长兴奋之流弊。

敛肺涩肠药

★ 总述 ★

本类药物酸涩收敛，主入肺经或大肠经。敛肺涩肠药分别具有敛肺止咳喘、涩肠止泻痢作用。前者主要用于肺虚咳喘，久治不愈或肺肾两虚，摄纳无权的虚喘证；后者主要用于大肠虚寒，不能固摄或脾肾虚寒所致的久泻、久痢。咳嗽初起或痰多壅肺所致的咳喘，以及泻痢初起或食积腹泻等邪气方盛者均不宜使用本类药物。

★ 用药经验 ★

徐刚经验：病入中下二焦，脾失健运，清气下陷；或肾中阳气虚衰，失温煦固摄之权；或中下二焦湿热为患，则泄泻下痢。一般来说，泻痢乃邪有去路，需对因治疗，治病求本，不可滥用收涩，以免闭门留寇。但若泻痢无度，或久患泻痢，常可致津液耗伤，正气外脱，而成厥脱之变，或清阳下陷，脾气不举而脱肛。因此，对于久泻久痢、下利清谷或过于剧烈的泄泻下痢，应大胆使用涩肠止泻之剂，以求截断病势，保护正气，如桃花汤中用赤石脂。

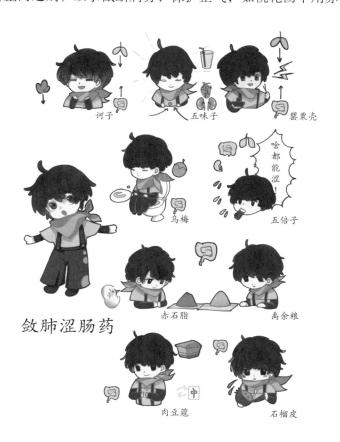

诃子　五味子　罂粟壳

啥都能涩！

乌梅　五倍子

敛肺涩肠药

赤石脂　禹余粮

肉豆蔻　石榴皮

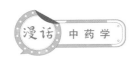

五味子

五味子 ☯◐◑ 温/酸甘

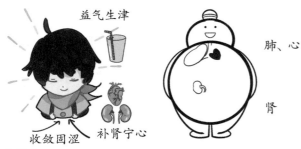

益气生津

收敛固涩　补肾宁心

肺、心
肾

小贴士：
煎服，2~6g。

【名医按语】

来源：木兰科植物五味子或华中五味子的干燥成熟果实。

主治：①久咳虚喘。②自汗盗汗。③遗精滑精，遗尿尿频。④久泻不止。⑤津伤口渴，消渴。⑥心悸，失眠，多梦。

【名医经验】

金东明经验：金教授擅用五味子治疗高血压。五味子五味分属五脏，酸味入肝可补肝体；其核苦辛，苦入心；其皮味甘，甘入脾；其皮、肉、核皆咸，咸入肾，为补肾之要药。故五味子具有保肝、降压、安神、宁肺的作用。此外，金教授用小青龙汤治疗小儿哮喘，妙用五味子酸收敛气，益气养阴，贯穿始终，常与干姜、细辛同用，收中有散，散中有收，使气机开阖有常，升降有度。

五倍子

五倍子 ☯◐◑ 寒/酸涩

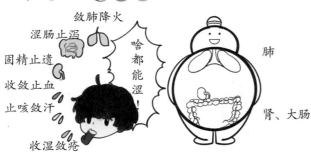

敛肺降火
涩肠止泻
固精止遗
收敛止血
止咳敛汗
收湿敛疮

啥都能涩！

肺
肾、大肠

小贴士：
煎服，3~6g。外用适量，研末外敷或煎汤熏洗。

【名医按语】

来源：漆树科植物盐肤木、青麸杨或红麸杨叶上的虫瘿，主要由五倍子蚜寄生而形成。

主治：①肺虚久咳，肺热痰嗽。②自汗盗汗。③久泻，久痢。④遗精，滑精。⑤崩漏，便血痔血，外伤出血。⑥湿疮，肿毒。⑦消渴。

【名医经验】

刘补荣经验：五倍子是临床常用药，其性寒，味酸、涩，归肺、大肠、肾经，有敛肺降火、涩肠止泻、固精止遗、敛汗止血之功，对肺虚久咳或肺热咳嗽、久泻久痢、自汗、盗汗、遗尿等均有较好疗效，多用于内服。刘补荣认为，五倍子外用亦多有特殊疗效。其将五倍子打碎成小块，蜂蜜适量加热溶化后放入五倍子，炒拌成栗皮色，倒出待凉，粉碎成末，用好米醋调成糊状，摊纱布上，贴患处。贴前将疮口清洗干净，1~2天换药1次，脓液多时可每天换药1次。此法适用于治疗背痈、项痈、肛周脓肿。

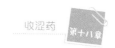

石榴皮

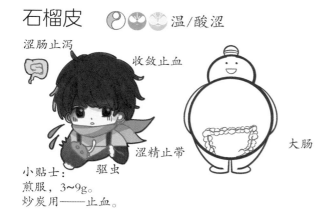

石榴皮 温/酸涩

涩肠止泻
收敛止血
涩精止带
驱虫
大肠

小贴士：
煎服，3~9g。
炒炭用——止血。

【名医按语】

来源：石榴科植物石榴的干燥果皮。

主治：①久泻，久痢。②虫积腹痛。③崩漏，便血。④遗精，带下。

【名医经验】

张泽安经验：石榴皮味酸涩，能收敛涩肠，对于久泻、久痢、滑脱不禁，甚至脱肛者用之颇效。石榴皮配以赤石脂、诃子等可加强涩肠止泻作用，如腹泻属虚寒者，须与温补脾肾之干姜、附子等同用。石榴皮不仅善治虚寒久泻，与清热燥湿之黄芩、白头翁等相配，亦可用于治疗湿热泻，并有降血糖的作用。因此，重用石榴皮治疗糖尿病患者的腹泻效果明显。方中再加黄芪、党参益气健脾以升清，白术、郁金补脾益肝肾。由于患者久泻脱肛，故加柴胡、升麻升阳，陈皮、青皮理气健脾化湿。诸药合用，共奏益气健脾补肾以固本，利湿止泻以治标，达到标本同治之效。

乌梅

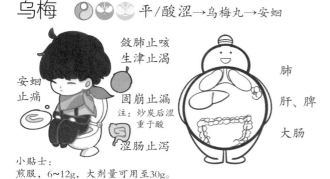

乌梅 平/酸涩→乌梅丸→安蛔

敛肺止咳
生津止渴
安蛔止痛
固崩止漏
涩肠止泻
肺
肝、脾
大肠

注：炒炭后涩重于酸

小贴士：
煎服，6~12g，大剂量可用至30g。
外用适量，捣烂或炒炭研末外敷。
止泻、止血宜炒炭用。

【名医按语】

来源：蔷薇科植物梅的干燥近成熟果实。

主治：①肺虚久咳。②久泻，久痢。③蛔厥腹痛、呕吐。④虚热消渴。⑤崩漏不止，便血。⑥外敷消疮毒。

【名医经验】

禤国维经验：其将乌梅和五味子组成药对，加入玉屏风散以益气固表、祛风散寒治疗表虚不固型荨麻疹；加入麦味地黄丸以滋补肺肾，治疗肺肾不足型荨麻疹。乌梅生津止渴、收敛肺阴，五味子敛肺滋肾、生津敛汗，两药相须搭配，可加强敛阴生津之效，在益气滋肾的同时收敛肺肾，防止虚火过旺造成的瘙痒。

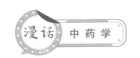

罂粟壳

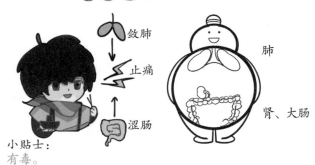

罂粟壳 ⊙🌓🌗 平/酸涩

敛肺
↓
止痛
↑
涩肠

肺
肾、大肠

小贴士：
有毒。
煎服，3~6g。
蜜炙——止咳；醋炙——止泻、止痛。

【名医按语】

来源：罂粟科植物罂粟的干燥成熟果壳。

主治：①久泻久痢，脱肛。②肺虚久咳。③胃痛，腹痛，筋骨疼痛。

【名医经验】

黄爱云经验：罂粟壳乃收涩之药。传统观念认为，收敛固涩之品不能用于暴病，如咳泻初期，以及邪盛期，如外邪未解，湿痰未尽，郁热未清等。黄爱云认为，只要用之得当，收涩药确能起到得心应手之效，现举例如下：周某，女，61岁，门诊患者，1990年9月10日初诊。咳嗽5天，无痰，喉痒，咽干鼻燥，连声作咳而呛，甚则遗尿，入夜加重，伴纳差，周身酸痛，曾服多种清热、抗炎、镇咳之中西药物，无效，而来中医科就诊。查脉浮细数，舌红少苔。此乃风燥犯肺，肺失清润，治以清宣润肺止咳。处方：桑叶10g，杏仁10g，浙贝母10g，沙参10g，黄芩10g，麦冬10g，木蝴蝶10g，枳壳10g，罂粟壳6g，甘草5g。3剂，咳止，诸症消失。

诃子

诃子 ⊙🌓🌗🌑 平/酸涩苦

降火
利咽
开音

敛肺止咳
↓
涩肠止泻

肺
大肠

小贴士：
煎服，3~10g。
煨用——涩肠止泻；生用——敛肺清热、利咽开音。

【名医按语】

来源：使君子科植物诃子或绒毛诃子的干燥成熟果实。

主治：①久泻久痢，便血脱肛。②肺虚喘咳，咽痛音哑，久咳失音。

【名医经验】

李瑞经验：诃子在蒙医、藏医中是一味常用的、主要的、功效较多的、用途广泛的药物。蒙医学、藏医学认为，诃子的功效很多，它能祛风（气）、火（胆）、痰、寒，并能行气活血、镇静解毒。本品临床应用非常广泛，凡风热疹毒、咽喉干痛、暴发火眼、湿热黄疸、中风不遂、肝区刺痛、脾湿胃胀、积滞不化、慢性泄泻、心悸、癫狂等病及各种中毒均可用之。诃子解草乌之毒效果甚佳。

赤石脂

禹余粮

【名医按语】

来源：硅酸盐类矿物多水高岭石族多水高岭石，主含四水硅酸铝。

主治：①久泻，久痢。②崩漏，便血。③疮疡久溃不敛，湿疮脓水浸淫。④外伤出血。

【名医经验】

王世彪经验：赤石脂甘温酸涩收敛，为固下止泻要药；肉桂补命火，益阳消阴，开冰解冻，宣导百药，温中定痛，引火归原。两药相伍，一辛一酸，一散一收，对于脾肾虚寒所致久痢久泻、五更泻、久带、脱肛等病，能温补脾肾之阳敛肠固下止泻，功效益彰。此外，据现代药理研究表明，口服赤石脂能吸附消化道内之有毒物质及食物异常发酵的产物等，对发炎的胃肠黏膜有局部保护作用，并对胃肠道出血有止血作用，可消除瘀血水肿、止血生肌敛疮。

【名医按语】

来源：氢氧化物类矿物褐铁矿，主含碱式氧化铁。

主治：①久泻，久痢。②崩漏，便血。③带下清稀。

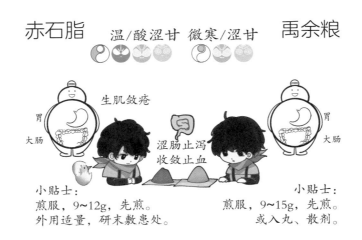

赤石脂　温/酸涩甘　微寒/涩甘　禹余粮

生肌敛疮

涩肠止泻
收敛止血

胃　大肠

胃　大肠

小贴士：
煎服，9~12g，先煎。
外用适量，研末敷患处。

小贴士：
煎服，9~15g，先煎。
或入丸、散剂。

283

肉豆蔻

【名医按语】

来源：肉豆蔻科植物肉豆蔻的干燥种仁。

主治：①脾胃虚寒，久泻不止。②胃寒胀痛，食少呕吐。

肉豆蔻 温/辛

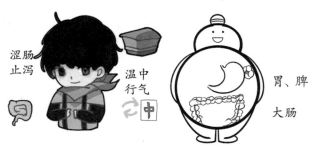

涩肠
止泻

温中
行气

胃、脾
大肠

小贴士：
煎服，3~10g。内服需煨用。

涩精缩尿止带药

★ 总述 ★

本类药物酸涩收敛，多属温性或平性，主入肾、膀胱经，以固精、缩尿、止带为主要功效。有些甘温之品还兼有补肾作用，主要适用于肾虚不固所致的遗精、滑精、遗尿，尿频、崩漏不止、带下清稀等病。本类药物酸涩收敛，故对外邪内侵、湿热下注所致的遗精、尿频等不宜使用。

★ 用药经验 ★

徐刚经验：患小便清长、夜尿频多或遗尿等症的儿童，大多由于肾气未充，失于固摄；成人大多由于肾气虚衰，统摄无权。所以，温肾阳，补肾气，益先天之未充，补后天之不足，是治疗尿频、遗尿的基本方法。但纯用补肾之药，很难取得立竿见影的效果，如果在补肾之中，辅以收敛固涩之品，可增强固肾气、止遗尿的作用。如桑螵蛸散即以桑螵蛸为主药，治疗小便频数、遗尿。

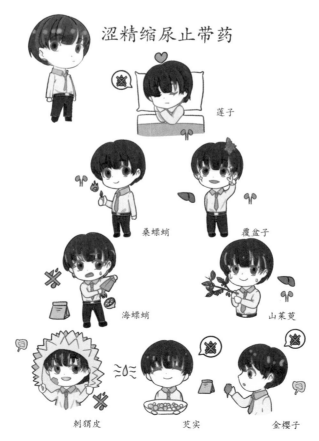

涩精缩尿止带药

莲子

桑螵蛸　　　覆盆子

海螵蛸　　　山茱萸

刺猬皮　　　芡实　　　金樱子

山茱萸

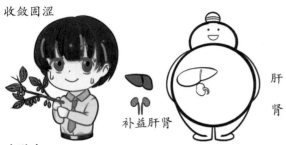

山茱萸 微温/涩酸

收敛固涩

补益肝肾

肝肾

小贴士：
煎服，6~12g，急救固脱可用至20~30g。

【名医按语】

来源：山茱萸科植物山茱萸的干燥成熟果肉。

主治：①腰膝酸软，头晕耳鸣，阳痿。②遗精滑精，遗尿尿频。③崩漏带下，月经过多。④大汗不止，体虚欲脱。⑤消渴。

【名医经验】

陈宝贵经验：凡是遇到阳气欲脱的患者，张锡纯往往用大剂量的山茱萸收敛阳气，效如桴鼓。山茱萸可以固脱救逆这一特点未被古人注意，而是由张锡纯通过大量实践得来的经验。现代医家常用附子、人参等药物回阳。附子能振奋肾中阳气，人参能振奋心肺阳气。而山茱萸的作用主要在肝、肾二经，兼入心经，且它收敛的作用较上两味药更强。另外，张锡纯还总结出山茱萸可以治疗肝虚引起的肢体疼痛，此种疼痛多由情志诱发，肝受抑制，无力疏泄而引起。陈宝贵教授继承张氏衣钵，善用山茱萸，且用本品时，剂量宜大，多在30g以上，既可单独煎汤服用，亦可作为病后调理的原料。

覆盆子

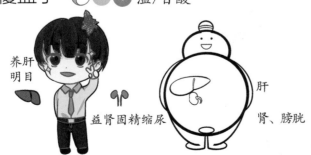

覆盆子 温/甘酸

养肝明目

益肾固精缩尿

肝肾、膀胱

小贴士：
煎服，6~12g。可单用浸酒或熬膏。

【名医按语】

来源：蔷薇科植物华东覆盆子的干燥果实。

主治：①遗精滑精，遗尿尿频，阳痿早泄。②肝肾不足，目暗不明。

【名医经验】

周丰宝经验：其用覆盆子种子汤治疗69例男性不育症患者，辨证采用补肾填精治则，给予覆盆子种子汤（组成：覆盆子、枸杞子、菟丝子、肉苁蓉、仙茅、淫羊藿、巴戟天、杜仲、白术、黄精、山药、甘草），水煎内服。经治疗后，治愈27例，显效22例，有效15例，无效5例，总有效率为92.75%，受孕率达到39.10%。

桑螵蛸

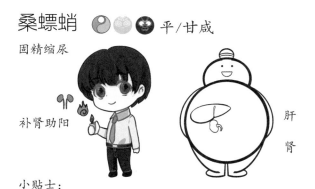

桑螵蛸 ☯ 🍃 👹 平/甘咸

固精缩尿

补肾助阳

肝
肾

小贴士：
煎服，5~10g。

【名医按语】

来源：螳螂科昆虫大刀螂、小刀螂或巨斧螳螂的干燥卵鞘。

主治：①遗精滑精，遗尿尿频，白浊。②肾虚阳痿。

【名医经验】

张琦经验：通过搜索古代医籍和现代医家临床经验，其总结出桑螵蛸具有以下特点。桑螵蛸的临床用量为3～60g。临床用量根据不同的疾病、证型及配伍而有所变化，如发挥补肾固精作用治疗慢性前列腺炎、尿失禁、功能失调性子宫出血、阳痿、早泄等疾病，桑螵蛸用量为5～60g；发挥健脑、缩尿、固精作用治疗小儿遗尿、小儿尿频、小儿流涎等儿科疾病，桑螵蛸用量为3～12g。根据疾病、证型及症状，选择相应药物配伍，如补肾固精常配伍远志、石菖蒲、龙骨、石莲子，益肾摄冲常配伍益母草、海螵蛸、茜草等。

海螵蛸

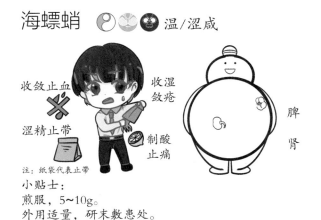

海螵蛸 ☯ 🍃 👹 温/涩咸

收敛止血

收湿敛疮

涩精止带

制酸止痛

脾
肾

注：纸袋代表止带
小贴士：
煎服，5~10g。
外用适量，研末敷患处。

【名医按语】

来源：乌贼科动物无针乌贼或金乌贼的干燥内壳。

主治：①遗精滑精，赤白带下。②崩漏，吐血，便血，外伤出血。③胃痛吞酸。④湿疮湿疹，溃疡不敛。

【名医经验】

刘麟经验：海螵蛸为中医制酸止痛良药，临床常用于治疗各种病因引起的胃痛吞酸。刘麟在临床实践中发现海螵蛸治疗胃痛吞酸的效果与不同的服药方式关系密切。单药研末冲服的制酸止痛效果最佳，23天即可见到明显效果，12周反酸症状消失。症状复杂者，经辨证论治加用其他药物，海螵蛸仍单药研末冲服，疗效与单用基本一致。如果患者不能接受单药冲服（因海螵蛸味涩不易下咽），且病情复杂，则选择与他药配伍同煎，制酸止痛效果略次于单药冲服。

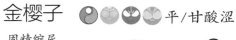

金樱子

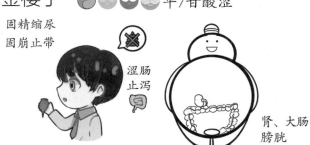

金樱子 平/甘酸涩

固精缩尿
固崩止带

涩肠
止泻

肾、大肠
膀胱

小贴士：
煎服，6~12g。

【名医按语】

来源：蔷薇科植物金樱子的干燥成熟果实。

主治：①遗精滑精，遗尿尿频，带下。②久泻，久痢。③崩漏，脱肛，子宫脱垂。

莲子

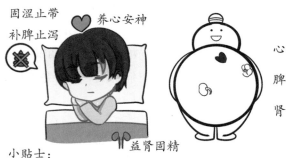

莲子 平/甘涩

固涩止带
补脾止泻

养心安神

心
脾
肾

益肾固精

小贴士：
煎服，6~15g。

【名医按语】

来源：睡莲科植物莲的干燥成熟种子。

主治：①遗精滑精。②带下。③脾虚泄泻。④心悸，失眠。

【名医经验】

全小林经验：在调整湿热体质或治疗湿热病证时，其主张清化、清利之法，常以荷叶、芡实、莲子心3味药组成清化小方，旨在轻清泻实宣化。方中荷叶清暑热，利湿气，升清降浊；芡实健脾除湿，祛伏热；莲子心清火祛热。荷叶临床用量为15~30g，芡实临床用量为15~45g，莲子心临床用量为3~9g。

芡实

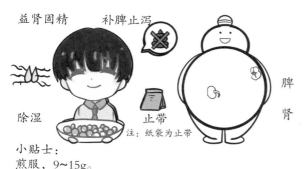

芡实 平/甘涩

益肾固精　补脾止泻

除湿　止带

脾肾

注：纸袋为止带

小贴士：
煎服，9~15g。

【名医按语】

来源：睡莲科植物芡的干燥成熟种仁。

主治：①遗精滑精，遗尿尿频。②脾虚久泻。③白浊，带下。

【名医经验】

全小林经验：泄泻可分为暴泻与久泻，"暴泻属实，久泻属虚"，两者临床表现多有腹痛与否的差异。泄泻可因素体亏虚，或情志不畅，或饮食壅滞，或劳倦耗伤所致，病机以脾虚湿盛为本，大小肠不固为标。脾胃运化失常，聚而生湿，泄泻日久，可秘结，可痞满，可化热，可湿聚，治法可有辛开苦降畅气机、清热燥湿利湿热、温阳散寒助脾肾等。久泻易耗散精微，故脾虚泄泻当健脾渗湿，兼以涩肠止泻，标本兼施。全小林院士常用薏苡仁、莲子、芡实3味药组成的小方配伍治疗。方中常用剂量：生薏苡仁为30~120g，莲子为15~30g，芡实为15~45g。

刺猬皮

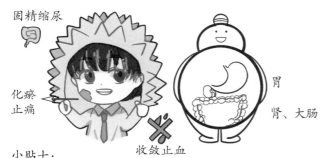

刺猬皮 平/甘涩

固精缩尿

化瘀止痛

收敛止血

胃
肾、大肠

小贴士：
煎服，3~10g。研末服，1.5~3g。

【名医按语】

来源：刺猬科动物刺猬的干燥外皮。

主治：①遗精滑精，遗尿尿频。②便血，痔血。③胃痛，呕吐。

【名医经验】

崔华忠经验：其采用刺猬皮外敷治疗烫伤28例。方法：将刺猬皮烤黄、研细，用香油调成稀糊状，高压消毒后备用，每日局部换药1次，5天为1个疗程，治疗期间不用其他药物。对已结厚痂或痂下积脓者，需剪痂敷之。结果表明，使用该法1个疗程治愈24例，2个疗程治愈4例。刺猬皮外敷治疗烫伤系民间验方，该法具有抗炎、收敛、止痛之功效。过去，崔华忠等采用其他方法治疗烫伤，创面感染多有发生，平均换药次数在10次以上，而采用本法疗程短，效果可靠，一般换药4~5次即可痊愈。

第十九章

涌吐药

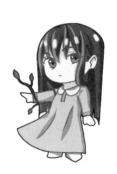

涌吐药

凡以促使呕吐为主要功效的药物，称为涌吐药，又称催吐药。

本类药物味多酸、苦，归胃经，具有催吐作用，可通过促使呕吐，达到涌吐毒物、宿食、痰涎之效。涌吐药适用于误食毒物，停留胃中而未被吸收；或宿食停滞不化，尚未入肠，胃脘胀痛；或痰涎壅盛，阻于胸膈或咽喉，呼吸急促；或痰涎上涌，蒙蔽清窍，癫痫发狂等证。总之一切由毒物、宿食、痰涎所致，病在上焦者，皆可随证适当选用本类药物进行治疗。此即《素问·阴阳应象大论》所谓"其高者，因而越之"。

藜芦

常山

涌吐药

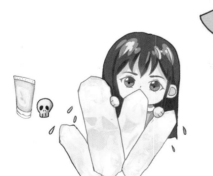

胆矾

甜瓜蒂

常山

常山 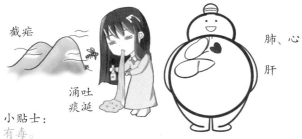 寒/苦辛→常胜将军，山头截疟

截疟

涌吐痰涎

肺、心
肝

小贴士：
有毒。
煎服，5~9g。入丸、散酌减。
生用——涌吐；酒制用——截疟。

胆矾

胆矾 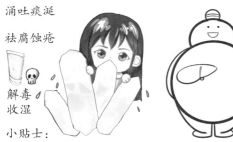 寒/辛酸

涌吐痰涎

祛腐蚀疮

解毒
收湿

肝、胆

小贴士：
有毒。
温水化服，0.3~0.6g。
外用适量，研末撒或调敷，或以水溶化后外洗。

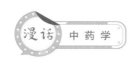

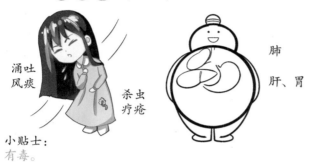

藜芦 ☯☺☹ 寒/苦辛

涌吐
风痰

杀虫
疗疮

肺
肝、胃

小贴士：
有毒

入丸、散服，0.3~0.6g。外用适量，研末，油调外涂。

【名医按语】

来源：百合科植物黑藜芦的干燥根茎。

主治：①中风，癫痫，喉痹，误食毒物。②疥癣，白秃，头虱，体虱。

【名医经验】

杨素华经验：疥疮是由疥螨引起的常见病、多发病，临床上常应用10%硫黄软膏外用治疗本病。由于该药基质为软膏，且有异味，夏季应用给患者带来些许不便。古代医籍早有记载：藜芦治疥。现代研究表明，藜芦中的有效成分生物碱有明显杀灭螨虫作用。杨素华等研制的藜芦乳膏与临床上应用的硫黄软膏相比，具有使用方便、不污染衣物、无味、毒性小等特点。

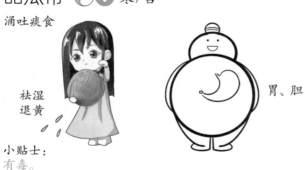

甜瓜蒂 ☯☺ 寒/苦

涌吐痰食

祛湿
退黄

胃、胆

小贴士：
有毒

煎服，2.5~5g。入丸、散服，每次0.3~1g。

【名医按语】

来源：葫芦科植物甜瓜的干燥果蒂。

主治：①风痰、宿食停滞，食物中毒。②湿热黄疸。

【名医经验】

郑传运经验：瓜蒂散为宋代医家许叔微治疗黄疸之方，该方主药为甜瓜蒂。张仲景《金匮要略》载瓜蒂用于涌吐和治诸黄。郑传运选用《普济本事方》瓜蒂散喷鼻给药，共治疗慢性乙型肝炎60例，总有效率为91.67%。方法：甜瓜蒂50g，赤小豆25g，秫米25g，研极细末，装瓶备用。治疗组给药量每次1g，分4等份，交替吹入两鼻孔内，间隔20分钟。4天喷药1次，喷药6次后改为6天喷药1次。

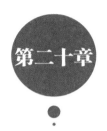

第二十章

拔毒化腐生肌药

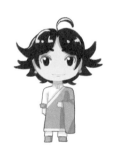

拔毒化腐生肌药

凡以外用拔毒化腐，生肌敛疮为主要功效的药物，称为拔毒化腐生肌药。

本类药物多为矿石重金属类，或经加工炼制而成，味以辛、甘为主，性有寒热之异，多具大毒，但亦有无毒之品，功能拔毒攻毒，排脓化腐，生肌敛疮，主要用于外科的痈疽疮疡，适用于痈疽疮疡溃后脓出不畅，或溃后腐肉不去，新肉难生，伤口难以生肌愈合之证，以及癌肿、梅毒。部分药物尚能杀虫、收湿、止痒、明目退翳，又可用于皮肤湿疹瘙痒、口疮、咽喉病、目赤翳障等。

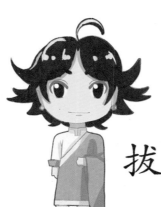

拔毒化腐生肌药

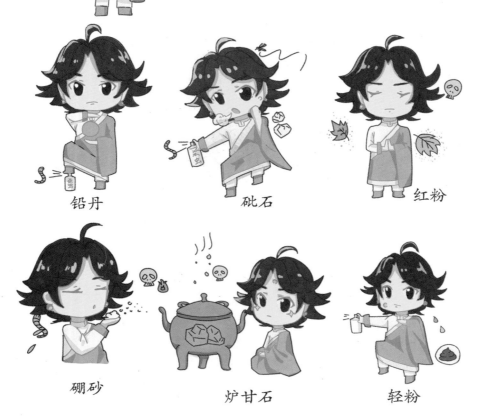

铅丹　　砒石　　红粉

硼砂　　炉甘石　　轻粉

红粉

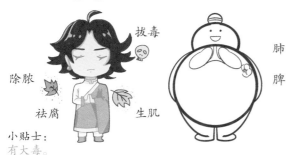

红粉 热/辛→皮肤粉红→生肌

拔毒
除脓
祛腐
生肌
肺
脾

小贴士：
有大毒。
外用适量，研极细粉单用或与其他药味配制成散剂
或制成药捻。

【名医按语】

来源：红氧化汞。以水银、火硝、白矾为原料加工而成的红色升华物，又名升药。

主治：①痈疽溃后，脓出不畅，腐肉不去，新肉难生，窦道瘘管。②湿疮、黄水疮、顽癣及梅毒下疳。

【名医经验】

王广兴经验：其用红粉治疗骨髓炎7例。方法：将红粉覆于纱布上，外敷伤口处，以提毒拔脓。治愈时间最长135天，最短48天，治愈率为100%。红粉又名红升丹，具有提毒拔脓，祛腐生新之功，用于治疗化脓性骨髓炎，对于瘘管、窦道及坏死的骨组织具有强烈的腐蚀作用，尤其局部用药可以使药物直接作用于病菌胞浆，使其中毒死亡，促使瘘管、窦道及坏死的骨组织迅速溶解脱落，随脓液排出体外，即病随脓出，毒从外解。本法用药方法简单，无不良反应，易被患者接受。

轻粉

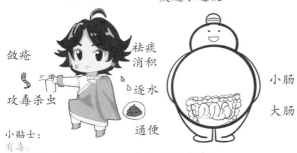

轻粉 寒/辛→无痰无水无便一身轻→祛痰逐水通便

敛疮
攻毒杀虫
祛痰消积
逐水
通便
小肠
大肠

小贴士：
有毒。
外用适量，研末调涂或掺敷患处，或制膏外贴。
内服，每次0.1~0.2g，每日1~2次，多入丸剂或装胶囊服。

【名医按语】

来源：水银、白矾、食盐等经升华法炼制而成的氯化亚汞。

主治：①外用治疮疡溃烂，疥癣瘙痒，湿疹，酒渣鼻，梅毒下疳。②水肿胀满，二便不利，痰涎积滞。

【名医经验】

胡欣燕经验：轻粉外用一般研末作掺药、干撒或调敷用，亦配入猪油、油蜡膏或铅丹膏中，现代常配入凡士林、乳剂等基质中或制成酊剂外搽，但不宜在头面部位及黏膜处使用，以防发生不良反应。《中华人民共和国卫生部药品标准中药成方制剂》中收载轻粉外用治疗湿疹的方剂有青蛤散、一扫光药膏、黄水疮散等。现行2020年版《中国药典》还收载了含轻粉的九圣散，外用治疗湿疮、黄水疮。

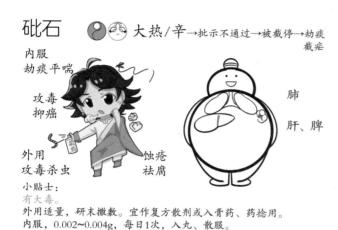

砒石

砒石 大热/辛→批示不通过→被截停→劫痰截疟

内服
劫痰平喘

攻毒
抑癌

外用
攻毒杀虫

蚀疮
祛腐

肺

肝、脾

小贴士：
有大毒。
外用适量，研末撒敷。宜作复方散剂或入膏药、药捻用。
内服，0.002~0.004g，每日1次，入丸、散服。

【名医按语】

来源：矿物砷华的矿石，或毒砂（硫砷铁矿）、雄黄等含砷矿物的加工品，也称信石。

主治：①腐肉不脱之恶疮，瘰疬，顽癣，牙疳，痔疮，疟疾。②寒痰哮喘。③癌症。

【名医经验】

周风翔经验：其用砒石熏蒸疗法治疗淋巴结结核10例，治愈7例，显效3例。其中，病程短、肿核小、年龄小者，1~2个疗程能痊愈。方法：将砒石研成极细粉末，装瓶内备用。每次用砒石粉末1~2g，加白开水60~80mL，放入烧瓶内。点燃酒精灯，灯上放一铁架，架上放烧瓶，待水煮沸，瓶口冒出蒸气时，将手平放，手心向下，于高出瓶口5cm处（以能忍受温度为度），用其蒸气熏蒸手心劳宫穴。先熏蒸患侧，每个手心熏蒸15~20分钟，每日1次，10日为1个疗程。同时加服猫爪草，效果更佳。一般1~2个疗程能够痊愈，顽固者3个疗程痊愈。治疗1个疗程后，应停止用药7日，再继续治疗第二个疗程。

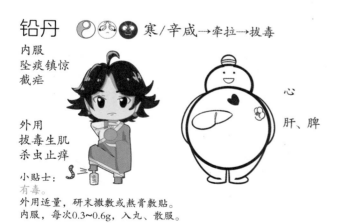

铅丹

铅丹 寒/辛咸→牵拉→拔毒

内服
坠痰镇惊
截疟

外用
拔毒生肌
杀虫止痒

心

肝、脾

小贴士：
有毒。
外用适量，研末撒敷或熬膏敷贴。
内服，每次0.3~0.6g，入丸、散服。

【名医按语】

来源：纯铅经加工制成的氧化物，也称红丹，主要含四氧化三铅。

主治：①外用治疮疡溃烂，湿疹瘙痒，疥癣，狐臭，酒渣鼻。②惊痫癫狂，心神不宁。③疟疾（现少用）。

【名医经验】

吴岩经验：尿布皮炎属中医"赤游丹"范围，俗称"红屁股"。该病由于尿布潮湿、粗糙或不洁引起，为新生儿、婴儿多见的皮肤炎症。病变仅发生在尿布覆盖部位的皮肤，如阴部、臀部、大腿内侧等处。轻者可见边界清楚的红斑，充血明显；重者可有水疱、糜烂、流滋，常继发感染而出现红肿疼痛。吴岩用铅丹治疗尿布皮炎，在换尿布的同时用旧布蘸温开水清洗患处，而后外擦铅丹适量。皮肤粗糙发红者，每日1~2次；充血明显者，每日2~3次；有水疱、糜烂伴感染者，每日4~5次。一般用3日即愈，无不良反应。

炉甘石

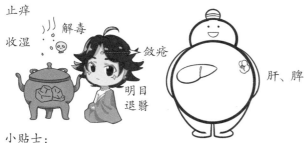

炉甘石 ☯🙂🙂 平/甘

止痒
收湿
解毒
敛疮
明目退翳

肝、脾

小贴士：
外用适量，研末撒布或调敷，或水飞点眼、吹喉。
一般不内服。

【名医按语】

来源：碳酸盐类矿物方解石族菱锌矿，主含碳酸锌。

主治：①目赤肿痛，睑弦赤烂，翳膜遮睛，胬肉攀睛。②溃疡不敛，湿疮，湿疹，脓水淋漓。

【名医经验】

李秀芳经验：睑缘炎以睑弦红赤、糜烂、刺痒为特征，本病病程长，顽固难愈。李秀芳用炉甘石治疗睑缘炎，收效较佳。方药组成与用法：取炉甘石50g，火煅研为细末，过200目筛，装瓶备用。用时取适量炉甘石粉用麻油调匀，涂于睑缘上，每晚1次。用本药治疗期间停用其他药物。一般用药1次，最多用药3次可愈。

硼砂

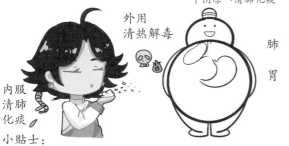

硼砂 ☯🙂🙂😐 凉/甘咸 →硼→棚子→肺为华盖，其下阴凉→清肺化痰

外用
清热解毒

肺
胃

内服
清肺
化痰

小贴士：
外用适量，研极细末干撒或调敷患处，或化水含漱。
内服，1.5~3g，入丸、散用。

【名医按语】

来源：天然矿物硼砂经精制而成的结晶，主要含含水四硼酸钠。

主治：①咽喉肿痛，口舌生疮，目赤翳障。②痰热咳嗽。

【名医经验】

杨占江经验：汗斑系糠秕马拉色菌所致的一种浅部皮肤真菌病。目前，西药治疗此病疗效欠佳。该病属中医"紫白癜风"范畴。中医学认为，该病系风湿侵肤，局部气血凝滞所致。硼砂性味甘咸，临床常用治白念珠菌感染导致的口腔炎，疗效显著。其能清热解毒、消毒防腐。杨占江用该药治疗汗斑，将其直接涂于患部，使药直达病所，从而抑制真菌生长，并减少汗液分泌，使病得以痊愈。该法使用方便、无不良反应、价格低廉，值得推广。

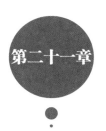

攻毒杀虫止痒药

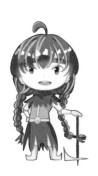

攻毒杀虫止痒药

凡以攻毒疗疮，杀虫止痒为主要功效的药物，称为攻毒杀虫止痒药。

本类药物包括矿物药、动物药、植物药，以及经加工炼制而成的加工品，药味以辛、苦为主，性多温热，且多具有毒性。本类药物以外用为主，故以前有称其为"外用药"者。有些药兼可内服，但临证使用较少。

攻毒杀虫止痒药功能解毒疗疮，攻毒杀虫，燥湿止痒，主要适用于某些外科、皮肤科及五官科病证，如疮痈疔毒、疥癣、湿疹、聤耳、梅毒及虫蛇咬伤、跌打损伤、水火烫伤、癌肿等。部分药物兼有祛风止痛、助阳通便、开窍醒神等功效，又可用治风湿痹痛、阳痿、便秘、神昏吐泻等。

攻毒杀虫止痒药

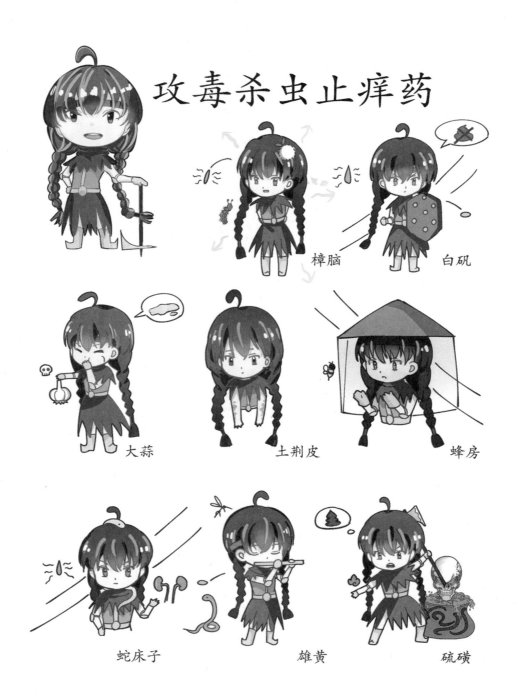

樟脑　　白矾

大蒜　　土荆皮　　蜂房

蛇床子　　雄黄　　硫磺

雄黄

雄黄 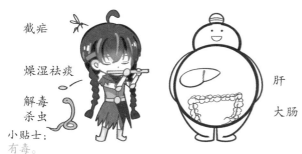 温/辛

截疟

燥湿祛痰

解毒
杀虫

小贴士：
有毒
外用适量，研末敷，香油调搽或烟熏。
内服，0.05~0.1g，入丸、散用，不入汤剂。

肝
大肠

【名医按语】

　　来源：硫化物类矿物雄黄族雄黄，主含二硫化二砷。

　　主治：①痈肿疔疮，湿疹疥癣，虫蛇咬伤。②虫积腹痛，疟疾，癫痫，哮喘。

【名医经验】

　　朱良春经验：雄黄内服防治瘟疫之法，从古至今一直存在。朱良春教授运用雄黄配伍创制的夺痰定惊散治疗流行性乙型脑炎、肺炎等病毒感染性疾病，效果良好。炮制后的雄黄经消化道进入人体后，一部分可溶性砷被吸收，砷与含巯基的酶、蛋白质相结合，破坏其正常的生理活性，引发宿主细胞凋亡，抑制病毒的复制，还可特异激活及干扰潜伏的病毒储存库，最终控制病毒的感染和传播。

硫黄

硫黄 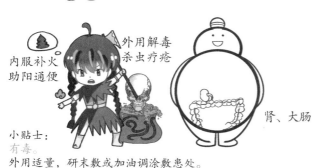 温/酸

内服补火
助阳通便

外用解毒
杀虫疗疮

小贴士：
有毒
外用适量，研末敷或加油调涂敷患处。
内服，1.5~3g，炮制后入丸、散服。

肾、大肠

【名医按语】

　　来源：自然元素类矿物硫族自然硫。

　　主治：①外用治疥癣，湿疹，阴疽疮疡。②内服治阳痿，虚喘冷哮，虚寒便秘。

【名医经验】

　　谷鑫桂经验：近10年内，硫黄作为外用药，被广泛用于皮肤病、病毒感染性疾病和风湿痹痛类骨科疾病的治疗，但以皮肤疾病应用最广。现代药理研究表明，硫黄与皮肤接触产生的化学物质可溶解角质，杀疥虫，杀真菌和细菌。同时，其对动物实验性炎症有治疗作用，能使炎症细胞浸润减轻。硫黄杀虫灭菌效果突出，故在疥疮、阴虱等寄生虫类皮肤病和马拉色菌毛囊炎、汗斑、癣等真菌类皮肤病的治疗中应用最广泛、疗效最显著。目前，虽然对于银屑病、湿疹和酒渣鼻等皮肤病的治疗机制尚未明确，但知其为内外因合致，因此采用内治法的同时配合硫黄等中药外用，也有不错的疗效。硫黄能解毒杀虫，因此对于由病毒引起的流行性腮腺炎、寻常疣也有较好疗效。硫黄散寒除湿的作用又可用于风、寒、湿等邪所致痹证的治疗。

白矾

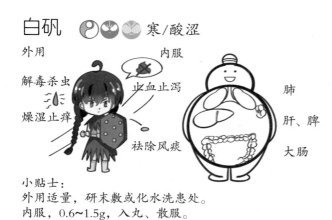

白矾 ☯ 🌓🌓🌓 寒/酸涩

外用　　　　　　　　　内服

解毒杀虫　　　止血止泻　　　　　　肺
　　　　　　　　　　　　　　　　肝、脾
燥湿止痒　　　　　　　　　　　　　大肠
　　　　　祛除风痰

小贴士：
外用适量，研末敷或化水洗患处。
内服，0.6~1.5g，入丸、散服。

【名医按语】
　　来源：硫酸盐类矿物明矾石经加工提炼制成，主含含水硫酸铝钾。
　　主治：①湿疹，疥癣，脱肛，痔疮，疮疡，聘耳流脓。②便血，衄血，崩漏。③久泻，久痢。④癫痫发狂。

【名医经验】
　　赵文树经验：白矾在肛肠科疾病中应用广泛，疗效显著。《药性论》言："明矾涩，凉，有小毒。"《本草经疏》言："矾石，味酸气寒而无毒。"各家论述不尽相同。现代药理研究表明：大剂量白矾刺激性大，可引起口腔、喉头烧伤，呕吐，腹泻，虚脱，甚至死亡。中毒后可用牛奶洗胃。故内服时要严格控制剂量，针剂注射要按规则执行。白矾对金黄色葡萄球菌和变形杆菌有抑制作用，对大肠杆菌、痢疾杆菌有明显的抑制效力。白矾水在体外能使血清立即沉淀，有强烈凝固蛋白的作用，可治疗内痔、肛裂引起的便血。冉雪峰《大同药物学》言："明矾，收涩力量甚大，在收敛药类中，功效无出其右。收涩血管壁、收涩黏膜，治疗离身较远之溢血，兼能解毒。所到之处，毒邪无由再犯，但力量太大，应中病即止。"在药源方面，其认为"天然明矾蕴坤土之精英，得水寒之正味，既利病理胜复之调和，复化药物本身之燥裂，故功效优如此；后人造明矾代之，既令清气，复少生机，已为不合"。总之，只有对药物做多方面深入地了解，临床上才能充分发挥其功效，做到药尽其用。

蛇床子

蛇床子 ☯ 🌓🌓🌓 温/辛苦→像蛇瘫在温暖的床
　　　　　　　　　　　　上→温肾壮阳
杀虫止痒

燥湿祛风

　　　　　　温肾壮阳　　　　　　　肾

小贴士：
有小毒。
外用适量，多煎汤熏洗，或研末调敷。内服，3~10g。

【名医按语】
　　来源：伞形科植物蛇床的干燥成熟果实。
　　主治：①阴痒带下，湿疹，疥癣。②寒湿带下，湿痹腰痛。③肾虚阳痿，宫冷不孕。

蜂房

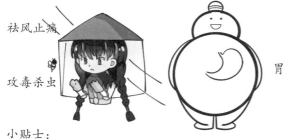

蜂房 ☯ 🌸 平/甘 →蜜蜂有毒→攻毒杀虫
　　　　　　　　房子挡风→祛风止痛

祛风止痛

攻毒杀虫

胃

小贴士：
外用适量，研末用油调敷，或煎水漱口，或熏洗患处。
煎服，3~5g。研末服，2~5g。

【名医按语】

　　来源：胡蜂科昆虫果马蜂、日本长脚胡蜂或异腹胡蜂的巢。

　　主治：①疮疡肿毒，乳痈，瘰疬，癌肿。②皮肤顽癣，鹅掌风，牙痛，风湿痹痛。

樟脑

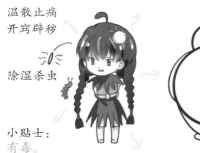

樟脑 ☯ 🌸 热/辛

温散止痛
开窍辟秽

心
脾

除湿杀虫

小贴士：
有毒。
外用适量，研末撒布或调敷。
内服，0.1~0.2g，入散剂或用酒溶化服。

【名医按语】

　　来源：樟科植物樟的干枝、叶及根部经加工提取制得的结晶。

　　主治：①疥癣瘙痒，湿疮溃烂。②跌打伤痛，牙痛。③痧胀腹痛，吐泻神昏。

【名医经验】

　　兰福森经验：冻疮是由较长时间的寒冷和潮湿刺激引起的局部充血性红斑和坏死。初起为局限性充血红斑，继而肿胀，局部痒痛，遇热尤甚，严重时可生水疱，疱破后形成溃疡，治愈后可遗留瘢痕及色素沉着或色素脱失。中医也称本病为冻疮，认为是由于阳气不达，皮肉受寒，气血运行不畅，经脉阻隔，气血凝滞所致。兰福森等用猪蜜樟脑冻疮膏巧治冻疮。方法：取猪油20g，蜂蜜20g，樟脑2g，充分混匀，即为冻疮膏，储于干净容器中密闭，备用。先洗净患处，擦干水，再取冻疮膏适量，涂抹于患处，稍搓一搓，3小时内不要沾水，每天1~2次。病情轻者2~3次可愈，病情重者10天左右可愈。溃破者亦可使用。该法安全，未见有不良反应发生。本方价廉、简便、科学，但樟脑有毒，故外治虽安全，但忌从口入。

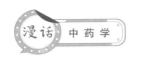
土荆皮

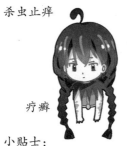

土荆皮 温/辛

杀虫止痒

疗癣

小贴士：
有毒。
外用适量，醋或酒浸涂擦，或研末调涂患处。

肺
脾

【名医按语】

来源：松科植物金钱松的干燥根皮或近根树皮。

主治：①体癣，手足癣，头癣。②疥疮，湿疹，皮炎，皮肤瘙痒。

【名医经验】

段垚经验：脂溢性脱发又称雄性激素性脱发，其是于青春期开始，额、颞、顶部进展缓慢的秃发，男女两性均可发生，但以男性患者更为常见。段垚以复方土荆皮汤加减治疗本病50例，总有效率为94%。最短者用药4周痊愈，最长者用药12周痊愈。方中土荆皮清热、止痒；土茯苓长于利湿祛热，搜剔湿热之蕴毒；苦参、黄柏清热燥湿、祛风；川椒取其杀虫之功效；大黄清热解毒；路路通活血通络，促进发根生长；百部、蛇床子止痒杀菌。诸药合用，共奏清热祛湿、解毒、活血、止痒之功。该方在临床应用中应随证加减，故能取得较好疗效。

大蒜

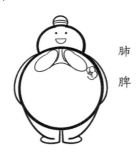

大蒜 温/辛→形似肿块→消肿

解毒杀虫

健脾温胃

止痢
消肿

肺
胃、脾

小贴士：
外用适量，捣敷、切片擦或隔蒜灸。
内服，5~15g，或生食，或制成糖浆服。

【名医按语】

来源：百合科植物大蒜的鳞茎。

主治：①痈肿疔毒，疥癣。②痢疾，泄泻，肺痨，顿咳。③钩虫病，蛲虫病。④脘腹冷痛，食欲减退。

附：蟾酥

来源：蟾蜍科动物中华大蟾蜍或黑眶蟾蜍的干燥分泌物。

性味：温，辛。有毒。

归经：归心经。

功效：解毒，开窍醒神，麻醉止痛。

主治：①痈疽疔疮，瘰疬，咽喉肿痛，牙痛。②痧胀腹痛，神昏吐泻。

用法用量：内服，0.015~0.03g，多入丸、散用。外用适量。